目 录 / CONTENTS

第一章

妇科护理病历

学习目标

知识要点

1. 掌握妇科健康史的采集方法与内容；妇科检查的注意事项和护理配合。
2. 熟悉妇科疾病常见症状、体征。
3. 了解妇科门诊及病区的护理管理规范。

技能要点

1. 能配合医生完成妇科护理检查，熟悉妇科检查的方法。
2. 能准确地进行护理评估，并正确书写妇科护理文书。
3. 能和患者进行良好的有效沟通，培养良好的医德修养和职业精神。

通过健康史采集和护理查体全面收集患者的资料，并加以归纳整理、综合判断形成妇科护理病历，是妇产科临床实践的基本技能。妇科护理病历的收集和书写与其他科室既有相似的基本内容和方法，又具有妇产科本身的特点。临床护理工作人员需要熟悉妇科患者的特点并掌握特有的检查方法，运用护理程序，采集健康史，进行护理查体，评估和分析患者的心理社会状况，为不同的护理对象制定个性化的护理计划。准确、全面和系统的妇科护理病历为疾病诊断、治疗、护理、预防和预后评估提供了重要依据。此外，妇科护理病历不仅是临床经验总结、医疗质量提高和科学研究开展的宝贵资料，更是某些情况下医疗法律法规的重要佐证。正确书写的妇科护理文书不仅是护理质量的保障，更是护士业务素质的体现。

第一节　妇科患者的护理评估

扫码“学一学”

案例

患者，女，40岁，下腹部疼痛10余天，就诊于我院门诊。门诊大夫拟行妇科检查，患者已婚，为第一次行妇科检查。

请思考：

1. 作为门诊护士，在病历登记时需要询问哪些资料？
2. 作为妇科检查室的护士，应配合医生做好哪些工作？

一、妇科健康史采集

妇科健康史的采集是护理评估的重要步骤，对护理问题的确定、护理计划的制定、护理结果的评价有重要意义，因此要做到全面、准确、完整。

（一）健康史采集方法

健康史的采集不仅要熟悉疾病的基本知识，更要掌握健康史采集的基本方法。健康史采集的过程中，询问要有目的性和全面性，可以采用启发式提问法。但在询问中要避免暗示和主观猜测，同时要避免遗漏造成漏诊和误诊。对于危重患者，可询问最了解病情的陪同人员、护送转诊的医务人员等，但应以抢救为主，以免耽误治疗。对于外院转诊患者，应索阅患者病情介绍作为参考资料。

健康史的采集是护患接触的第一步，同时也是良好护患关系建立的重要时机，要注重沟通技巧的使用。护理人员要做到态度和蔼、语言亲切、耐心细心和尊重患者，缓解患者紧张情绪。同时要做好保密承诺，消除患者思想顾虑。由于女性生殖系统的特殊性，尤其是未婚患者，疾病常常涉及患者隐私，要注意启发，不宜反复追问，可待明确诊断后再进行补充。

（二）健康史采集内容

1. 一般项目 包括患者姓名、年龄、民族、籍贯、职业、文化程度、宗教信仰、家庭住址、邮政编码、身份证号码、联系方式等，并记录入院日期、入院方式、病史陈述人、记录日期以及病史可靠程度，如非患者本人陈述，应注明病史陈述者与患者的关系。

2. 主诉 主诉是指促使患者就诊的主要症状（体征）及持续时间，通过主诉医护人员可以初步评估疾病的大致范围。主诉要求简明扼要，一般以不超过20字为宜。妇科患者常见的主要症状有阴道流血、白带增多、外阴瘙痒、闭经、下腹痛、下腹部包块及不孕等。若患者多种症状并存，则应按照其发生顺序书写。例如：停经50天后，阴道流血3天，腹痛5小时。又如：外阴瘙痒伴白带增多呈稀薄泡沫状2月余。若患者如无自觉症状，为普查时发现，主诉应写为：体检发现“子宫肌瘤”10天。

3. 现病史 是健康史的主要组成部分，包含患者从发病起至此次就诊时，疾病的发生、发展、治疗与护理的全过程以及效果等方面的内容。一般按照时间顺序，以主诉为核心进行书写，包含发病时间、主要症状特点、诱因、伴随症状、诊疗情况、采取的护理措施及效果，对于有鉴别意义的症状、体征也应提及。例如有下腹痛的患者，其现病史的采集要点包含疼痛时间、部位、性质及程度，起病缓急，有无诱因，持续时间，伴随症状以及疼痛与月经的关系。此外，现病史还包括睡眠、饮食、排便情况、活动能力、性生活情况以及社会心理反应等。

4. 月经史 询问患者的初潮年龄、月经周期、经期、经量、颜色、性状、经期伴随症状（有无血块、乳房胀痛、精神抑郁等其他不适）、有无痛经以及痛经的起始时间、部位、性质、程度等。还要询问末次月经时间（LMP），月经异常者应记录末次月经前一次的月经日期（PMP）。绝经妇女还应询问其绝经年龄、绝经后有无不适、有无阴道分泌物增多及阴道流血等。月经史的书写为初潮年龄（岁）$\frac{\text{经期}}{\text{周期}}$绝经年龄（岁）/末次月经日期，如初潮年龄为 15 岁，月经周期 28～30 天，经期为 3～5 天，48 岁绝经，可记录为 $15\frac{3\sim5}{28\sim30}48$。

5. 婚育史　包括婚姻、孕产及计划生育情况。婚姻史包括婚次、每次结婚的年龄、是否近亲结婚、男方的健康情况、性病史以及同居情况等。孕产史，包括足月产次数、早产次数、流产次数及现存子女数，以足－早－流－存或孕×产×的形式记录，以 4 个阿拉伯数字表示。如足月产 1 次，早产 1 次，流产 2 次，现存子女 2 人，可记录为：1－1－2－2 或孕 4 产 2（G_4P_2）。同时记录分娩或流产方式、有无难产、有无产后出血、有无感染以及末次分娩或流产时间等。询问现在采用的计划生育措施及效果。

> **考点提示**
>
> 生育史的简写顺序。

6. 既往史　指患者以往的健康状况，曾患疾病情况，一般按照全身各系统依次询问，尤其注意其他妇科疾病、心血管疾病、肝炎、结核、手术外伤史、输血史等，重点询问食物、药物过敏史，并做好记录和标识。

7. 个人史　了解个人生活和居住情况，出生地和曾居住地，烟酒等不良嗜好情况。

8. 家族史　询问父母、兄弟、姐妹以及子女健康情况。家族中有无遗传性疾病（如白化病、血友病等）、可能与遗传有关的疾病（如癌症、糖尿病、高血压等）以及传染病（如结核、梅毒等）。

二、妇科患者的身体评估

身体评估是护理评估中重要的一部分，也是提出护理问题，制定护理措施的重要依据，身体评估应在健康史采集完进行，包括全身体格检查、腹部检查和盆腔检查。

（一）全身体格检查

测量身高、体重、生命体征；观察患者营养状况、精神状态、面容、体态，全身发育及毛发分布情况；检查头部器官，颈，乳房（发育情况、有无包块或分泌物、皮肤有无凹陷），心，肺，脊柱，四肢，皮肤以及淋巴结有无肿大（特别是左锁骨上淋巴结和腹股沟淋巴结）。

（二）腹部检查

腹部检查是要在盆腔检查前进行的重要检查。患者平卧，露出腹部，视诊观察腹部有无隆起及是否对称，腹壁有无瘢痕、静脉曲张、妊娠纹、腹壁疝、腹直肌分离等。触诊检查腹壁厚度，肝、脾、肾有无肿大及压痛，腹部有无肌紧张及压痛、反跳痛；腹部有无包块及其部位、大小、形状、质地、活动度、表面光滑与否以及是否有压痛等。叩诊检查浊音和鼓音的分布范围，有无移动性浊音。患者若合并妊娠，还应检查宫高、腹围、胎产式、胎先露、胎方位、胎心率等。

（三）盆腔检查

盆腔检查（pelvic examination）是指对女性内外生殖器官的检查，又称妇科检查。生殖系统是女性最隐秘的部位，在盆腔检查时患者会感到害羞与不适，检查前做好解释工作，取得患者同意。

1. 盆腔检查注意事项

（1）防止交叉感染，注意用具的消毒，使用一次性臀垫，做到一人一垫。

（2）除尿失禁患者外，检查前嘱排空大小便，必要时导尿或灌肠。

（3）协助患者取膀胱截石位，脱去一侧裤腿，仰卧于检查台上。尿瘘患者取胸膝卧位。不宜搬动的患者，可在病床上检查。

（4）未有性生活者一般不行阴道检查，禁用阴道窥器、双合诊和三合诊，可行直肠—腹部诊。如确有需要需征得本人及家属同意签字。

（5）经期应避免阴道检查，阴道异常流血则必须检查，检查前先消毒外阴，注意无菌操作，以防发生感染。

（6）男性医务人员检查时应有女性医务人员在场。

（7）对年龄大、体质虚弱者应协助其上下检查床，避免摔伤，遇到危重或不宜搬动的患者可在病床上进行检查，检查时注意观察呼吸、血压、脉搏的变化，配合医生积极抢救。

（8）对于腹壁肥厚、高度紧张、检查不合作或未婚患者，若盆腔检查不满意时，可行超声检查，必要时在麻醉下进行盆腔检查。

2. 检查方法

（1）外阴检查　观察外阴的发育和阴毛的分布情况以及疏密；观察外阴有无畸形、水肿、炎症、溃疡，皮肤和黏膜色泽、有无萎缩和厚薄等。用一手的拇指和示指分开小阴唇，暴露并观察阴道前庭、尿道口、阴道口、处女膜情况。未婚者处女膜多完整，阴道口勉强可容示指；有性生活史者阴道口可容成人两指通过；经产妇处女膜仅余残痕或会阴有侧切瘢痕。必要时嘱患者用力向下屏气，观察有无直肠膨出、阴道前后壁膨出、子宫脱垂或尿失禁等。

（2）阴道窥器检查　阴道窥器型号的选择要根据患者年龄、身高及阴道大小和松紧程度确定，在使用窥器检查阴道和宫颈时，要注意窥器的结构特点，以免给患者造成不适或影响检查效果。未婚者未经本人同意，禁用阴道窥器检查。

选择合适的窥器放置前，应将窥器的两叶合拢，用润滑剂润滑表面。一手拇指和示指将两侧小阴唇分开，暴露阴道口，另一手持两叶合拢的阴道窥器斜行插入阴道口，沿阴道后壁缓缓插入，边推进边将两叶转平张开，直至完全暴露宫颈、阴道壁及穹隆，固定于阴道内（图1－1）。如拟做宫颈刮片或阴道涂片细胞学检查，则改用生理盐水润滑，以免润滑剂影响检查结果。检查完毕取出窥器时旋松窥器螺丝，将两叶合拢后缓慢退出，以免夹伤患者小阴唇和阴道壁黏膜。

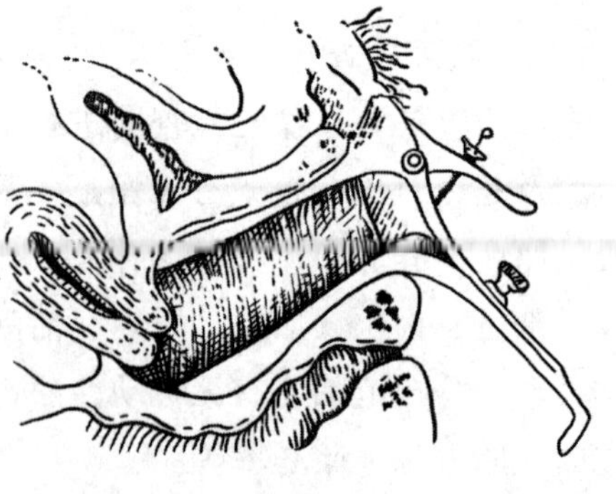

图1－1　阴道窥器暴露宫颈

阴道窥器检查内容包括宫颈和阴道。观察宫颈的大小、颜色、外口形状，有无肥大、糜烂样改变、撕裂、外翻、息肉、肿瘤、赘生物和接触性出血及宫颈管内有无出血或分泌物等。子宫颈刮片或宫颈管分泌物涂片的标本应在此时采集。放松窥器侧部螺丝，旋转阴道窥阴器，观察阴道前后侧壁和穹隆黏膜的颜色、皱襞多少，有无红肿、溃疡、赘生物或囊肿、先天性畸形等。注意阴道分泌物的量、性状、颜色、气味等，白带异常者此时应取分泌物做涂片悬滴检查或培养。

（3）双合诊（bimanual examination）检查 指阴道和腹壁的联合检查，是盆腔检查中最常用、最重要的检查项目。目的是检查阴道、子宫颈、宫体、输卵管、卵巢、子宫韧带、宫旁结缔组织和盆腔内其他器官及组织是否异常。

检查者戴无菌手套，将一手的示指和中指或其中一指涂润滑剂后，顺阴道后壁轻轻插入。检查阴道通畅度和深度，有无畸形、肿块、瘢痕；穹隆部是否饱满及触痛。检查宫颈大小、形态、硬度及宫颈外口情况，有无宫颈举痛和接触性出血。将阴道内的两指移至宫颈后方向上推顶，另一手置于腹部掌心向下向后按压下腹部，两手配合检查，扪清子宫的位置、大小、形态、质地、活动度及有无压痛（图 1－2）。正常子宫位置为前倾前屈位，位于盆腔中央，质地中等，可活动，无压痛。子宫检查完毕后将阴道内两指移至一侧穹隆部，尽可能往上向盆腔深部扪触，另一手在腹部相应部位配合检查，以触摸该侧附件区有无肿块、压痛或增厚，对侧做同样检查（图 1－3）。若触及肿块，应注意检查其形状、大小、位置、质地、活动度、有无压痛及与子宫的关系。正常情况下不能触及输卵管，偶可扪及可活动的卵巢。

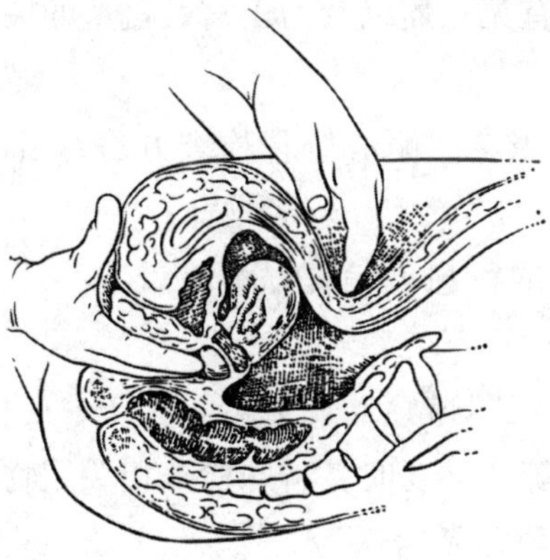

图 1－2 双合诊检查子宫

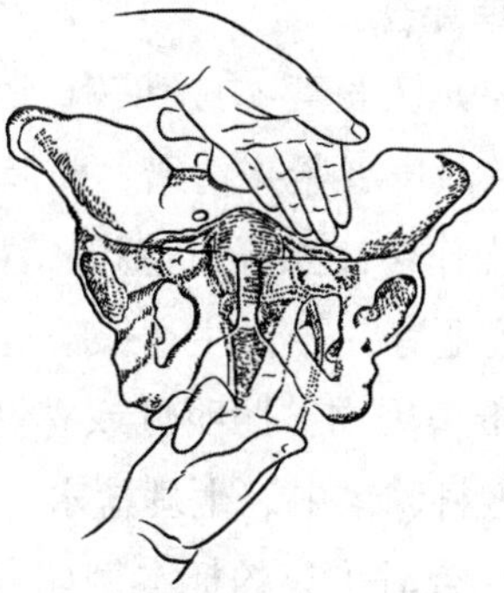

图 1－3 双合诊检查附件

（4）三合诊（rectovaginal examination）检查 是指经直肠、阴道、腹部联合检查的方法。检查者戴手套，一手示指放入阴道，中指放入直肠，另一手在腹部配合进行检查。三合诊多在双合诊后进行，可弥补双合诊检查的不足，可查清后倾或后屈子宫的大小，了解子宫后壁、宫颈旁、直肠子宫陷凹等情况，估计盆腔内病变范围等（图 1－4）。三合诊在生殖器官肿瘤、结核、炎症、内膜异位症等时常用，也是子宫颈癌进行临床分期必行的检查。

考点提示

三合诊检查的优点。

（5）直肠－腹部诊 指直肠、腹壁联合检查。适用于无性生活史、阴道闭锁或因其他原因不宜做阴道检查者。检查者一手示指伸入直肠，另一手在腹部配合检查。检查内容同双合诊（图 1－5）。

考点提示

直肠－腹部诊适应证。

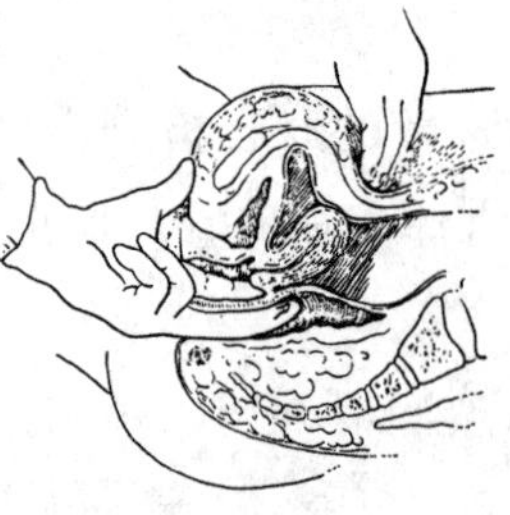

图1－4　三合诊检查

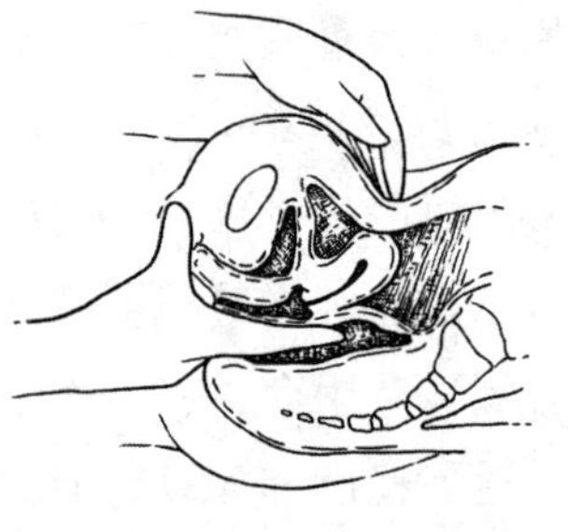

图1－5　直肠－腹部诊检查

3. 检查结果及记录　盆腔检查结束后应将检查结果按从外到内的顺序记录。

（1）外阴　发育情况及婚产式，如有异常应详细描述。

（2）阴道　是否通畅，有无畸形，黏膜情况，分泌物的量、性状以及有无异味等。

（3）宫颈　大小、质地，有无糜烂、息肉、囊肿、撕裂，有无接触性出血和宫颈举痛等。

（4）宫体　位置、大小、质地、活动度、有无压痛、表面是否平整、有无突起等。

（5）附件　双侧分别记录，一般先记录患侧。有无肿块、增厚、压痛。如扪及肿块，记录其大小、位置、表面是否光滑、质地、活动度、有无压痛以及与子宫及盆壁的关系。

4. 护理配合

（1）护理人员要态度和蔼，语言亲切，关心体贴患者，耐心解释检查方法、目的和注意事项，消除患者紧张情绪，使其放松取得配合。

（2）操作中注意屏风遮挡，注意保护患者隐私，取得患者信任，消除羞怯心理。保证检查室温度适宜，冬天注意保暖。

（3）准备用物：照明灯或立灯、无菌手套、已消毒阴道窥器、无齿长镊子、无菌持物钳、消毒敷料、垫巾、生理盐水、液体石蜡、污物桶等。必要时备特殊检查相关用物。

（4）检查时采集的标本例如宫颈刮片、阴道分泌物需及时送检。

（5）对于检查使用过物品及时消毒处理。每检查完一人，及时更换垫巾、无菌手套和检查器械，防止交叉感染。

三、妇科患者的社会心理状况评估

由于疾病和手术会涉及妇科患者的隐私，带来自我形象、性别角色的问题，甚至带来性功能、生育等家庭和夫妻生活方面的影响，故妇科患者压力大、顾虑多。在妇科患者的护理过程中尤其要注意社会心理状况的评估以及对预后的影响。

（一）社会支持系统评估

社会支持系统的评估包括社会关系、经济状况、生活方式、家庭关系尤其夫妻感情等，对疾病治疗、护理、康复可能带来的影响，以及社会支持系统能否满足患者的基本需要，例如患者朋友、同事、家属探视情况、对疾病的态度、夫妻双方配合治疗的可能性及实施情况等。

（二）心理状况评估

心理状况的评估包括患者的精神心理状态、人格类型、对疾病的认知、应激水平等。

1. 精神心理状态　通过患者的仪表、语言、行为、情绪等评估患者的意识水平、定向力、沟通能力、思维、记忆和判断能力等有无改变，评估患者有无焦虑、恐惧、抑郁、否认、绝望、悲哀、愤怒等情绪变化。

2. 人格类型　评估患者的人格类型属于依赖或独立型、紧张或松弛型、主动或被动型、内向或外向型，为提出护理问题制定护理措施提供依据。

3. 患者对疾病以及健康问题的认知　文化程度和病程的长短对患者认知有较大的影响。护士要正确评估患者对自己所患疾病的认知和态度、对健康问题的感受、对疾病治疗和护理的期望以及对患者角色的接受程度。

4. 患者的应激水平和应对措施　可通过患者的睡眠状态、经历、食欲以及既往对工作生活中问题采取的应激手段评估其应激水平。也可通过量化评估表评估患者的应激方法、面对压力时的解决方式、处理问题中遇到的困难等。通过准确的评估，为制定有效的心理护理措施提供依据。

5. 其他　不同的价值观、信仰等也会影响患者的心理状况及疾病预后。

第二节　妇科疾病常见症状及体征

扫码“学一学”

一、阴道流血

阴道流血为妇产科最常见的主诉，引起出血的原因很多，表现形式各不相同。女性生殖道任何部位均可发生出血，包括阴道、子宫颈、子宫体、输卵管。绝大多数出血来自子宫体，不论出血来自何处，除正常月经外，均称“阴道流血”。

（一）原因

1. 生殖器炎症　阴道炎、宫颈炎、宫颈息肉和子宫内膜炎等均可引起阴道流血。

2. 生殖器肿瘤　生殖器良恶性肿瘤都有可能引起阴道流血，子宫肌瘤是最常见良性肿瘤，绒毛膜癌、外阴癌、阴道癌、宫颈癌、子宫内膜癌和子宫肉瘤等恶性肿瘤也可引起阴道流血。此外，部分卵巢肿瘤具有分泌雌激素功能也可引起阴道流血。

3. 内分泌功能失调　雌激素水平下降、功能失调性子宫出血可导致异常子宫出血。

4. 与妊娠相关的子宫出血　异位妊娠、流产、妊娠滋养细胞疾病、产后胎盘残留以及子宫复旧不全均可引起子宫出血。

5. 全身性疾病　部分全身性出血性疾病也可导致子宫出血，例如血小板减少性紫癜、白血病、再生障碍性贫血、肝功能损害等。

6. 损伤、异物及外源性性激素　外阴阴道骑跨伤、性交所造成的处女膜或阴道损伤，宫内节育器、雌孕激素使用不当均可造成阴道流血。

（二）临床表现

1. 月经周期不规则　无排卵性功能失调性子宫出血多表现为周期不规则，但围绝经期妇女应注意排除早期子宫内膜癌。黄体功能不足引起的子宫出血多表现为周期缩短，经期正常。性激素类药物或避孕药物使用不当也可导致月经周期不规则。

2. 经量增多，经期改变　子宫肌瘤的典型症状为月经周期基本正常，但量多（超过80ml）或经期延长，其他如子宫腺肌病、排卵性月经失调、放置宫内节育器也可有经量增多。

3. 经期前后点滴出血　排卵性月经失调可见月经来潮前后持续少量阴道流血或极少量

阴道褐红色分泌物。此外，子宫内膜异位症或放置宫内节育器的副作用亦可能出现类似情况。

4. 经期之间阴道流血 排卵期出血多发生在下次月经来潮前14～15天，历时3～4天，出血量极少。

5. 停经后阴道流血 发生于育龄妇女应先考虑与妊娠有关的疾病，如流产、异位妊娠、葡萄胎等；发生于围绝经期妇女者多为无排卵性功能失调性子宫出血，但应排除生殖道恶性肿瘤。

6. 绝经多年后阴道流血 绝经后子宫内膜脱落引起的出血或萎缩性阴道炎出血量极少，历时2～3天即净；子宫内膜癌出血量较多、流血持续不净或反复阴道流血，应考虑其可能性。

7. 长期持续阴道流血 首先应考虑宫颈癌或子宫内膜癌的可能，生殖道肿瘤易导致长期持续阴道流血。

8. 接触性出血 早期宫颈癌、宫颈息肉或子宫黏膜下肌瘤性交后或阴道检查后阴道即有鲜血出现。

9. 阴道流血伴白带增多 一般考虑子宫黏膜下肌瘤、晚期宫颈癌或子宫内膜癌伴感染。

10. 其他 阴道间歇排血水应警惕输卵管癌的可能。骑跨伤后生殖道损伤可见阴道流血，血量可多可少。

（三）年龄与疾病

1. 新生女婴 生后数日因离开母体后雌激素骤然下降，子宫内膜脱落可致少量流血。

2. 幼女 性早熟或生殖道恶性肿瘤可导致幼女出现阴道出血。

3. 青春期少女 多为无排卵性功能失调性子宫出血。

4. 育龄妇女 应考虑与妊娠相关的疾病。

5. 绝经过渡期妇女 多见于无排卵性功能失调性子宫出血，但应排除生殖道恶性肿瘤。

二、白带异常

白带（leucorrhea）的形成与雌激素的作用有关，由阴道黏膜渗出物、宫颈管及子宫内膜腺体分泌物等混合而成。生理性白带即正常白带呈蛋清样或白色稀糊状，质黏稠量少，无腥臭味。病理性白带见于生殖道炎症如阴道炎、急性子宫颈炎或生殖道发生癌变时，白带数量和性状均会发生改变。临床常见的病理性白带类型如下。

1. 灰黄色或黄白色泡沫状稀薄白带 见于滴虫阴道炎，伴外阴瘙痒。

2. 豆渣样或凝乳块状白带 见于外阴阴道假丝酵母菌病，常伴局部灼痛或严重外阴瘙痒。

3. 灰白色匀质鱼腥味白带 常见于细菌性阴道病，白带有鱼腥臭味，伴外阴轻度瘙痒。

4. 透明黏性白带 与正常白带类似，但量显著增多，应考虑卵巢功能失调或宫颈高分化腺癌可能。

5. 脓性白带 多见于急性阴道炎、急性宫颈炎，为细菌感染所致，白带色黄或黄绿，质黏稠伴臭味。此外，阴道内异物残留、阴道癌、宫腔积脓、子宫颈癌也可导致脓样白带。

6. 血性白带 多见于宫颈柱状上皮异位合并感染、子宫黏膜下肌瘤、子宫颈癌、子宫内膜癌或放置宫内节育器，白带中混有血液，血量多少不一。

7. 水样白带 淘米水样白带伴奇臭多见于晚期子宫颈癌、阴道癌或黏膜下肌瘤伴感染。间断性排出黄色或红色水样白带可见于输卵管癌。

三、下腹疼痛

下腹痛为妇科疾病常见的症状，但要注意鉴别是否来源于生殖器以外的疾病，应根据下腹痛的特点及性质综合考虑各种不同情况。

1. 起病缓急 急骤发病者，多为子宫浆膜下肌瘤蒂扭转或卵巢囊肿蒂扭转、破裂，起病缓慢而逐渐加剧者，应考虑内生殖器炎症或恶性肿瘤；反复隐痛后突然出现撕裂样剧痛者，应考虑输卵管妊娠流产或破裂的可能。

2. 疼痛部位 单侧下腹痛应考虑该侧子宫附件病变，如输卵管卵巢炎症、卵巢囊肿蒂扭转，右侧下腹痛应排除急性阑尾炎等；双侧下腹痛考虑子宫附件炎性病变；下腹正中疼痛多为子宫病变引起，较少见；整个下腹痛甚至全腹疼痛应排除输卵管妊娠破裂、卵巢囊肿破裂或盆腔腹膜炎。

3. 疼痛放射部位 放射至腰骶部多见于子宫病变；放射至腹股沟及大腿内侧，多见于该侧子宫附件病变；放射至肩部多见于腹腔内出血。

4. 疼痛时间 应考虑疼痛与月经周期关系，周期性下腹痛但无月经来潮多见于先天性生殖道畸形或术后宫腔、宫颈管粘连等，为经血排出受阻所致；在月经周期中间出现一侧下腹隐痛，应考虑为排卵性疼痛；在经期出现腹痛，应考虑原发性痛经或子宫内膜异位症的可能；与月经周期无关的慢性下腹痛，考虑术后组织粘连、慢性附件炎、妇科肿瘤、盆腔静脉淤血综合征等。

5. 疼痛性质 持续性钝痛多见于生殖器炎症或腹腔内积液；阵发性绞痛多见于子宫或输卵管等空腔器官收缩；撕裂性锐痛多见于输卵管妊娠或卵巢肿瘤破裂；下腹坠痛多见于宫腔内有积血或积脓不能排出；难以忍受的顽固性疼痛应考虑晚期生殖器癌肿。

6. 疼痛伴随症状 伴有停经史，考虑妊娠并发症；伴畏寒、发热多见于盆腔炎症；伴恶心、呕吐应排除卵巢囊肿蒂扭转的可能；伴随肛门坠胀感多见于直肠子宫陷凹有积液；出现休克症状应考虑腹腔内出血；伴有恶病质多为生殖器晚期癌肿的表现。

四、外阴瘙痒

外阴瘙痒（pruritus vulvae）是一种外阴正常者也可出现的妇科常见症状，外阴各种不同病变均可引起。瘙痒严重时，会影响患者正常工作与生活。

扫码“看一看”

（一）原因

最常见的原因是外阴阴道假丝酵母菌病和滴虫阴道炎。此外，细菌性阴道病、萎缩性阴道炎、外阴鳞状上皮增生、蛲虫病、各种皮肤病、尖锐湿疣、药物过敏、化学品刺激及不良卫生习惯也可导致外阴瘙痒。还可见于糖尿病、黄疸、维生素 A、B 族维生素缺乏、白血病、重度贫血及妊娠期肝内胆汁淤积症等全身性疾病。

（二）部位

多见于阴蒂、大阴唇、小阴唇、会阴甚至肛周，长期搔抓可引起抓痕、血痂、毛囊炎甚至导致皮损。

（三）临床表现

外阴瘙痒常为阵发性发作，也可为持续性，一般夜间加剧，因不同疾病和不同个体而有明显差异。

（1）外阴阴道假丝酵母菌病和滴虫阴道炎以外阴瘙痒和白带增多为主要症状。

（2）外阴鳞状上皮增生以外阴奇痒为主要症状，伴外阴皮肤发白。

（3）蛲虫病的外阴瘙痒主要特点为夜间熟睡后加剧。

（4）糖尿病由于尿糖对外阴皮肤的刺激，外阴瘙痒特别严重。

（5）黄疸、中度贫血、白血病、妊娠期肝内胆汁淤积症等，可出现包括外阴在内的全身皮肤瘙痒。

（6）无明显原因的外阴瘙痒一般出现在育龄妇女或绝经期妇女，外阴瘙痒十分严重，坐立难安，但局部皮肤和黏膜外观正常。

五、下腹部包块

下腹部包块一般由患者或家属无意发现，或因其他症状就诊做妇科检查时被发现，或体检行超声检查盆腔时发现。下腹部包块为妇科患者常见主诉之一。下腹部包块根据质地不同分为囊性与实性两种。囊性一般为良性病变，如卵巢囊肿、输卵管积水、充盈的膀胱等。实性排除妊娠子宫以及子宫肌瘤、卵巢纤维瘤、附件炎块等良性包块外，首先考虑为恶性肿瘤。下腹部包块来源不同可分为子宫增大、附件肿块、泌尿系肿块、肠道或肠系膜肿块、腹腔、腹壁或腹膜后肿块。

（一）子宫增大

位于下腹正中且与宫颈相连的包块，多为子宫增大。子宫增大可能的原因如下。

1. 妊娠子宫 有停经史的育龄妇女，在下腹部扪及包块，应首先考虑为妊娠子宫。妊娠早期出现黑加征，子宫颈似与子宫体分离，应警惕将宫体误诊为卵巢肿瘤。停经后出现不规则阴道流血且子宫增大超过停经周数者，应考虑葡萄胎。

2. 子宫肌瘤 子宫均匀增大，或子宫表面有球形隆起伴月经过多，应考虑为子宫肌瘤。带蒂的浆膜下肌瘤一般无症状，仅蒂与宫体相连，故检查时注意和卵巢实质性肿瘤区分。

3. 子宫腺肌病 子宫质硬、均匀增大但一般不超过妊娠 12 周大小，多伴有进行性加剧的痛经、经量增多及经期延长。

4. 子宫畸形 妇科检查时扪及子宫另一侧有与其对称或不对称的包块，两者相连，硬度亦相同，可见于双子宫或残角子宫。

5. 子宫、阴道积血或宫腔积脓 患者青春期无月经来潮，但有周期性腹痛并扪及下腹部包块，多见于处女膜闭锁或阴道无孔横隔患者，由于经血外流受阻所致子宫或阴道积血。子宫内膜癌合并子宫积脓，子宫亦可因宫腔积脓或积液而增大。

6. 子宫恶性肿瘤 子宫迅速增大并伴有腹痛及不规则阴道流血，应考虑子宫肉瘤的可能；老年患者子宫增大且伴有不规则阴道流血，应考虑子宫内膜癌的可能。有生育或流产史尤其是葡萄胎史者，若子宫增大，甚至出现外形不规则，伴阴道流血时，应考虑绒毛膜癌的可能。

（二）附件肿块

正常情况下难以扪及输卵管和卵巢。当其出现包块时，多属病理现象。临床常见的附件包块如下。

1. 输卵管（或卵巢）妊娠　包块位于子宫旁，形状大小不一，触痛明显。患者多伴腹痛或短期停经后阴道持续少量流血。

2. 炎性包块　包块多位于子宫两旁，为双侧性，与子宫有粘连，压痛明显。急性附件炎症患者多伴有发热、腹痛。慢性附件炎症患者多伴有不孕及下腹部隐痛史，甚至引起反复急性盆腔炎发作。

3. 卵巢赘生性囊肿　不论肿块大小，其表面光滑、囊性且可活动者多为良性囊肿。肿块表面不规则、实性、活动受限者，特别是伴有胃肠道症状或于盆腔内扪及其他结节者多为卵巢恶性肿瘤。

4. 卵巢非赘生性囊肿　多为单侧囊性可活动，直径一般不超过6cm。葡萄胎常并发双侧卵巢黄素囊肿；妊娠早期可扪及黄体囊肿。

5. 卵巢子宫内膜异位囊肿　大多与子宫有粘连、活动受限且有压痛，多伴有继发性痛经、性交痛、不孕等。

（三）肠道及肠系膜肿块

多见于粪块嵌顿、阑尾脓肿、腹部手术或感染后粘连、肠系膜肿块、结肠癌等。

（四）泌尿系肿块

多见于充盈的膀胱或先天性异位肾。

（五）腹腔肿块

多见于腹腔积液、盆腔结核包裹性积液、直肠子宫陷凹脓肿等。大量腹腔积液易与巨大卵巢囊肿混淆，应注意鉴别。腹腔积液可合并卵巢肿瘤，可应用腹部冲击鉴别潜在的肿块。

（六）腹壁及腹膜后肿块

多见于腹壁血肿或脓肿、腹膜后肿瘤或脓肿。

第三节　妇科患者常见护理问题

扫码“学一学”

护理问题是指患者需要通过护理手段来解决或部分解决的问题，或是通过护理手段能使患者减轻痛苦的问题。护理问题范围较广，泛指护理工作范围内的一些问题，主要涉及两个方面。一为独立性工作范畴，在此领域内的护理问题，护士可以自己做出决定，选择护理措施。例如活动无耐力、体温过高、营养失调等。二为合作性问题，需要护士与医生密切合作完成，主要是指一些由于疾病、治疗、检查等引起的并发症，例如高血压、低钾血症、出血等。

护理问题应包括患者现存性问题、潜在性问题以及由于疾病发展趋势或治疗造成的健康改变趋势。妇科患者常见的护理问题有：舒适的改变、知识缺乏、自我形象紊乱、排尿异常、有感染的危险、有皮肤完整性受损的危险、焦虑、恐惧、预感性悲哀、活动无耐力、睡眠型态紊乱等。护理问题确定后，应按照问题的紧迫性和严重性排列先后顺序，立即解决危及生命的问题。对于同一种妇科疾病患者，因个人年龄、健康情况、生育史、病程、发作时间、发作地点的不同而护理问题不同。另外同一位妇科患者，在就医初期、治疗中、治疗后，需要解决的护理问题也不同。故应根据患者生理、病理、心理、社会等因素的不同全面评估，提出个性化的护理问题，并根据护理问题的轻重缓急制定个性化护理计划。

附：妇科门诊及病区的管理

一、妇科门诊的布局、设施及护理管理

（一）妇科门诊的布局与设施

1. 布局 由于妇科疾病的特殊性，为方便妇女就诊妇科门诊一般设在门诊区的一端。诊区应包含候诊区、诊区（诊区内设检查室）、处置室（治疗室）等，附近应有卫生间，男性陪伴者应有专门的休息区。候诊区布置应配备宣传栏、卫生知识宣传单（册）、多媒体播放设备等，方便向广大患者及家属宣传妇女保健及计划生育相关知识。妇科门诊除设有诊室外，应独立设计划生育手术室。手术室最好邻近计划生育诊室和检查室。此外，妇科门诊的布局需符合感染控制的要求，防止交叉感染。

计划生育手术室要严格划分三区、三通道（医务人员、患者、污物通道）。限制区内设置手术间、洗手间、无菌物品存放间（或在手术间内放无菌物品存放柜）。半限制区内设置更衣室（半限区与非限制区间）、冲洗室。非限制区内设置办公室、术后休息室、卫生间、污物处理间等。各区有严格的分界标识。

2. 设施 各项妇科检查、治疗、护理及术前准备都需要在妇科检查室和处置室完成，故要求室内空气流通、光线明亮、整齐清洁、温湿度适宜，温度应在16～25℃为宜。检查床边备屏风或围帘遮挡以保护患者隐私。室内安装紫外线灯定期进行消毒。物品配备如下。

（1）妇科检查床 检查床上铺床单、垫巾、橡皮单和无菌巾，床旁备脚蹬、床尾备转凳、床下备污物桶，方便治疗、检查用。

（2）照明设备 室内光线充足，备可移动照明灯。

（3）治疗台 无菌持物钳、大镊子、消毒阴道窥器、无菌手套、消毒药液棉球、阴道常用外用药等。

（4）器械柜 专科常备器械、敷料、专科常用药品等。专科常备器械如宫颈钳、子宫探针、卵圆钳、导尿管、活体组织钳、宫颈刮板、小刮匙、止血钳、阴道灌洗器、弯盘、干燥玻片、试管和小标本瓶等。敷料包括长棉签、大棉球、纱布块、带线棉球、消毒纸垫或者无菌巾等。常用药瓶包括95%乙醇、75%乙醇、2.5%碘酊（或碘附）、1%甲紫、0.5%～1%普鲁卡因、生理盐水、10%～20%硝酸银、10%氢氧化钠、10%甲醛、无菌液体石蜡、10%肥皂液、1‰苯扎溴铵液或其他消毒液。

（5）污物台 器械初步浸泡消毒容器。

（6）其他 诊区内应另备血压计、听诊器、各种规格注射器、体温表等。

（二）妇科门诊的护理管理

1. 保持诊区内清洁卫生 诊区内每日定时开窗通风、做好清洁消毒。室内每日用紫外线灯进行空气消毒不少于30分钟，每周彻底清洁消毒一次。患者检查时要做到一人一具，一人一垫巾，防止交叉感染。使用过的器具、物品及时用消毒液浸泡30分钟预处理，然后流水下冲洗干净、高压消毒备用。

2. 做好开诊前的准备工作　每日清点，备齐室内物品如消毒物品、处方、表格、洗手消毒液和污物消毒液等，做到固定摆放、整齐有序、方便使用。做好各项记录和资料整理，积极配合医生进行病史采集和体格检查。

3. 维护诊区良好就诊环境　主动热情、态度和蔼接待就诊患者，解释就诊程序和治疗目的，耐心解答患者及家属提出的问题，缓解患者紧张、焦虑的情绪。观察候诊患者病情变化，安排年老体弱、危重患者优先就诊。维持候诊秩序，避免非工作人员和其他人员随意进出。

4. 健康教育　对于需要多次诊治（如人工调节周期患者）和需要复查（如阴道炎患者），护理人员应充分讲解使其认识到坚持诊治和复查的必要性，对复诊时间和药物使用进行交代，以防其耽误最佳治疗时机。同时充分利用诊区的宣传栏、宣传单（册）、多媒体设备等宣传设施进行妇女保健、计划生育、疾病筛查的宣传指导。

二、妇科病区的布局、设施及护理管理

（一）妇科门诊的布局与设施

妇科病区设有护士站、治疗室、妇科病室、妇科检查室、处置室、污物处理室等。病房分普通病室和危重病室等（需备抢救物品），病室内或者病房的一端设有卫生间。病房内要求空气清新，整洁舒适，温馨规范。病区内可设宣传栏、宣教疾病相关知识，另外不同病区可根据需求调整布局，如妇科肿瘤病房可设置安全配药室。

（二）妇科病区的护理管理

1. 病区环境管理　病区应保持整洁舒适、温馨安全，避免大声喧哗。病室内物品和床位定位摆放，定时通风，空气和环境定期消毒，床单位定期清扫消毒，被服及时更换。护理人员要做到走路轻、说话轻、操作轻、关门轻，诊疗操作尽量集中进行，晚上尽量减少检查和治疗，使用床头灯保证患者睡眠。

2. 组织管理　热情接待新入院患者，并详细介绍病区环境和相关制度，安排好病室、床单位及用物。对于危重患者要及时抢救，屏风遮挡，保持镇静，做到忙而不乱。对于手术患者，做好解释和安慰工作，以消除患者紧张情绪，保持良好心理状态。严格执行各项操作规范和护理常规，严格查对制度，完备各项医疗文件记录，做到规范、整齐、准确。完善病区相关制度，保证诊疗和护理工作的顺利进行，如物品使用、保养及维修制度，保护性医疗制度等。

3. 消毒隔离制度　医护人员必须穿戴工作服，服装整洁，严格遵守无菌原则，诊疗、操作前后均洗手，检查操作用物一人一具，严格消毒。及时消毒处理患者的排泄物及分泌物，避免交叉感染。

4. 健康教育　护理人员应耐心、细心做好患者思想工作，了解对治疗、生活、饮食、护理等方面的需求，稳定患者情绪，消除患者思想顾虑，增强患者康复的信心，对不能满足的需求做好解释工作，促进其早日康复。定期或随时向患者宣传卫生知识，提高防病能力。对于出院患者，应根据其对疾病的认识、治疗情况、心理特征等给予出院带药用法、病情观察、复查时间、注意事项等方面的健康指导。

目标检测

选择题

A1/A2 型题

1. 下列有关妇科双合诊检查的描述，错误的是
   A. 用具消毒，防止交叉感染
   B. 先排空膀胱
   C. 适用于所有妇科患者
   D. 膀胱截石位
   E. 妇科最常用的检查方法
2. 了解子宫后侧及直肠子宫陷凹的病变情况，应做的检查是
   A. 双合诊　B. 三合诊　C. 直肠指诊
   D. 外阴视诊　E. 阴道窥器检查
3. 观察阴道壁、子宫颈情况所用的检查方法是
   A. 外阴检查　B. 阴道窥器检查　C. 双合诊检查
   D. 三合诊检查　E. 直肠－腹部诊
4. 某女士，流产一次，无早产史，足月产一次，现有子女两人，其生育史可简写为
   A. 1－1－0－2　B. 1－0－1－2
   C. 2－1－0－1　D. 1－2－0－1
   E. 1－0－2－1
5. 患者，女，19 岁，无性生活史，自诉今日在下腹部摸到一包块，疑为“卵巢肿瘤”，应进行的妇科检查为
   A. 下腹部触诊　B. 下腹部叩诊　C. 肛腹诊
   D. 双合诊　E. 三合诊

X 型题

6. 下列关于妇科检查注意事项的描述，正确的是
   A. 检查前应导尿
   B. 垫巾及检查器应每人次更换
   C. 患者应取膀胱截石位
   D. 月经期避免做双合诊检查
   E. 男医生检查时，必须有女医务人员在场
7. 下列关于双合诊检查的描述，正确的是
   A. 检查前需排空膀胱
   B. 盆腔检查最常用的方法
   C. 是一种直肠与腹壁的联合检查
   D. 方法是用示、中两指深入阴道，另一手掌面向下按压腹部，双手配合进行
   E. 正常情况下，可触及输卵管、卵巢

扫码“练一练”

（王博巧）

第二章

女性生殖系统炎症患者的护理

学习目标

知识要点

1. 掌握滴虫阴道炎、外阴阴道假丝酵母菌病、细菌性阴道病、萎缩性阴道炎、子宫颈炎及盆腔炎性疾病的护理评估、主要护理问题和护理措施。
2. 熟悉生殖器结核的传播途径及护理要点；女性生殖道的自然防御功能和生殖道炎症的易感因素。
3. 了解前庭大腺炎、婴幼儿外阴阴道炎的护理评估和护理措施。

技能要点

1. 能解释女性生殖系统炎症相关辅助检查的意义。
2. 能根据患者情况，实施正确的护理措施及健康教育。
3. 学会在护理过程中，尊重患者感受，保护个人隐私。

第一节　概　述

扫码“学一学”

女性生殖系统炎症包括下生殖道的外阴炎、阴道炎、宫颈炎和上生殖道的子宫内膜炎、输卵管炎、盆腔炎和盆腔结核等。炎症可局限于一个部位，也可多个部位同时受累；病情可轻可重，轻者可无症状，重者可引起败血症甚至感染性休克而致死亡。女性生殖系统炎症不仅影响女性的生存质量，而且可能导致不孕、诱发肿瘤等，妊娠期妇女感染还可危及胎儿、新生儿。

（一）女性生殖道的自然防御功能

女性生殖道具有解剖、生理、生化及免疫学方面比较完善的自然防御功能，可增强对感染的防御能力。健康女性阴道内虽有一定数量与种类的微生物存在，但能保持生态平衡状态，并不引起炎症。

1. 解剖因素

（1）外阴两侧大阴唇自然合拢，遮掩阴道口和尿道口，防止外界微生物污染。

（2）阴道由于盆底肌的作用，阴道口闭合，阴道前后壁紧贴，可以防止外界的污染。

（3）子宫颈阴道部覆以复层鳞状上皮，具有较强的抵抗力，宫颈内口紧闭，为上生殖道感染的机械屏障。

（4）输卵管黏膜上皮细胞的纤毛向子宫腔方向摆动以及输卵管的蠕动，均有利于阻止病原体的侵入。

2. 生理、生化因素

（1）阴道生态平衡的维持　阴道内有微生物群寄居，正常阴道微生物群中，阴道乳杆菌为优势菌，使阴道与这些微生物之间形成生态平衡并不致病。在维持阴道生态平衡中，乳杆菌、雌激素及阴道 pH 起着重要的作用。生理情况下，雌激素使阴道上皮内富含糖原，阴道上皮细胞分解糖原为单糖，阴道乳杆菌将单糖转化为乳酸，乳酸维持着阴道正常的酸性环境（$pH \leq 4.5$，多在 3.8～4.4 之间），从而抑制其他病原体生长，称为阴道自净作用。乳杆菌除维持阴道的酸性环境外，还可产生过氧化氢（H_2O_2），H_2O_2也可抑制致病微生物生长。

（2）生殖道分泌物的保护作用　阴道分泌物中的黏蛋白可形成网状的非特异性物理屏障，防止微生物损伤阴道上皮细胞；宫颈管黏膜高柱状上皮分泌大量碱性黏液形成胶胨状黏液栓堵塞宫颈管，内含乳铁蛋白、溶菌酶等，可抑制细菌侵入子宫内膜。

（3）育龄妇女子宫内膜周期性剥脱、子宫内膜分泌液中含有的乳铁蛋白、溶菌酶，均是清除宫腔内感染的有利条件。

3. 生殖道免疫系统　生殖道黏膜中，如宫颈和子宫黏膜聚集有不同数量的淋巴组织及散在淋巴细胞，包括 T 细胞和 B 细胞。此外，中性粒细胞、巨噬细胞、补体以及一些细胞因子，均在局部有着重要的免疫功能，发挥抗感染作用。

（二）女性生殖道炎症的易感因素

1. 解剖因素　阴道与尿道、肛门毗邻，局部潮湿，导致女性生殖道易发感染；阴道是分娩、宫腔操作的必经之道，容易受到损伤及外界病原体的感染；生殖道黏膜皱襞及黏膜内腺体为病原体提供了潜藏处，容易导致炎症反复发作。

2. 生理因素　阴道生态平衡一旦被打破或外源病原体侵入，即可导致炎症发生。绝经后妇女及婴幼儿雌激素水平低，或阴道 pH 升高，如频繁性交（性交后阴道 pH 可上升至 7.2 并维持 6～8 小时）、阴道灌洗等均可使阴道 pH 升高，不利于乳杆菌生长。此外，长期应用抗生素抑制乳杆菌生长，或机体免疫力低下，均可使其他条件致病菌成为优势菌，引起炎症。

当生殖道的自然防御功能遭到破坏，或机体免疫功能降低、内分泌发生变化或外源性病原体侵入，均可导致炎症发生。

（三）病原体

引起炎症的病原体包括多种微生物，部分为条件致病菌，来自阴道内寄居的微生物。临床上常见的病原体如下。

1. 细菌　大多为化脓菌，如葡萄球菌、链球菌、大肠埃希菌、厌氧菌、淋病奈瑟菌、结核杆菌等。

2. 原虫　阴道毛滴虫最为常见，其次为阿米巴原虫。

3. 真菌　以假丝酵母菌为主。

4. 病毒　以疱疹病毒和人乳头瘤病毒为多见。还可见巨细胞病毒、乙肝病毒和艾滋病病毒等。

5. 螺旋体　如苍白（梅毒）螺旋体。

6. 衣原体　常见沙眼衣原体，感染症状不明显，但引起炎症较严重，可引起盆腔广泛粘连。

7. 支原体　为条件致病菌，是正常阴道菌群的一种。以人型支原体和解脲支原体常见。

知识拓展

阴道正常微生物群

阴道正常微生物群　①革兰阳性需氧菌及兼性厌氧菌：乳杆菌、棒状杆菌、非溶血性链球菌、肠球菌及表皮葡萄球菌；②革兰阴性需氧菌及兼性厌氧菌：加德纳菌（此菌革兰染色变异，有时呈革兰阳性）、大肠埃希菌及摩根菌；③专性厌氧菌：消化球菌、消化链球菌、类杆菌、动弯杆菌、梭杆菌及普雷沃菌；④支原体及假丝酵母菌。

（四）感染途径

1. 沿生殖道黏膜上行蔓延　病原体由外阴侵入阴道后，或阴道内的病原体沿子宫颈黏膜、子宫内膜、输卵管黏膜，蔓延至卵巢及腹腔。是非妊娠期、非产褥期盆腔炎性疾病的主要感染途径。葡萄球菌、淋病奈瑟菌、衣原体多沿此途径扩散（图2－1）。

2. 经血液循环播散　病原体先感染人体的其他系统，再经过血液循环感染生殖器官，此为结核菌感染生殖器官的主要途径（图2－2）。

3. 经淋巴系统蔓延　病原体经外阴、阴道、宫颈及子宫体创伤处的淋巴管侵入扩散至盆腔结缔组织及内生殖器其他部分，是产褥感染、流产后感染及放置宫内节育器后感染的主要传播途径。多见于链球菌、大肠埃希菌、厌氧菌等感染（图2－3）。

4. 直接蔓延　腹腔脏器感染后，直接蔓延到内生殖器，如阑尾炎可引起右侧输卵管炎。

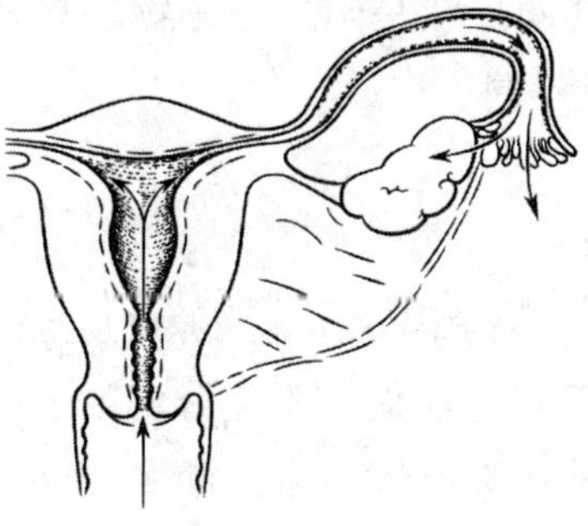

图2－1　炎症经黏膜上行蔓延

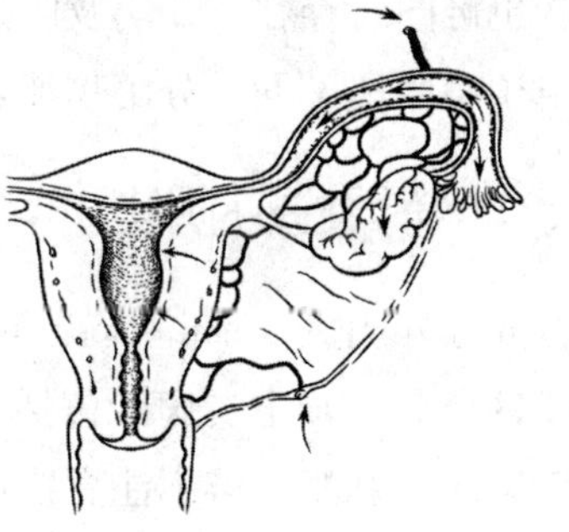

图2－2　炎症经血行蔓延

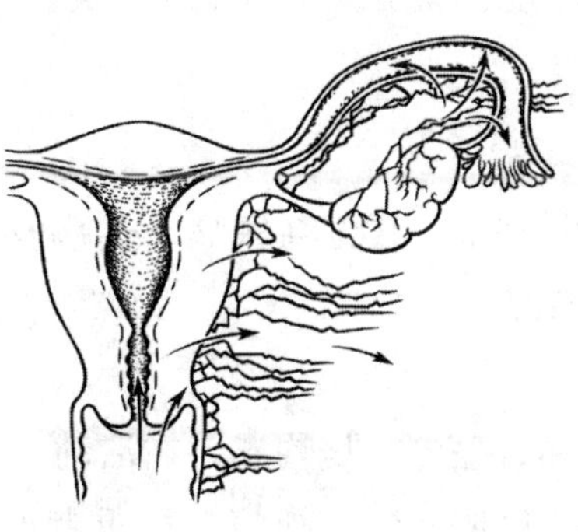

图2－3　炎症经淋巴系统蔓延

（五）炎症的发展与转归

1. 痊愈 炎症发生后，若患者抵抗力强、病原体致病力弱或治疗及时，抗生素应用恰当，炎症很快被控制，炎性渗出物全部被吸收，为痊愈。一般痊愈后组织结构功能都可以恢复正常，不留痕迹。

2. 转为慢性 若炎症治疗不及时、不彻底或病原体对抗生素不敏感，机体防御功能和病原体的作用处于相持状态，可使炎症长期存在而转为慢性。机体抵抗力强时，炎症可被控制；一旦机体抵抗力下降，慢性炎症可急性发作。

3. 扩散与蔓延 患者抵抗力低下而病原体作用强大时，炎症可扩散或蔓延到邻近器官，严重时可导致败血症，甚至危及生命。

第二节 外阴及阴道炎症

扫码“学一学”

案 例

患者，女，38岁，已婚，因“外阴瘙痒严重、阴道分泌物增多2天”就诊。自述因感冒发烧，在院外应用抗生素治疗14天。妇科检查：外阴红，皮肤有多处抓痕；阴道内白带量多，呈凝乳状，阴道黏膜附有白色膜状物，擦除后露出红肿黏膜面。

请思考：

1. 该患者护理评估要点包括哪些内容，应考虑何种类型的阴道炎症？

2. 此类阴道炎症常见的发病诱因有哪些？针对该患者如何做健康教育？

外阴及阴道炎症是最常见的妇科疾病，各年龄组均可发病。外阴及阴道炎症可单独存在，两者也可同时存在。外阴及阴道炎症患者的常见共同症状是阴道分泌物增多及外阴瘙痒，但由于病原体不同，分泌物特点、性质及瘙痒轻重不同。

一、非特异性外阴炎

非特异性外阴炎（non – specific vulvitis）是由物理、化学因素而非病原体所致的外阴皮肤或黏膜的炎症。其主要病因包括①外阴不洁：外阴受到月经血、阴道分泌物、尿液、粪便、产后恶露的刺激，若不注意皮肤清洁易导致外阴炎；②疾病因素：糖尿病患者糖尿刺激、粪瘘及尿瘘患者的粪便刺激、尿液浸渍等；③其他：内衣过紧或穿紧身化纤内裤、经期使用的卫生巾导致局部通透性差、潮湿，易引发外阴炎。

【护理评估】

（一）健康史

询问患者的年龄，个人卫生习惯，有无糖尿病、粪瘘及尿瘘等病史。了解患者有无白带增多，外阴皮肤黏膜异常等情况。

（二）身心状况

1. 症状 外阴皮肤黏膜疼痛、瘙痒、烧灼感，在活动、性交、排尿及排便时加重。

2. 体征 外阴充血、糜烂、肿胀，常有抓痕，严重者形成溃疡或湿疹。慢性炎症可使皮肤增厚、粗糙、皲裂，甚至苔藓样变。

3. 社会心理状况　患者因外阴局部不适而影响社交、工作和性生活，进而产生烦躁不安、焦虑、情绪低落和社交障碍等反应。

【护理问题】

1. 舒适的改变　与外阴局部瘙痒、灼痛有关。

2. 皮肤完整性受损　与外阴糜烂、肿胀、瘙抓等引起皮肤破损有关。

3. 焦虑　与疾病症状涉及隐私部位或影响正常性生活有关。

【护理目标】

（1）患者主诉外阴不适消失或减轻。

（2）患者皮肤完整性受到保护。

（3）患者心情舒畅，社会交往恢复正常。

【护理措施】

1. 一般护理　针对病因指导患者保持外阴清洁、干燥、消除刺激的来源；限制辛辣食物的摄入；避免局部使用刺激性的药物或清洗液。

2. 治疗配合

（1）病因治疗　寻找病因，若发现糖尿病应及时治疗，若有尿瘘、粪瘘应及时行修补术等。

（2）局部治疗　可用0.1%聚维酮碘液或1∶5000高锰酸钾液坐浴，每日2次，每次15～30分钟，水温在41～43℃，坐浴时应将会阴部浸没于浸泡液中。坐浴后涂抗生素软膏或紫草油。月经期避免坐浴。也可用中药水煎熏洗外阴部，每日1～2次。急性期还可选用微波或红外线局部物理治疗。

> **考点提示**
>
> 高锰酸钾液坐浴的药物浓度、水温及坐浴时间。

3. 心理护理　耐心听取患者倾诉，做好疾病知识宣教，指导患者积极配合治疗。

4. 健康教育

（1）指导保持外阴清洁、干燥，特别是在月经期、妊娠期、产褥期卫生。

（2）纠正不正确的饮食及生活习惯。不饮酒，限制辛辣饮食的摄入。

（3）教育尿瘘、粪瘘患者注意个人卫生，便后及时清洗会阴，更换内裤。

（4）指导糖尿病患者检测血糖，并注意个人卫生，保持外阴清洁、干燥。

二、前庭大腺炎

前庭大腺炎（bartholinitis）是病原体侵入前庭大腺引起的炎症。前庭大腺位于两侧大阴唇后1/3深部，腺体大小似黄豆粒，腺管细长，开口于处女膜与小阴唇之间的沟内。在性交、流产、分娩等情况污染外阴部时容易发生炎症。育龄妇女多见，幼女及绝经后期妇女少见。

病原体多为一般化脓菌混合感染，如葡萄球菌、大肠埃希菌、链球菌、肠球菌等。随着性传播疾病的发病率增加，淋病奈瑟菌及沙眼衣原体也已成为常见病原体。前庭大腺炎急性发作时，腺管开口往往因肿胀或渗出物凝聚而阻塞，脓液不能外流、积存而形成脓肿，称为前庭大腺脓肿（abscess of bartholin gland）。

【护理评估】

（一）健康史

询问患者月经期卫生情况，有无不洁性生活史。了解有无白带增多，外阴局部皮肤异常等情况。

（二）身心状况

1. 症状 炎症多为一侧，初起时局部肿胀、疼痛、灼热感、行走不便，有时会致大小便困难。

2. 体征 检查可见局部皮肤红肿、发热、压痛明显、腹股沟淋巴结可呈不同程度增大。患侧前庭大腺开口处有时可见白色小点。当脓肿形成时，疼痛加剧，脓肿直径可达3～6cm，可触及波动感。当脓肿内压力增大时，脓肿可自行破溃，若破孔大，则可自行引流，炎症较快消退而痊愈；若破孔小，引流不畅，则炎症待续不消退，并可反复急性发作。

3. 社会心理状况 因外阴疼痛不适影响生活、工作，担心被人歧视而产生焦虑。

【护理问题】

1. 疼痛 与局部炎性刺激有关。

2. 有皮肤完整性受损的危险 与手术或脓肿破溃有关。

3. 焦虑 与病变部位在隐私处，病情反复发作有关。

【护理目标】

（1）患者疼痛消失或减轻。

（2）患者皮肤完整性受到保护。

（3）患者焦虑减轻，积极配合治疗及护理。

【护理措施】

1. 一般护理 嘱急性期患者卧床休息，健侧卧位，减少活动性摩擦。监测体温，观察外阴皮肤颜色，保持外阴清洁干燥，给予营养丰富、无刺激、易消化饮食。

2. 治疗配合 遵医嘱给予抗生素及对症处理。取开口处分泌物进行细菌培养，确定病原体，根据病原体选用口服或肌内注射抗生素。局部也可选用蒲公英、紫花地丁、连翘等清热解毒中药热敷或坐浴。脓肿形成后需切开引流及进行造口术，并放置引流条，引流条需每天更换。

3. 心理护理 关心理解患者，了解其心理变化，给予耐心解释，减轻焦虑情绪。

知识拓展

前庭大腺囊肿

前庭大腺囊肿（bartholin cyst）由前庭大腺腺管开口部阻塞、分泌物积聚于腺腔而形成。引起前庭大腺管阻塞的原因有：①前庭大腺脓肿消退后，腺管阻塞，黏液分泌物不能排出；②先天性腺管狭窄或腺腔内黏液浓稠，分泌物排出不畅；③前庭大腺管损伤，如分娩时会阴与阴道裂伤后瘢痕阻塞腺管口。患者往往无明显症状，可持续数年不增大。囊肿大者，外阴常有坠胀感或性交不适。治疗选择前庭大腺囊肿造口术，手术方法可采用 CO_2 激光或微波行囊肿造口术。

4. 健康教育　嘱患者加强营养，增强机体抵抗力；穿棉质内裤，并勤洗勤换；注意个人卫生，使用消毒卫生巾；经期及产褥期禁止性生活。

三、滴虫阴道炎

滴虫阴道炎（trichomonal vaginitis）是由阴道毛滴虫引起的常见阴道炎症，以性接触为主要传播方式，是常见的性传播疾病。

【病原体】

引起此病的病原体为阴道毛滴虫，它是一种可生长在阴道、尿道或尿道旁腺、膀胱、肾盂及男性包皮皱褶、尿道或前列腺中的厌氧性寄生虫（图2－4）。滴虫适宜在温度25～40℃，pH 5.2～6.6的潮湿环境中生长繁殖，在pH 5以下或7.5以上环境中则不生长。滴虫生活史简单，只有滋养体而无包囊期，滋养体生存力较强，能在3～5℃中存活21天，在46℃中存活20～60分钟，在半干燥环境中能存活10小时。当月经前后、妊娠期或产后等造成阴道环境改变时，隐藏在腺体及阴道皱襞中的滴虫得以繁殖，而引起炎症发生。滴虫能消耗或吞噬阴道上皮细胞内的糖原，阻碍乳酸生成，使阴道pH升高。滴虫能消耗氧，使阴道成为厌氧环境，易致厌氧菌繁殖，约60%患者合并细菌性阴道病。

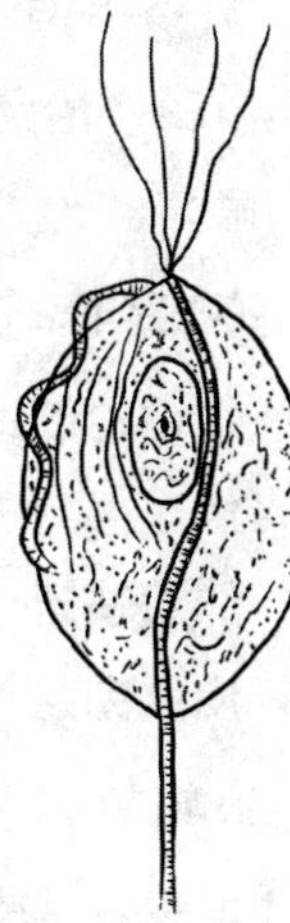

图2－4　阴道毛滴虫

【传播途径】

1. 直接传播　经性交直接传播是主要的传播方式。由于男性感染滴虫后常无症状，易成为感染源。

2. 间接传播　经公共浴池、浴盆、浴巾、游泳池、坐式便器等传播。

3. 医源性传播　通过污染的器械及敷料传播。

【护理评估】

（一）健康史

了解个人卫生习惯、性生活史，询问既往阴道炎病史，发作规律，治疗经过。因滴虫阴道炎可合并其他性传播疾病，应注意了解有无其他性传播疾病。

（二）身心状况

滴虫阴道炎潜伏期为4～28天。

1. 症状　25%～50%患者感染初期无症状。主要症状是阴道分泌物增多及外阴瘙痒。分泌物典型特点为稀薄脓性、泡沫状、黄绿色、有臭味。外阴瘙痒主要在外阴及阴道口，间或伴有灼热、疼痛、性交痛等。若合并尿道感染，可有尿频、尿痛，有时可见血尿。滴虫能吞噬精子，可致不孕。

> **考点提示**
>
> 滴虫阴道炎患者阴道分泌物的典型特征。

2. 体征　妇科检查见阴道黏膜充血，严重者有散在出血点，甚至宫颈有出血斑点，形成“草莓样”宫颈，后穹隆有多量白带，呈灰黄色、黄白色稀薄液体或黄绿色脓性分泌物，常呈泡沫状。带虫者阴道黏膜无异常改变。

3. 辅助检查 在阴道分泌物中找到滴虫即可确诊。

(1) 生理盐水湿片法 在玻片上滴1滴生理盐水，在阴道侧壁取典型分泌物混于生理盐水中，立即在低倍光镜下寻找滴虫，可见到呈波状运动的滴虫及增多的白细胞被推移。此法敏感性60% ~70%。

(2) 培养法 适于症状典型而湿片法未见滴虫者，准确性达98%左右。

取分泌物前24 ~48小时避免性交、阴道灌洗或局部用药，取分泌物时阴道窥器不涂润滑剂，分泌物取出后应及时送检并注意保暖，否则滴虫活动减弱，造成辨认困难。

4. 社会心理状况 由于症状出现在隐私部位，多数患者不愿主动就诊，或找非正规医疗机构就诊。治疗效果不佳致反复发作可造成烦恼和社交障碍；部分患者存在性伴侣同时治疗的障碍。

【护理问题】

1. 舒适的改变 与外阴、阴道瘙痒、疼痛、分泌物增多有关。

2. 焦虑 与疾病反复发作，配偶同时治疗障碍有关。

3. 知识缺乏 缺乏阴道炎感染途径的认识及预防知识。

4. 皮肤完整性受损 与炎性分泌物刺激引起局部瘙痒有关。

【护理目标】

(1) 患者接受治疗后，瘙痒症状消失或减轻，皮肤无破损，诉说舒适感增加。

(2) 患者情绪稳定，焦虑减轻，配偶理解并配合治疗。

(3) 患者接受医护人员指导，能叙述疾病的有关知识及注意事项并积极配合治疗。

(4) 患者皮肤完整性受到保护。

【护理措施】

1. 一般护理 指导注意个人卫生，每天清洗外阴并更换内裤。保持外阴干燥，避免搔抓引起皮肤破损。内裤及洗涤用的毛巾，应煮沸5 ~10分钟消灭病原体，避免交叉感染及重复感染。

2. 治疗配合 因滴虫阴道炎可同时有尿道、尿道旁腺、前庭大腺滴虫感染，治愈此病，需全身用药，主要治疗药物为甲硝唑及替硝唑。

> **考点提示**
>
> 滴虫阴道炎治疗配合要点。

(1) 全身用药 初次治疗可选择甲硝唑2g或替硝唑2g，单次口服；或甲硝唑400mg，每天2次，连服7天。口服药物的治愈率为90% ~95%。服药后偶见胃肠道反应，如食欲减退、恶心、呕吐。此外，偶见头痛、皮疹、白细胞减少等，一旦发现应停药。甲硝唑用药期间及停药24小时内，替硝唑用药期间及停药72小时内禁止饮酒。

(2) 局部用药 对于不能耐受口服药物或不适宜全身用药者，可甲硝唑200mg每晚塞入阴道1次，连用7天。用药前，可用1%乳酸或0.1% ~0.5%醋酸液溶液冲洗阴道，改善阴道内环境，提高疗效。

(3) 性伴侣同治 男性滴虫患者仅有不到20%有临床表现，大部分为带虫者。滴虫阴道炎主要由性行为传播，性伴侣应同时进行治疗，并告知患者及性伴侣治愈前应避免无保护性交。

（4）妊娠合并滴虫阴道炎　妊娠合并滴虫阴道炎可导致胎膜早破、早产及低出生体重儿。对有症状的滴虫阴道炎孕妇进行治疗可以减轻症状，减少传播，防止新生儿感染。治疗方案为甲硝唑 2g 顿服，或甲硝唑 400mg，每天 2 次，连服 7 天。但甲硝唑治疗能否改善炎症导致的产科并发症尚无定论，因此应用甲硝唑时，应权衡利弊，取得患者及其家属的知情同意。甲硝唑也可通过乳汁排泄，最后一次服药后 12 ~ 24 小时避免母乳喂养。

（5）治愈标准　滴虫阴道炎常于月经后复发，治疗后应每次月经干净后复查白带，若经连续 3 次检查均阴性，方可称为治愈。

3. 心理护理　耐心听取患者的倾诉，及时解答患者提问，必要时做好家属思想工作。

4. 健康教育

（1）为避免重复感染，清洁个人内裤应用单独的盆具，指导正确进行内裤等衣物的消毒，并解释对其性伴侣进行治疗的必要性和重要性。

（2）患病期间不去游泳池游泳，不用公共浴盆、浴巾等，以免交叉感染。

知识链接

甲硝唑

甲硝唑（灭滴灵），同类药物有替硝唑和奥硝唑。此类药物对脆弱类杆菌尤为敏感，对滴虫、阿米巴滋养体以及破伤风梭菌具有很强的杀灭作用。可用于治疗阴道毛滴虫所引起的阴道炎、尿道炎和前列腺炎。口服吸收良好，体内分布广泛，可进入感染病灶和脑脊液。用药期间和停药 24 小时内，禁用含乙醇饮料，并减少钠盐摄入量。不良反应一般较轻微，包括胃肠道反应、过敏反应、外周神经炎等。

四、外阴阴道假丝酵母菌病

扫码“看一看”

外阴阴道假丝酵母菌病（vulvovaginal candidiasis，VVC）是由假丝酵母菌引起的一种常见外阴阴道炎症，曾称外阴阴道念珠菌病。有资料显示，约 75% 的妇女一生中至少患过 1 次外阴阴道假丝酵母菌病，45% 的妇女经历过 2 次或 2 次以上的发病。

【病原体及诱发因素】

80% ~90% 病原体为白假丝酵母菌，10% ~20% 为非白假丝酵母菌（光滑假丝酵母菌、近平滑假丝酵母菌、热带假丝酵母菌等）。酸性环境适宜假丝酵母菌生长，有假丝酵母菌感染的阴道 pH 多在 4.0 ~4.7，通常小于 4.5。白假丝酵母菌有酵母相和菌丝相，为双相菌，酵母相为芽生孢子，在无症状寄居及传播中起作用；菌丝相为芽生孢子伸长成为假菌丝，侵袭能力加强。假丝酵母菌不耐热，当加热至 60℃ 持续 1 小时即死亡，但对干燥、日光、紫外线及化学试剂等抵抗力较强。此菌为条件致病菌，可寄生于口腔、肠道、阴道中而不发病，只有在全身及阴道局部细胞免疫能力下降才出现症状。

常见发病诱因有：①长期应用抗生素，抑制乳杆菌生长，有利于假丝酵母菌繁殖；②妊娠、糖尿病、接受大量雌激素治疗者，机体免疫力下降，阴道组织内糖原增加，酸度增高，有利于假丝酵母菌生长；③大量应用免疫抑制剂，如皮质类固醇激素或免疫缺陷综合征，机体抵抗力降低；④其他诱因有胃肠道假丝酵母菌、穿紧身化纤内裤及肥胖，后者可使会阴局部温度及湿度增加，假丝酵母菌易于繁殖引起感染。

【传染途径】

1. 内源性传染 此为主要途径。寄生于人的阴道、口腔、肠道的假丝酵母菌可互相传染，一旦条件适宜均可发病。

2. 直接传染 少部分患者通过性交直接传染。

3. 间接传染 极少通过接触感染的衣物间接传染。

【护理评估】

（一）健康史

了解患者是否患有糖尿病，是否为妊娠期。有无长期应用广谱抗生素、大量应用免疫抑制剂或接受大量雌激素治疗的经历。

（二）身心状况

1. 症状 主要为外阴阴道奇痒、灼痛、性交痛、尿痛。尿痛特点是排尿时尿液刺激水肿的外阴及前庭导致疼痛。部分患者阴道分泌物增多，分泌物由脱落上皮细胞和菌丝体、酵母菌和假菌丝组成。其特征为白色稠厚呈凝乳状、干酪样或豆腐渣样。

> **考点提示**
>
> 外阴阴道假丝酵母菌病患者阴道分泌物的典型特征。

2. 体征 妇科检查可见外阴红斑、常伴有皮肤抓痕。阴道黏膜充血水肿，小阴唇内侧及阴道黏膜附有白色块状物，擦除后露出红肿黏膜，急性期还可能见到糜烂及浅表溃疡。

根据其发病频率、临床表现、微生物学、宿主情况，VVC 可分为单纯性 VVC 和复杂性 VVC（表 2－1），10%～20% 的患者表现为复杂性 VVC。VVC 的临床表现按 VVC 评分标准划分（表 2－2），评分≥7 分为重度 VVC，而小于 7 分为轻、中度 VVC。

表 2－1 VVC 临床分类

	单纯性 VVC	复杂性 VVC
发病频率	散发或正常非孕宿主	复发性
临床表现	轻到中度	重度
真菌种类	白假丝酵母菌	非白假丝酵母菌
宿主情况	免疫功能正常	妊娠、免疫功能低下、应用免疫抑制剂、未控制糖尿病

表 2－2 VVC 临床评分标准

评分项目	0	1	2	3
瘙痒	无	偶有发作，可忽略	能引起重视	持续发作、坐立不安
疼痛	无	轻	中	重
阴道黏膜充血、水肿	无	轻	中	重
外阴抓痕、皲裂、糜烂	无	/	/	有
分泌物量	无	较正常稍多	量多，无溢出	量多，有溢出

3. 辅助检查 对有临床症状的妇女，若在阴道分泌物中找到假丝酵母菌的芽生孢子或假菌丝即可确诊。

（1）湿片法 可用 10% 氢氧化钾溶液湿片法或 0.9% 氯化钠溶液湿片法，在镜下找芽孢和假菌丝。10%氢氧化钾溶液可溶解其他细胞成分，阳性率高于0.9%氯化钠溶液。

（2）革兰染色法　阳性率为80%。

（3）培养法　阳性率很高。对于难治性或顽固性病例，用湿片法检查为阴性，为确认是否为假丝酵母菌感染，可采用培养法。

（4）pH测定　若pH<4.5，可能为单纯假丝酵母菌感染，若pH>4.5可能存在混合感染，尤其是细菌性阴道病的混合感染。

4. 社会心理状况　外阴阴道瘙痒影响患者休息与社会交往，还可导致严重的睡眠障碍，非常痛苦，情绪低落。有些患者不愿就医，不愿言表，内心充满矛盾。

【护理问题】

1. 舒适的改变　与外阴瘙痒、灼痛及白带增多有关。

2. 焦虑　与治疗效果不佳，反复发作，孕妇担心对胎儿影响有关。

3. 知识缺乏　缺乏阴道炎相关知识。

4. 皮肤完整性受损　与外阴阴道炎症有关 。

【护理目标】

（1）患者接受治疗后，瘙痒症状消失或减轻，皮肤无破损，诉说舒适感增加。

（2）患者情绪稳定，自诉焦虑减轻。

（3）患者接受医护人员指导，能叙述疾病的有关知识及注意事项并积极配合治疗。

（4）患者皮肤完整性受到保护。

【护理措施】

1. 一般护理　勤换内裤，用过的内裤、盆及毛巾均应用开水烫洗；保持外阴清洁干燥，非月经期不使用卫生护垫，选择使用棉质通透性好的内裤；患病期间避免进食辛辣等刺激性的食物。

2. 治疗配合　本病的治疗原则为消除诱因，根据患者情况选择局部或全身应用抗真菌药物。向患者说明用药的目的和方法，取得配合。根据不同的用药途径，给予患者指导。

（1）消除诱因　若有糖尿病应给予积极治疗，及时停用广谱抗生素、雌激素及皮质类固醇激素。

（2）改善阴道内环境　用2%～4%碳酸氢钠坐浴或阴道冲洗，抑制假丝酵母菌生长。

> **考点提示**
>
> 外阴阴道假丝酵母菌病治疗配合要点。

（3）局部用药　单纯性VVC以局部短程抗真菌药物治疗为主，全身用药与局部用药的治愈率均为80%～90%。唑类药物的疗效高于制霉菌素。可选用下列药物放于阴道内。①咪康唑栓剂：每晚1粒（200mg），连用7天；或每晚1粒（400mg），连用3天；或1粒（1200mg），单次用药。②克霉唑栓剂：每晚1粒（150mg），塞入阴道深部，连用7天，或每天早、晚各1粒（150mg），连用3天；或1粒（500mg），单次用药。③制霉菌素栓剂：每晚1粒（10万U），连用10～14天。

复杂性VVC局部用药需要延长治疗时间7～14天。

妊娠合并VVC，应采用局部治疗为主，以7日疗法效果为佳，禁用口服唑类药物。

（4）全身用药　对不能耐受局部用药者、未婚妇女及不愿采用局部用药者，可选用口服药物。常用药物：氟康唑150mg，顿服。复杂性VVC则72小时后加服1次。

3. 性伴侣治疗 性伴侣无须进行常规治疗。约15%男性与女性患者接触后患有龟头炎，对有症状男性应进行检查及治疗，预防女性重复感染。

4. 随访 如症状持续存在或诊断后2个月内复发者，需再次复诊。对复发性VVC在治疗结束后7～14天、1个月、3个月和6个月进行随访，3个月及6个月时建议同时进行真菌培养。

5. 健康教育

（1）养成健康的个人卫生习惯，保持局部清洁。

（2）与患者讨论发病诱因及预防措施，讲解疾病治疗与护理的相关知识。

（3）鼓励积极治疗糖尿病，避免长期使用或滥用抗生素，正确使用雌激素。

（4）强调坚持用药，按时复查。复查白带前24～48小时禁止阴道用药和同房，以免影响检查结果。

知识链接

唑类抗真菌药

唑类抗真菌药可分为咪唑类和三唑类。咪唑类包括酮康唑、咪康唑、益康唑、克霉唑等。三唑类包括氟康唑、伊曲康唑和伏立康唑等。

咪康唑为广谱抗真菌药，口服时生物利用度很低。静脉注射给药不良反应较多。目前临床主要局部应用治疗阴道、皮肤或指甲的真菌感染。氟康唑具有广谱抗真菌作用，口服和静脉给药均有效。体内抗真菌活性较酮康唑高5～20倍。不良反应发生率低，常见恶心、腹痛、腹泻、胃肠胀气、皮疹等。因氟康唑可能导致胎儿缺陷，禁用于孕妇。

五、细菌性阴道病

细菌性阴道病（bacterial vaginosis，BV）是生育年龄妇女最常见的阴道感染，其自然病史表现为自愈性或复发性。未经治疗的部分细菌性阴道病患者可自愈，细菌性阴道病不是性传播疾病，无性经历女性也可发生此病。

细菌性阴道病为阴道内正常菌群失调所致的一种内源性混合感染。正常阴道内以乳杆菌占优势，细菌性阴道病时，阴道内乳杆菌减少，导致其他微生物如加德纳菌、各种厌氧菌等大量繁殖，以厌氧菌居多，厌氧菌数量可增加100～1000倍。促使阴道菌群发生变化的原因仍不清楚，可能与频繁性交、多个性伴侣或阴道灌洗使阴道碱化有关。细菌性阴道病可引起妊娠期妇女发生绒毛膜羊膜炎、胎膜早破、早产，非孕妇女发生子宫内膜炎、盆腔炎，子宫切除术后妇女阴道断端发生感染。

【护理评估】

（一）健康史

询问患者的个人卫生习惯，使用女性护理液者了解护理液的酸碱性及使用方法，必要时询问性生活情况。了解患者自觉症状及阴道分泌物改变情况等。

（二）身心状况

1. 症状 10%～40%患者无临床症状，有症状者主要表现为阴道分泌物增多，并有难闻的臭味或鱼腥味，尤其性交后加重，可伴有轻度外阴瘙痒或烧灼感。分泌物的臭味是由于厌氧菌繁殖时产生的胺类物质所致。

2. 体征　检查阴道黏膜无充血，分泌物特点为灰白色，均匀一致，稀薄，常黏附于阴道壁，但容易从阴道壁拭去分泌物。

3. 社会心理状况　伴有难闻臭味的阴道分泌物引起患者社交障碍、焦虑不安；性生活受影响时可导致夫妻关系紧张、情绪低落等。

4. 辅助检查　当出现特征性阴道分泌物、线索细胞阳性、pH >4.5 及胺臭味试验阳性 4 项中的 3 项阳性指标，临床即可诊断为细菌性阴道病。

> **考点提示**
>
> 细菌性阴道病患者阴道分泌物的典型特征及辅助检查项目。

（1）线索细胞阳性　取少许阴道分泌物放在玻片上，加 1 滴生理盐水混合，在高倍显微镜下寻找线索细胞。线索细胞即阴道脱落的鳞状上皮细胞，细胞表面毛糙或有细小颗粒，这些颗粒为加德纳菌及其他厌氧菌，使细胞边缘不清。细菌性阴道病时线索细胞需超过 20% 为阳性。

（2）阴道分泌物　pH >4.5。

（3）胺臭味试验（氨试验）　取阴道分泌物放在玻片上，加入 10% 氢氧化钾溶液 1 ~ 2 滴，这时胺遇碱释放氨，产生烂鱼肉样腥臭气味为阳性。

5. 细菌性阴道病与其他阴道炎的鉴别要点见表 2 – 3。

表 2 – 3　细菌性阴道病与其他阴道炎的鉴别

	细菌性阴道病	滴虫阴道炎	外阴阴道假丝酵母菌病
症状	分泌物增多，瘙痒无或较轻	分泌物增多，瘙痒较轻	瘙痒严重，烧灼感明显
分泌物特点	灰白色、匀质，腥臭味	稀薄、脓性、泡沫状	白色，凝乳状、干酪样或豆渣样
阴道黏膜	正常	充血，有散在出血点	充血水肿，附有白色块状物，擦除后露出红肿黏膜
显微镜检查	线索细胞，极少白细胞	阴道毛滴虫，多量白细胞	芽生孢子及假菌丝，少量白细胞
胺臭味试验	阳性	可为阳性	阴性
阴道 pH	>4.5	>4.5	<4.5

【护理问题】

1. 舒适的改变　与外阴、阴道瘙痒、疼痛、分泌物增多有关。

2. 焦虑　与疾病反复发作及外阴产生异常气味有关。

【护理目标】

（1）患者接受治疗措施后，诉说舒适感增加。

（2）患者改变了以往不良卫生习惯，外阴阴道无异味，焦虑减轻。

【护理措施】

1. 一般护理　教会患者自我护理的方法，保持外阴清洁干燥，停用碱性女性护理液。治疗期间勤换内裤，减少性生活。

2. 治疗配合　本病的治疗原则为选用抗厌氧菌药物。甲硝唑抑制厌氧菌生长，不影响乳杆菌生长，是较理想的治疗药物。口服药物与局部用药疗效相似，治愈率80%左右。

(1) 口服药物　首选甲硝唑400mg，每天2次，口服，共7天。替代方案：替硝唑2g，口服，每天1次，连服3天；或克林霉素300mg，每天2次，连服7天。

(2) 局部药物治疗　含甲硝唑栓剂200mg，每晚1次，连用7天；或2%克林霉素软膏阴道涂抹，每次5g，每晚1次，连用7天。可在局部用药前用酸性溶液灌洗，指导患者局部用药前、后手的卫生，减少感染的机会。

(3) 性伴侣的治疗　细菌性阴道病虽与多个性伴侣有关，但对性伴侣同时治疗并不能改善治疗效果及降低其复发，因此，性伴侣不需常规治疗。但对于反复发作或难治性患者可给予性伴侣治疗。

(4) 妊娠期细菌性阴道病的治疗　细菌性阴道病与多种不良妊娠结局（如胎膜早破、早发宫缩、早产、产后子宫内膜炎等）有关，对妊娠合并BV的治疗能减少阴道感染的症状和体征，减少BV相关感染的并发症。任何有症状的细菌性阴道病孕妇及无症状的高危孕妇（如有早产史者），均需筛查及治疗。用药方案为甲硝唑400mg，口服，每天2次，连用7天；或克林霉素300mg，口服，每天2次，连用7天。妊娠期患者应用甲硝唑需采用知情选择原则。

3. 心理护理　耐心倾听，做好解释工作，鼓励患者积极配合治疗。

4. 健康教育

(1) 注意性卫生，避免过频或无保护的性生活。

(2) 养成良好的个人卫生习惯，不用碱性肥皂擦洗外阴，平日切勿自行进行阴道冲洗。

(3) 不穿化纤内裤及紧身内衣。

(4) 为妊娠期患者讲解治疗的必要性，消除顾虑配合治疗。

知识链接

克林霉素

克林霉素，又称氯林可霉素、氯洁霉素。抗菌谱与红毒素类似，最主要特点是对各类厌氧菌有强大抗菌作用。主要用于厌氧菌，包括脆弱类杆菌、产气荚膜梭菌、放线杆菌等引起的口腔、腹腔和妇科感染。不良反应有：胃肠道反应，表现为恶心、呕吐、腹泻等，口服给药比注射给药多见，过敏反应，表现为轻度皮疹、瘙痒或药热等；偶见黄疸及肝损伤。

六、萎缩性阴道炎

萎缩性阴道炎（atrophic vaginitis）习称老年性阴道炎，为雌激素水平降低、局部抵抗力下降引起的以需氧菌感染为主的炎症。常见于自然绝经或人工绝经后的妇女，也可见于产后闭经或药物假绝经治疗的妇女。因卵巢功能衰退，雌激素水平低下，阴道壁萎缩，黏膜变薄，上皮细胞内的糖原减少，阴道内pH增高（多为5.0~7.0），乳杆菌不再为优势菌，局部抵抗力降低，其他致病菌过度繁殖或容易入侵，而导致炎症。

【护理评估】

（一）健康史

了解患者年龄、月经史、是否绝经、绝经时间。询问有无药物性闭经、卵巢手术史或盆腔放射治疗史。

（二）身心状况

1. 症状 主要症状为外阴灼热不适、瘙痒及阴道分泌物增多，部分患者自述阴道有干涩感。阴道分泌物呈稀薄淡黄色，严重者呈脓血性白带。常伴有性交痛。

2. 体征 妇科检查见阴道呈萎缩性改变，上皮皱襞消失、菲薄。阴道黏膜充血，常伴有散在小出血点，有时见浅表溃疡，严重者与对侧粘连造成狭窄甚至闭锁，炎症分泌物引流不畅形成阴道积脓或宫腔积脓。

考点提示

萎缩性阴道炎的病因及患者阴道的典型改变。

3. 辅助检查

（1）阴道分泌物检查 显微镜下可见大量白细胞及基底层细胞，无滴虫及假丝酵母菌。

（2）宫颈细胞学检查 对有血性白带者，应与子宫恶性肿瘤鉴别，需常规作此检查，必要时行分段诊刮术。

（3）局部活组织检查 对阴道壁肉芽组织及溃疡者，可行此检查与阴道癌相鉴别。

4. 社会心理状况 由于外阴不适、阴道分泌物增多甚至出血、性交痛等，患者出现焦虑恐惧心理。若患者不愿进行诊治，需进一步评估其不愿就诊的原因。

【护理问题】

1. 舒适的改变 与外阴瘙痒、灼痛及白带增多有关。

2. 焦虑 与治疗效果不佳，反复发作有关。

3. 知识缺乏 缺乏阴道炎的相关知识。

4. 皮肤完整性受损 与外阴阴道炎症有关。

【护理目标】

（1）患者自述症状消失或减轻，舒适感增加。

（2）患者能叙说自己的焦虑，接受护理人员的指导，焦虑缓解或消失。

（3）患者能叙述疾病的有关预防护理知识，并主动实施促进健康的行为。

（4）皮肤完整性受到保护。

【护理措施】

1. 一般护理 指导患者保持外阴清洁、干燥，避免搔抓，勤换内裤，穿舒适棉织内裤，减少刺激。对自我护理能力低下年龄较大的患者，应针对性地加强护理及指导。

2. 治疗配合 本病的治疗原则为补充雌激素增加阴道抵抗力、应用抗生素抑制细菌生长。本人局部用药有困难者，指导其家属协助用药或由护士帮助使用。

（1）增加阴道抵抗力 针对病因补充雌激素是治疗萎缩性阴道炎的主要方法。雌激素制剂可局部给药，也可全身给药，用药前需排除禁忌证。局部给药可用雌三醇软膏局部涂抹，每天1次，连用14天。在涂抹前可用1%乳酸或0.5%醋酸溶液冲洗阴道，每天1次，增加阴

考点提示

增加萎缩性阴道炎患者阴道局部抵抗力的药物种类及性质。

道酸度，抑制细菌生长繁殖。

（2）抑制细菌生长　阴道局部应用抗生素，如诺氟沙星100mg，放于阴道深部，每天1次，7～10天为1个疗程。也可选用保妇康等中药栓剂。对于阴道局部干涩明显者，可使用润滑剂。

3. 健康教育　指导患者保持外阴清洁，勤换内裤，穿舒适棉织内裤，出现症状应及时就诊。

（1）教育患者养成良好的卫生习惯，尽量避免使用盆浴，必要时专人专盆。

（2）指导患者便后擦拭应遵循从前到后的顺序，防止粪便污染外阴。

（3）指导患者注意性生活卫生，必要时可用润滑剂以减少对阴道的损伤。

（4）年轻患者双侧卵巢切除和放疗治疗后，及时给予激素补充治疗。

七、婴幼儿外阴阴道炎

婴幼儿阴道炎（infantile vaginitis）常见于5岁以下幼女，多与外阴炎并存。

【病因】

由于婴幼儿的解剖、生理及行为特点，易导致炎症。常见病因如下。

> **考点提示**
>
> 婴幼儿阴道炎的发病年龄。

（1）婴幼儿外阴发育差，不能遮盖尿道口及阴道前庭，细菌容易侵入。

（2）婴幼儿的阴道上皮薄，糖原少，乳杆菌为非优势菌，抵抗力低，易受其他细菌感染。

（3）婴幼儿卫生习惯不良，外阴不洁、大便污染或蛲虫感染，均可引起炎症。

（4）阴道误放异物，如放置橡皮、铅笔头、纽扣等异物，造成继发感染。

【病原体】

常见病原体有大肠埃希菌及葡萄球菌、链球菌等。目前，淋病奈瑟菌、阴道毛滴虫、白假丝酵母菌也成为常见病原体。病原体常通过患病母亲或保育员的手、衣物、毛巾、浴盆等间接传播。

【护理评估】

（一）健康史

耐心与婴幼儿沟通，由于婴幼儿语言表达能力差，采集健康史常需详细询问其母亲或保育员，同时要了解女孩母亲有无阴道炎病史。

（二）身心状况

1. 症状　主要症状为阴道分泌物增多，呈脓性。临床上多由母亲发现婴幼儿内裤有脓性分泌物而就诊。大量分泌物刺激引起外阴痛痒，患儿哭闹、烦躁不安或用手搔抓外阴。部分患儿伴有尿急、尿频、尿痛等下泌尿道感染症状。

2. 体征　检查可见外阴、尿道口、阴道口黏膜充血水肿，有时可见脓性分泌物从阴道口流出。慢性病程长者可见小阴唇粘连。必要时需要做肛诊排除阴道异物及肿瘤。

3. 辅助检查　用细棉拭子或吸管取阴道分泌物送检，找阴道毛滴虫、假丝酵母菌或涂片行革兰染色做病原学检查，以明确病原体。必要时做细菌培养。

4. 社会心理状况　婴幼儿阴道炎患儿因外阴痛痒，哭闹烦躁，其家长担心孩子的预后，心理压力大，产生自责、焦虑与不安等情绪。

【护理问题】

1. 舒适的改变 与外阴、阴道瘙痒、疼痛、分泌物增多有关。

2. 知识缺乏 缺乏婴幼儿护理的知识。

3. 皮肤完整性受损 与外阴炎症有关。

【护理目标】

（1）患儿哭闹、烦躁不安症状消失或减轻。

（2）患儿家长能叙述疾病的有关知识及注意事项并积极配合治疗。

（3）患儿局部皮肤受到保护，无破损。

【护理措施】

1. 一般护理 协助患儿保持双手清洁，避免搔抓引起感染加重；保持外阴清洁，专盆专用，给予外阴冲洗或坐浴；保持局部干燥、减少摩擦。

2. 治疗配合

（1）抗生素治疗 针对病原体遵医嘱给予相应口服抗生素治疗，或用吸管将抗生素溶液滴入阴道内。指导患儿家长为患儿局部用药前、后手的卫生，减少感染机会。

（2）对症处理 有蛲虫者，遵医嘱给予驱虫治疗；若阴道有异物积极配合医生及时取出。小阴唇粘连者，遵医嘱外阴部涂雌激素软膏进行松解，严重者应分离粘连，并涂以抗生素软膏。

3. 健康教育

（1）婴幼儿避免穿开裆裤，选择柔软宽松的棉质内裤，婴幼儿衣物应单独洗涤，不与成人衣物混放、混穿。

（2）指导家长对患儿外阴进行护理。

（3）指导家长用药的方法，教会家长对所用物品进行消毒。

（4）教育家长及时治疗自身所患疾病，防止将病原体传染给孩子。

第三节 子宫颈炎症

扫码“学一学”

案例

患者，女，41岁，因“接触性出血”来院就诊，妇科检查发现子宫颈呈糜烂样改变，无盆腔及阴道炎症，宫颈细胞学检查正常，医生诊断为慢性子宫颈炎，需局部物理治疗。患者思想压力较大，认为自己得了癌症。

请思考：

1. 在进行局部物理治疗前后，护士需对患者进行哪些指导？

2. 如何对该患者进行心理护理？

子宫颈炎症（cervicitis）是妇科常见疾病之一，好发于生育期妇女。包括子宫颈阴道部炎症及子宫颈管黏膜炎症。子宫颈阴道部鳞状上皮与阴道鳞状上皮相延续，阴道炎症均可引起子宫颈阴道部炎症。由于子宫颈管黏膜上皮为单层柱状上皮，抗感染能力较差，易发生感染。急性子宫颈管黏膜炎是临床多见的子宫颈炎，若炎症没有得到及时诊治或病原体持续存在，可导致慢性子宫颈炎症。

【分类】

1. 急性子宫颈炎（acute cervicitis） 指子宫颈发生急性炎症，包括局部充血、水肿，上皮变性、坏死，局部大量中性粒细胞浸润，腺腔中可有脓性分泌物。急性子宫颈炎症常与急性子宫内膜炎或急性阴道炎同时发生。

2. 慢性子宫颈炎（chronic cervicitis） 指子宫颈间质内有大量淋巴细胞、浆细胞等慢性炎细胞浸润，可伴子宫颈腺上皮及间质的增生和鳞状上皮化生。

【病因】

正常情况下，宫颈具有多种防御功能，但因宫颈容易受性交、分娩、流产或妇科手术的机械性损伤，同时宫颈管柱状上皮抗感染能力较差容易发生感染。

急性子宫颈炎可由多种病原体引起，也可由物理因素、化学因素刺激或机械性子宫颈损伤、子宫颈异物伴发感染所致。病原体主要为①性传播疾病病原体：淋病奈瑟菌及沙眼衣原体，主要见于性传播疾病的高危人群；②内源性病原体：部分子宫颈炎的病原体与细菌性阴道病病原体、生殖支原体感染有关。也有部分患者的病原体不清楚。沙眼衣原体及淋病奈瑟菌均感染子宫颈管柱状上皮，沿黏膜面扩散引起浅层感染，病变以子宫颈管明显。淋病奈瑟菌还常侵袭尿道移行上皮、尿道旁腺及前庭大腺。

慢性子宫颈炎症可由急性子宫颈炎症迁延而来，也可为病原体持续感染所致，病原体与急性子宫颈炎相似。

【病理】

慢性子宫颈炎根据病理组织形态，结合临床可有以下几种类型。

1. 慢性子宫颈管黏膜炎 由于子宫颈管黏膜皱襞较多，感染后容易形成持续性子宫颈黏膜炎，表现为子宫颈管黏液及脓性分泌物，反复发作。

2. 子宫颈息肉 是子宫颈管腺体和间质的局限性增生，并向子宫颈外口突出形成息肉。通常为单个，也可为多个，色红，呈舌型，质软而脆，易出血。可有蒂，蒂宽窄不一，根部可附在子宫颈外口，也可在子宫颈管内。子宫颈息肉极少恶变，但应与子宫的恶性肿瘤鉴别。

3. 子宫颈肥大 慢性炎症的长期刺激使腺体及间质增生。此外，子宫颈深部的腺囊肿均可使子宫颈呈不同程度肥大，硬度增加。

知识拓展

生理性柱状上皮异位

生理性柱状上皮异位即子宫颈外口处的子宫颈阴道部外观呈细颗粒状的红色区，阴道镜下表现为宽大的转化区，肉眼所见的红色区为柱状上皮覆盖，由于柱状上皮菲薄，其下间质透出而成红色。多见于青春期、生育年龄妇女雌激素分泌旺盛者、口服避孕药或妊娠期，由于雌激素的作用，鳞柱交界部外移，子宫颈局部呈糜烂样改变外观。曾将此种情况称为“宫颈糜烂”，并认为是慢性子宫颈炎最常见的病理类型之一。目前已明确“宫颈糜烂”并不是病理学上的上皮溃疡或缺失所致的真性糜烂。“宫颈糜烂”作为慢性子宫颈炎症的病理类型已不恰当。子宫颈糜烂样改变只是一个临床征象，可为生理性改变，也可为病理性改变。

【护理评估】

（一）健康史

了解患者婚育史、性生活史、阴道分娩史、妇科手术史、宫颈损伤等情况，评估患者日常个人卫生习惯。

（二）身心状况

1. 急性子宫颈炎

（1）症状　大部分患者无症状。有症状者主要表现为阴道分泌物增多，呈黏液脓性，可伴有外阴瘙痒及灼热感。此外，可出现经间期出血、性交后出血等症状。伴腰酸、下腹坠痛。若合并尿路感染，可出现尿急、尿频、尿痛。

（2）体征　妇科检查可见子宫颈充血水肿、黏膜外翻，有黏液脓性分泌物附着子宫颈口甚至从子宫颈管流出，宫颈触痛，质脆，触之易出血。若为淋病奈瑟菌感染，可见尿道口、阴道口黏膜充血、水肿以及多量脓性分泌物。

出现如下两个特征性体征之一，且显微镜检查阴道分泌物白细胞增多，即可做出宫颈炎症的初步诊断。两个特征性体征：①于宫颈管或宫颈管棉拭子标本上，肉眼见脓性或黏液脓性分泌物；②用棉拭子擦拭子宫颈管时，容易诱发子宫颈管内出血。

（3）辅助检查

1）白细胞检测　子宫颈管脓性分泌物涂片做革兰染色，中性粒细胞 >30/高倍视野；阴道分泌物湿片检查白细胞 >10/高倍视野。

2）病原体检测　应做衣原体及淋病奈瑟菌的检测，并检测有无细菌性阴道病及滴虫阴道炎。

（4）社会心理状况　患者因宫颈触痛、接触性出血害怕、拒绝性生活，两性关系或感情受到影响。有不洁性生活史者担心失去家庭和社会支持，常出现自责、猜疑、焦虑等心理反应。

2. 慢性子宫颈炎

（1）症状　多无症状，少数患者可有淡黄色或脓性阴道分泌物增多，偶有分泌物刺激引起外阴瘙痒或不适，可出现性交后出血，月经间期出血。

（2）体征　妇科检查可发现子宫颈呈糜烂样改变、子宫颈息肉或子宫颈肥大，或有黄色分泌物覆盖子宫颈口或从子宫颈口流出。

（3）辅助检查

1）子宫颈细胞学检查和（或）HPV 检测　对于子宫颈糜烂样改变者需进行子宫颈细胞学检查和（或）HPV 检测。

2）阴道镜及活组织检查　必要时做此检查排除子宫颈上皮内瘤变或子宫颈癌。对于子宫颈息肉切除后需做病理组织学检查确诊。

（4）社会心理状况　慢性子宫颈炎由于病程长，心理压力大。接触性出血的表现，使患者拒绝性生活，又害怕癌变，引起焦虑与恐惧。

【护理问题】

1. 舒适的改变　与白带增多、外阴瘙痒有关。

2. 焦虑　与接触性出血、害怕恶变有关。

【护理目标】

（1）患者症状消失或减轻，舒适感增加。

（2）患者焦虑消失或减轻，主动配合治疗护理，积极面对未来生活。

【护理措施】

1. 一般护理 保持外阴清洁、干燥，着棉质内裤，勤换内裤，外阴用盆及毛巾用开水烫洗。

2. 治疗配合

（1）急性子宫颈炎 遵医嘱及时、足量、规范用药。主要根据不同情况采用经验性抗生素治疗及针对病原体的抗生素治疗。

1）经验性抗生素治疗 对有性传播疾病高危因素的患者（如年龄小于25岁，有多性伴侣或新性伴，并且为无保护性交），在未获得病原体检测结果前，采用针对衣原体的经验性抗生素治疗，方案为阿奇霉素1g单次顿服，或多西环素100mg，每天2次，连服7天。

2）针对病原体的抗生素治疗 对于获得病原体者，选择针对病原体的抗生素。若病原体为沙眼衣原体及淋病奈瑟菌，应对其性伴进行相应的检查及治疗。①单纯急性淋病奈瑟菌子宫颈炎：主张大剂量、单次给药，常用药物有头孢菌素、氨基糖苷类抗生素中的大观霉素等。②沙眼衣原体性宫颈炎：治疗主要药物有四环素类、大环内酯类、喹诺酮类抗生素。③合并细菌性阴道病：同时治疗，否则将导致子宫颈炎持续存在。

（2）慢性子宫颈炎 不同病变采用不同的治疗方法。

1）慢性子宫颈管黏膜炎 对持续性子宫颈管黏膜炎症，需了解有无沙眼衣原体及淋病奈瑟菌的再次感染、性伴侣是否已进行治疗、阴道微生物群失调是否持续存在。针对病因给予治疗。对病原体不清者，尚无有效治疗方法。对子宫颈呈糜烂样改变，有接触性出血且反复药物治疗无效者，可试用物理治疗。

2）子宫颈息肉 行息肉摘除术，术后将息肉送病理组织学检查。

3）子宫颈肥大 一般无须治疗。

考点提示

慢性子宫颈炎患者物理治疗前后的护理。

物理治疗的原理是将宫颈糜烂面破坏，结痂脱落后，新的鳞状上皮覆盖创面，宫颈恢复光滑外观。向患者说明物理治疗注意事项。①治疗前：治疗时间选在月经干净后3～7天内进行，无急性生殖道炎症，宫颈TCT检查除外子宫颈上皮内瘤变和子宫颈癌。做好心理疏导消除患者紧张情绪，手术前测血压及体温并指导术前排空膀胱。②治疗后：保持外阴清洁，每日清洗外阴2次；物理治疗后有阴道分泌物增多，甚至有大量水样排液，术后1～2周脱痂时可有少许出血，应避免剧烈活动及搬运重物以免引起出血量增多，如出血量多及时就诊；在创面尚未完全愈合期间（4～8周）禁盆浴、性交和阴道冲洗2个月；物理治疗有引起术后出血，子宫颈狭窄、不孕、感染的可能，定期复查，观察创面愈合情况直到痊愈，同时注意有无子宫颈管狭窄。

3. 随访症状持续存在患者 治疗后症状仍然持续存在者，应对其随访，进一步了解患者有无再次感染性传播疾病，性伴侣是否进行治疗，阴道炎症是否持续存在。

4. 采取预防措施 发现急性宫颈炎者给予及时治疗并力争治愈；提高助产技术，避免分娩操作或器械损伤宫颈；产后发现宫颈裂伤应及时正确缝合处理。

5. 健康教育

（1）教育患者养成良好的卫生习惯，避免不洁及无保护的性生活。

（2）指导妇女定期接受妇科检查，及时发现有症状的宫颈炎并及时接受治疗。治疗前常规行宫颈刮片细胞学检查，除外癌变的可能。

（3）指导育龄妇女正确采取避孕措施，减少人工流产的发生。

第四节　盆腔炎性疾病及生殖器结核

扫码“学一学”

案例

患者，女，30岁，人流术后2周，阴道间断出血。1天前阴道出血突然增多伴下腹痛，发热。妇检：阴道内多量暗红色血液有臭味，子宫略大，压痛明显，后穹隆触痛，宫颈举痛。

请思考：

1. 对该患者进行护理评估时，应收集哪些方面的资料？
2. 请列出主要护理问题及相应的护理措施。

盆腔炎性疾病是常见的女性上生殖道感染性疾病，如果未能及时处理或处理不彻底，会严重影响妇女的生殖健康。结核病在我国发病率较高，生殖器结核的发病率也有升高趋势，需引起足够的重视。

一、盆腔炎性疾病

盆腔炎性疾病（pelvic inflammatory disease，PID）指女性上生殖道的一组感染性疾病，主要包括子宫内膜炎、输卵管炎、输卵管卵巢脓肿、盆腔腹膜炎。炎症可局限于一个部位，也可同时累及几个部位，最常见的是输卵管炎、输卵管卵巢炎。盆腔炎性疾病多发生在性活跃期、有月经的妇女。初潮前、绝经后和无性生活妇女很少发生。若未能及时彻底治疗，炎症反复发作，可导致不孕、输卵管妊娠、慢性盆腔痛，严重影响妇女的身心健康和生活质量。

【病原体及其致病特点】

盆腔炎性疾病的病原体有外源性和内源性两个来源，两种病原体可单独存在，但常为混合感染，可能是外源性病原体感染造成生殖道损伤后，容易继发内源性的需氧菌及厌氧菌感染。

1. 外源性病原体　主要为性传播疾病的病原体，如沙眼衣原体、淋病奈瑟菌、支原体。在西方国家盆腔炎性疾病的主要病原体是沙眼衣原体及淋病奈瑟菌。在我国，淋病奈瑟菌、沙眼衣原体引起的盆腔炎性疾病明显增加，已引起人们重视。

2. 内源性病原体　来自寄居于体内的微生物群，包括需氧菌及厌氧菌，可以仅为需氧菌或仅为厌氧菌的感染，但以两者感染多见。主要的需氧菌及兼性厌氧菌有金黄色葡萄球菌、溶血性链球菌、大肠埃希菌；厌氧菌有脆弱类杆菌、消化球菌、消化链球菌。厌氧菌感染的特点是容易形成盆腔脓肿、感染性血栓性静脉炎，脓液有粪臭并有气泡。70% ~ 80% 盆腔脓肿可培养出厌氧菌。

【高危因素】

1. 性活动 盆腔炎性疾病多发生在性活跃期妇女，尤其是初次性交年龄小、有多个性伴侣、性交过频以及性伴侣有性传播疾病者。

2. 下生殖道感染 下生殖道感染如淋病奈瑟菌性子宫颈炎、衣原体性子宫颈炎以及细菌性阴道病与盆腔炎性疾病的发生有密切相关性。

3. 性卫生不良 使用不洁月经垫、经期性交等，可使病原体侵入而引起炎症。此外，不注意性卫生保健、阴道冲洗者盆腔炎性疾病的发生率高。

4. 宫腔内手术 如刮宫术、输卵管通液术、子宫输卵管造影术、宫腔镜检查等。由于手术消毒不严格或手术所致生殖道黏膜损伤、出血、坏死，导致下生殖道内源性病原体上行感染。

5. 产后或流产后感染 分娩后或流产后产道损伤、组织残留、阴道流血时间过长、手术无菌操作不严格，均可发生急性盆腔炎。

6. 邻近器官炎症蔓延 如阑尾炎、腹膜炎等蔓延至盆腔，病原体以大肠埃希菌为主。

7. 盆腔炎性疾病再次急性发作 盆腔炎性疾病使局部防御能力下降，易再次感染，导致急性发作。

【病理及发病机制】

1. 急性子宫内膜炎及子宫肌炎 子宫内膜充血、水肿，严重者内膜坏死形成溃疡。炎症向深部侵入形成子宫肌炎。

2. 急性输卵管炎、输卵管积脓、输卵管卵巢脓肿 急性输卵管炎症因病原体传播途径不同而有不同的病变特点。

（1）沿生殖道黏膜上行蔓延 炎症经子宫内膜向上蔓延，首先引起输卵管黏膜炎，输卵管黏膜肿胀、间质水肿及充血、大量中性粒细胞浸润，严重者输卵管上皮发生退行性变或成片脱落，引起输卵管黏膜粘连，导致输卵管管腔及伞端闭锁；若有脓液积聚于管腔内则形成输卵管积脓。葡萄球菌、淋病奈瑟菌、衣原体多沿此途径扩散。

（2）经宫颈的淋巴系统播散 通过宫旁结缔组织，首先侵及浆膜层，发生输卵管周围炎，然后累及肌层，而输卵管黏膜层可不受累或受累极轻。病变以输卵管间质炎为主，其管腔常可因肌壁增厚受压变窄，但仍能保持通畅。多见于链球菌、大肠埃希菌、厌氧菌等感染。

卵巢白膜是良好的防御屏障，卵巢很少单独发炎。卵巢常与发炎的输卵管伞端粘连而发生卵巢周围炎，称为输卵管卵巢炎，习称附件炎。当炎症通过卵巢排卵的破孔侵入卵巢实质，可形成卵巢脓肿，脓肿壁与输卵管积脓粘连并穿通，形成输卵管卵巢脓肿。输卵管卵巢脓肿多位于子宫后方或子宫、阔韧带后叶及肠管间粘连处，可破入直肠或阴道，若破入腹腔则引起弥漫性腹膜炎。

3. 急性盆腔腹膜炎 盆腔内器官发生严重感染时，可直接蔓延到盆腔腹膜，腹膜出现充血、水肿及渗出，导致盆腔脏器粘连。大量脓性渗出液积聚于直肠子宫陷凹处形成盆腔脓肿，较多见。脓肿前面为子宫，后方为直肠，脓肿可破入直肠而使症状突然减轻，也可破入腹膜引起弥漫性腹膜炎。

4. 急性盆腔结缔组织炎　病原体经淋巴管进入盆腔结缔组织而引起结缔组织中性粒细胞浸润，以宫旁结缔组织炎最常见，呈扇形向两侧盆壁浸润，若组织化脓形成盆腔腹膜外脓肿，可破入直肠或阴道。

5. 败血症及脓毒血症　当病原体毒性强、数量多、患者抵抗力降低时，常发生败血症，甚至死亡。发生盆腔炎性疾病后，若身体其他部位发现多处炎症病灶或脓肿者，应考虑有脓毒血症存在，可做血培养证实。

6. 肝周围炎　是指肝包膜炎症而无肝实质损害的肝周围炎。5% ~10% 输卵管炎可出现肝周围炎，淋病奈瑟菌及衣原体感染均可引起。由于肝包膜水肿，吸气时右上腹疼痛。临床表现为继下腹痛后出现右上腹痛，或下腹疼痛与右上腹疼痛同时出现。

7. 盆腔炎性疾病后遗症　若盆腔炎性疾病未得到及时正确的治疗，可能会发生盆腔炎性疾病后遗症（sequelae of PID），既往称慢性盆腔炎。主要病理改变为组织破坏、广泛粘连、增生及瘢痕形成，可导致：①输卵管阻塞、输卵管增粗；②输卵管卵巢粘连形成输卵管卵巢肿块；③输卵管积水或输卵管卵巢囊肿；④慢性盆腔结缔组织炎：盆腔结缔组织增生、变厚、变硬，向外呈扇形扩散至盆壁，使子宫固定，整个盆腔呈硬块状，宛如被冰冻了一样，称之为“冰冻骨盆”。

【护理评估】

（一）健康史

了解患者年龄、月经史及月经期卫生习惯、生育史、手术史、流产史及有无下生殖道感染等。询问性卫生情况，了解性伴侣的健康状况。

（二）身心状况

可因炎症轻重及范围大小而有不同的临床表现。

1. 症状　轻者无症状或症状轻微。常见症状为下腹痛，阴道分泌物增多。腹痛为持续性，性交或活动后加重。严重者可出现高热、寒战、头痛、食欲不振。月经期发病可出现经量增多、经期延长。若有腹膜炎，则出现恶心、呕吐、腹胀、腹泻等消化系统症状。若伴有泌尿系统感染，可有尿急、尿频、尿痛症状。

2. 体征　患者体征差异较大，轻者无明显异常发现，或妇科检查仅发现宫颈举痛或宫体压痛或附件区压痛。严重者可出现如下典型体征。

（1）患者呈急性病容，体温升高，心率加快，下腹部有压痛、反跳痛及肌紧张。

（2）妇科检查　阴道可见脓性臭味分泌物；宫颈充血、水肿，将宫颈表面分泌物拭净，若见脓性分泌物从宫颈口流出，说明宫颈管黏膜或宫腔有急性炎症。后穹隆触痛明显；宫颈举痛；宫体增大，有压痛；子宫两侧压痛明显，若为单纯输卵管炎，可触及增粗的输卵管，压痛明显；若有盆腔脓肿形成且位置较低时，可触及后穹隆或侧穹隆有肿块伴波动感，后穹隆穿刺可抽出脓液。

3. 盆腔炎性疾病后遗症

（1）不孕　输卵管粘连阻塞可致不孕。盆腔炎性疾病后不孕发生率为 20% ~30% 。

（2）异位妊娠　盆腔炎性疾病后异位妊娠发生率是正常妇女的 8 ~10 倍。

（3）慢性盆腔痛　常发生在盆腔炎性疾病急性发作后的 4 ~8 周。因盆腔充血、炎症形成的粘连及瘢痕常引起下腹坠胀、疼痛和腰骶部酸痛，在劳累、性交后及月经前后加剧。

（4）盆腔炎性疾病反复发作　由于盆腔炎性疾病造成局部防御功能减退，若高危因素仍存在，可造成盆腔炎性疾病反复发作。有盆腔炎性疾病病史者，约25%将再次发作。

（5）妇科检查　若为输卵管病变，则在子宫一侧或两侧触到呈索条状或腊肠样增粗的输卵管，并有轻度压痛；若为输卵管积水或输卵管卵巢囊肿，则在盆腔一侧或两侧触到囊性肿物，活动多受限；若为盆腔结缔组织病变，子宫常呈后倾后屈，活动受限或粘连固定，一侧或两侧增厚、压痛。

4. 辅助检查　宫颈分泌物行涂片检查，或细菌培养及药敏试验；血液检查见白细胞增高，血沉增快，C反应蛋白增高等感染的表现；怀疑子宫直肠陷凹脓肿者可行阴道后穹隆穿刺检查；B超对盆腔脓肿有较好的诊断价值。腹腔镜诊断输卵管炎的准确率高，并可直接采取感染部位的分泌物做细菌培养。

5. 社会心理状况　患者可因起病较急或病程发展较快而有焦虑、恐惧的心理。病情反复发作或造成不孕等使患者产生无助感，甚至影响家庭关系。

【护理问题】

1. 疼痛　与炎症引起下腹部疼痛、肛门坠痛有关。

2. 体温过高　与盆腔急性感染有关。

3. 知识缺乏　缺乏预防盆腔感染的知识。

4. 焦虑　与炎症反复发作、治疗效果不明显或不孕有关。

【护理目标】

（1）患者疼痛症状消失或减轻。

（2）患者体温恢复正常，感染得到有效控制。

（3）患者掌握疾病相关知识，积极配合治疗，能保持良好的卫生习惯。

（4）患者能诉说自己的焦虑，接受医护人员的指导，焦虑缓解或消失。

【护理措施】

1. 一般护理

（1）急性期嘱患者卧床休息，取半卧位。半卧位有利于脓液积聚于直肠子宫陷凹而使炎症局限。

（2）评估生命体征，尤其是体温、观察热型及伴随症状。高热时可采用物理降温。注意保暖，出汗后及时更换衣裤，保持内衣清洁、干燥，避免着凉。

（3）给予高热量、高蛋白、高维生素流食或半流食，补充液体，注意纠正电解质紊乱及酸碱失衡。有腹胀可行胃肠减压。

（4）禁止经期性生活、热敷、按摩腹部及阴道灌洗及不必要的妇科检查，防止炎症扩散。

2. 治疗配合　本病的治疗主要为抗生素药物治疗，必要时手术治疗。抗生素治疗可清除病原体，改善症状及体征，减少后遗症。经恰当的抗生素积极治疗，绝大多数盆腔炎性疾病能彻底治愈。在盆腔炎性疾病诊断48小时内及时用药将明显降低后遗症的发生。

（1）抗生素治疗　患者一般状况好，症状轻，能耐受口服抗生素，并有随访条件，可在门诊给口服或肌内注射抗生素。若患者一般情况差，病情严重或门诊治疗无效应住院治疗，给药途径以静脉滴注收效快。

（2）手术治疗　主要用于治疗抗生素控制不满意的输卵管卵巢脓肿或盆腔脓肿。原则以切除病灶为主。年轻妇女应尽量保留卵巢功能，以采用保守性手术为主。护士应积极做好术前准备，术时注意无菌操作，加强术后护理，注意观察引流物的量及性质。

（3）中药治疗　主要为活血化瘀、清热解毒药物，例如银翘解毒汤、安宫牛黄丸或紫血丹等。

（4）性伴侣的治疗　对于盆腔炎性疾病患者出现症状前60天内接触过的性伴侣进行检查和治疗。如果最近一次性交发生在6个月前，则应对最后的性伴侣进行检查、治疗。在女性盆腔炎性疾病患者治疗期间应避免无保护性性交。

（5）盆腔炎性疾病后遗症治疗　需根据不同情况选择治疗方案。不孕患者，多需要辅助生育技术协助受孕。对慢性盆腔痛，尚无有效的治疗方法，对症处理或给予中药、物理疗法等综合治疗。盆腔炎性疾病反复发作者，抗生素药物治疗的基础上可根据具体情况，选择手术治疗。输卵管积水者需行手术治疗。

3. 心理护理　认真倾听患者诉说，及时给予解答，减轻思想顾虑。与患者共同讨论、分析病情，积极给予心理支持，增强患者战胜疾病的信心。

4. 健康教育

（1）保持良好的卫生习惯，注意劳逸结合，增强机体抵抗力。

（2）做好经期、孕期及产褥期的卫生。经期不要盆浴、游泳、性交、过度劳累等。及时治疗下生殖道感染，提高对生殖道感染的认识及预防感染的重要性。

（3）注意性生活卫生，减少性传播疾病。对沙眼衣原体感染的高危妇女嘱其定期筛查和治疗，以减少盆腔炎性疾病发生率。

（4）指导患者连续彻底用药，防止后遗症发生。

（5）指导患者在正规医疗机构进行宫腔内手术，防止因手术前后无菌操作不规范等导致感染。

二、生殖器结核

由结核分枝杆菌引起的女性生殖器炎症，称为生殖器结核（genital tuberculosis），又称结核性盆腔炎。多见于20~40岁女性，也可见于绝经后的老年女性。近年因耐多药结核及艾滋病的增加，生殖器结核发病率有升高趋势。

【传染途径】

生殖器结核是全身结核的表现之一，常继发于身体其他部位结核，如肺结核、肠结核、腹膜结核等，约10%肺结核患者伴有生殖器结核。生殖器结核潜伏期很长，多数患者在发现生殖器结核时，其原发病灶已痊愈。生殖器结核常见的传染途径如下。

1. 血行传播　为最主要的传播途径。青春期时正值生殖器发育，血供丰富，结核菌易通过血行传播。结核杆菌感染肺部后，大约1年内可感染内生殖器，结核杆菌首先侵犯输卵管，然后扩散到子宫内膜、卵巢。结核杆菌侵犯宫颈、阴道、外阴者较少。

> **考点提示**
>
> 生殖器结核最主要的传播途径。

2. 直接蔓延　腹膜结核、肠结核可直接蔓延到内生殖器。

3. 淋巴传播　较少见，消化道结核可通过淋巴管传播感染内生殖器。

4. 性交传播　极罕见，男性患泌尿系结核，通过性交传播发生上行感染。

【病理】

1. 输卵管结核 占女性生殖器结核的90%～100%，即几乎所有的生殖器结核均累及输卵管，多系血行传播，故双侧性居多。典型改变为：输卵管增粗肥大，伞端异形如烟斗嘴状是其特有表现，也可表现为伞端封闭；管腔内充满干酪样物质，管壁内有结核结节，输卵管浆膜面可见多个粟粒结节。在输卵管管腔内见到干酪样物质，有助于同非结核性炎症相鉴别。输卵管常与其邻近器官广泛粘连。

2. 子宫内膜结核 常由输卵管结核蔓延而来。50%输卵管结核患者同时有子宫内膜结核，宫腔两侧角首先受累，随着病情进展，子宫内膜受到破坏，最后形成瘢痕组织，使宫腔粘连变形、缩小。

3. 卵巢结核 占生殖器结核的20%～30%，主要由输卵管结核蔓延而来，因有白膜包围，多表现为卵巢周围炎，侵犯卵巢深层较少。

4. 宫颈结核 较少见，常由子宫内膜结核蔓延而来，或经淋巴或血循环传播。病变可表现为乳头状增生或溃疡，外观易与子宫颈癌混淆。

5. 盆腔腹膜结核 盆腔腹膜结核多合并输卵管结核。根据病变特征不同分渗出型和粘连型。渗出型以渗出为主，渗出物为浆液性草黄色澄清液体，积聚于盆腔；粘连型以粘连为主，特点为腹膜增厚，与邻近脏器之间发生紧密粘连，粘连间的组织常发生干酪样坏死，易形成瘘管。

【护理评估】

（一）健康史

了解有无结核病的接触史和家庭史，是否有肺结核、胸膜炎、肠结核等其他部位的结核病史；有无原发不孕、月经稀少或闭经史等。

（二）身心状况

1. 症状 依病情轻重、病程长短而异。有的患者无任何症状，有的则症状较重。

（1）不孕 多数生殖器结核因不孕而就诊，是原发性不孕的常见原因。由于输卵管阻塞，或输卵管虽能保持部分通畅，但黏膜纤毛被破坏，输卵管僵硬、蠕动受限，丧失运输功能而致不孕。子宫内膜结核妨碍受精卵的着床与发育，也可致不孕。

（2）月经失调 早期因子宫内膜充血及溃疡，可有经量过多；晚期因子宫内膜不同程度破坏而表现为月经稀少或闭经。多数患者就诊时已为晚期。

（3）下腹坠痛 由于盆腔炎性疾病症和粘连，可有不同程度的下腹坠痛，经期加重。

（4）全身症状 若为活动期，可有发热、盗汗、乏力、食欲不振、体重减轻等结核病一般症状。

2. 体征 患者体征差异较大，轻者无明显异常发现，较多患者因不孕行相关检查时发现患有盆腔结核，而无明显的阳性体征。妇科检查：子宫往往与周围组织有粘连使活动受限，若附件受累，在子宫两侧可触及条索状的输卵管，或触及输卵管与卵巢等粘连形成的大小不等及形状不规则的肿块，质硬、表面不平，呈结节状突起，有时可触及钙化结节。

3. 辅助检查

（1）子宫内膜病理检查 是诊断子宫内膜结核最可靠的依据。应选择在经前1周或月经来潮6小时内行刮宫术。

（2）X线检查 ①子宫输卵管碘油造影：可能见到宫腔呈不同形态和不同程度狭窄或

变形，边缘呈锯齿状；输卵管管腔有多个狭窄部分，呈典型串珠状；若碘油进入子宫一侧或两侧静脉丛，则有子宫内膜结核的可能。子宫输卵管造影对生殖器结核的诊断帮助较大，但也可能将干酪样物质及结核菌带到腹腔，故造影前后应使用链霉素及异烟肼等抗结核药物。②胸部X线摄片：必要时行消化道或泌尿系统X线检查，以发现原发病灶。③盆腔X线摄片：发现孤立钙化点，提示曾有盆腔淋巴结结核病灶。

（3）腹腔镜检查　能直接观察子宫、输卵管浆膜面有无粟粒结节，并可取腹腔液行结核菌培养，或在病变处做活组织检查。做此项检查时应注意避免肠道损伤。

（4）结核菌检查　取月经血或宫腔刮出物或腹腔液做结核菌检查。

（5）结核菌素试验　结核菌素试验阳性说明体内曾有结核分枝杆菌感染，若为强阳性说明目前仍有活动性病灶，但不能说明病灶部位。

（6）其他　血常规白细胞计数不高，淋巴细胞增多，不同于化脓性盆腔炎性疾病；活动期红细胞沉降率增快，但正常也不能除外结核病变。

4. 社会心理状况　患者非常担心是否能恢复健康和生育能力，不孕患者则容易产生悲观情绪。此外，可因起病程长，药物反应重而有焦虑、恐惧的心理。

【护理问题】

1. 知识缺乏　缺乏结核病防治的有关知识。

2. 营养失调：低于机体需要量　与发热、食欲不振、消耗增加有关。

3. 焦虑　与病情迁延，担心不能生育有关。

【护理目标】

（1）患者获得结核病治疗及护理的有关知识，积极配合，按要求服药。

（2）患者遵循饮食计划，保证营养物质的摄入，体重增加。

（3）患者及家属接受不孕的事实，或主动寻求帮助采取辅助生育技术等措施。

【护理措施】

1. 一般护理　急性患者至少应休息3个月，慢性患者可适当从事部分工作和学习，但需要劳逸结合，加强营养、适当参加体育锻炼，增强体质。

2. 治疗护理　本病的治疗原则为：抗结核药物治疗为主，休息、营养为辅。

（1）抗结核药物治疗　抗结核药物治疗对90%患者有效。药物治疗应遵循早期、联合、规律、适量、全程的原则。采用异烟肼、利福平、乙胺丁醇及吡嗪酰胺等抗结核药物联合治疗6~9个月，可取得良好疗效。2010年WHO结核病诊疗指南指出生殖器结核的抗结核药物的选择、用法、疗程参考肺结核病。用药前应询问患者用药史、过敏史等，详细告知患者可能发生的药物不良反应，用药过程中注意观察，定期复查肝功能、肾功能、血常规、尿常规等指标，发现异常及时汇报医生。

（2）手术治疗　出现以下情况医生可能会考虑手术治疗：①盆腔包块经药物治疗不能完全消退；②治疗无效或治疗后又反复发作者；③盆腔结核形成较大的包块或较大的包裹性积液者；④子宫内膜结核严重，内膜破坏广泛，药物治疗无效者。为避免手术时感染扩散，手术前后需应用抗结核药物治疗。手术以全子宫及双侧附件切除术为宜，对年轻妇女应尽量保留卵巢功能；对病变局限于输卵管，而又迫切希望生育者，可行双侧输卵管切除术，保留卵巢及子宫。由于生殖器结核所致的粘连常较广泛而紧密，术前应做好肠道准备，指导患者口服肠道消毒药物，术日做清洁灌肠等。

虽然生殖器结核经药物治疗可取得良好疗效，但治疗后的妊娠成功率极低，对部分希望妊娠者，可行辅助生育技术助孕。

3. 心理护理 向患者耐心讲解结核病的发生发展过程、治疗原则措施，耐心倾听患者的诉说，尽可能满足患者需求，增强对治疗的信心。

4. 健康教育

（1）增强体质，做好卡介苗接种，积极防治肺结核、淋巴结结核和肠结核等。

（2）早期发现并进行及时、正规的抗结核治疗。

（3）坚持院外药物巩固治疗，按时复查肝肾功能，发生不良反应及时就诊。

目标检测

选择题

A1/A2 型题

1. 女性生殖系统的防御机制，最重要的是
   A. 宫颈内口的闭合
   B. 阴道的自净作用
   C. 宫颈黏液栓
   D. 子宫内膜的周期性剥脱
   E. 阴道前后壁的相互合拢
2. 外阴阴道假丝酵母菌病的诱发因素，下列描述不正确的是
   A. 接受大量雌激素治疗　B. 妊娠　C. 糖尿病
   D. 月经来潮　E. 长期使用广谱抗生素
3. 以下属于强调需性伴侣同治的炎症是
   A. 外阴炎　B. 慢性宫颈炎　C. 细菌性阴道病
   D. 滴虫阴道炎　E. 前庭大腺炎
4. 患者女性，30 岁，外阴不适，辅助检查：氨试验有烂鱼样腥臭味，线索细胞 > 20%。阴道 pH 值检查：4.7～5.7，患者所患疾病最可能是
   A. 外阴阴道假丝酵母病　B. 滴虫性阴道炎　C. 外阴瘙痒症
   D. 非特异性阴道炎　E. 细菌性阴道病
5. 患儿女性，3 岁，医生诊断为，婴幼儿外阴阴道炎。护士向其家属宣教正确的叙述是
   A. 蛲虫感染不是本病发生的原因
   B. 雌激素水平低是该病发生的原因之一
   C. 婴幼儿阴道 pH 在 8.0～9.0 之间
   D. 婴幼儿阴道 pH 在 4.0～5.0 之间
   E. 婴幼儿外阴阴道炎一般不用治疗
6. 患者女性，39 岁，已产，医生诊断为慢性子宫颈炎。妇科检查宫颈呈重度糜烂样改变，需局部物理治疗宫颈，TCT 检查正常。患者询问物理治疗的时间，护士告知最佳时间是

A. 月经来潮前 3 ~7 天　　B. 月经干净后 3 ~7 天　　C. 无时间限制
D. 确诊后　　E. 排卵期

A3/A4 型题

（7 ~10 题共用题干）

已婚女性，30 岁，诉阴道分泌物增多呈稀薄的泡沫状、外阴瘙痒，伴尿频、尿痛。妇科检查：阴道黏膜充血，白带呈灰白色泡沫状。

7. 下述何项检查有助于诊断
A. 阴道分泌物检查　　B. 子宫颈刮片　　C. 子宫颈管涂片
D. 阴道侧壁涂片　　E. 阴道窥器检查

8. 该患者可能为
A. 外阴阴道假丝酵母病　　B. 滴虫性阴道炎　　C. 慢性子宫颈炎
D. 细菌性阴道炎　　E. 萎缩性阴道病

9. 局部用冲洗液宜选用
A. 1% 碳酸氢钠溶液　　B. 2% 碳酸氢钠溶液　　C. 2% 醋酸溶液
D. 1% 乳酸溶液　　E. 2% 乳酸溶液

10. 此种疾病的传播方式，下列哪项不正确
A. 性交传播
B. 公共浴池传播
C. 不洁器械和敷料传播
D. 长期应用抗生素导致菌群失调
E. 游泳池传播

X 型题

11. 关于急性盆腔炎性疾病，下列处理正确的是
A. 高热量、高蛋白、高维生素流质饮食
B. 半卧位休息
C. 立即行手术治疗
D. 静脉滴注抗生素
E. 补液及纠正电解质失衡

12. 患者女性，60 岁，患萎缩性阴道炎，护士与之沟通时，该患者对此疾病认识错误的是
A. 阴道分泌物增多，呈稀薄淡黄色
B. 阴道 pH 值下降
C. 可用 2% ~4% 碳酸氢钠碱性溶液冲洗阴道
D. 常见于围绝经期妇女
E. 雌激素可改善症状

扫码“练一练”

（陈顺萍）

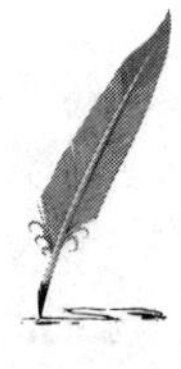

第三章

性传播疾病患者的护理

学习目标

知识要点

1. 掌握性传播疾病的传播途径和护理要点。
2. 熟悉性传播疾病的临床表现和治疗原则。

技能要点

1. 能够对性传播疾病患者进行及时、准确、到位的健康教育。
2. 学会指导患者配合医生治疗，并实施护理。

性传播疾病（sexually transmitted diseases，STD），是指一组主要通过性接触传播的传染性疾病。目前我国规定的重点监测的性传播疾病包括淋病、梅毒、尖锐湿疣、性病性淋巴肉芽肿、生殖器疱疹、软下疳、非淋菌性尿道炎及艾滋病等 8 种，本章重点介绍其中的 5 种疾病。

第一节 淋 病

扫码“学一学”

案 例

患者，女，27 岁，自述有不洁性生活史，事后白带呈黄色脓性，有尿急、尿痛、排尿困难，患者焦虑不安。妇科检查：外阴部红肿，宫颈充血、水肿，并有脓性分泌物自宫颈口流出，压迫尿道及尿道旁腺有脓液外溢。

请思考：

1. 患者可能为何种疾病？对其进行护理评估时，还应收集哪些方面的资料？
2. 如何指导患者配合医师进行检查和治疗？

淋病（gonorrhea）是由淋病奈瑟菌（Neisseria gonorrhoeae，简称淋菌）感染引起的泌尿生殖系统化脓性炎症，也可出现眼、咽、直肠及全身感染。近年在我国性传播疾病中发病率居首位，潜伏期短，传染性强，可导致多种并发症、后遗症。任何年龄均可发病，以 20 ~ 30 岁有性生活史的妇女多见。主要表现为泌尿、生殖系统化脓性感染。

【病因】

淋病奈瑟菌，是一种革兰阴性双球菌，卵圆形或肾形，成对排列。喜潮湿，怕干燥，最适宜的培养温度为35～36℃，在微湿的衣裤、毛巾、被褥中可生存10余小时，离体后不易生长，在完全干燥的情况下1～2小时死亡。对一般消毒剂很敏感，1∶4000硝酸银溶液7分钟死亡，1%苯酚1～3分钟死亡，0.1%升汞溶液亦可使其迅速死亡。

淋球菌主要侵犯黏膜，尤其对柱状上皮和移行上皮有亲和力。感染后，淋球菌侵入女性尿道及宫颈等处，通过其表面菌毛含有的黏附因子黏附到柱状上皮的表面进行繁殖，并通过柱状上皮细胞的吞噬作用进入细胞内繁殖，进而侵入黏膜下层。

淋球菌内毒素及其表面外膜产生的脂多糖与补体结合后产生的化学毒素能诱导中性粒细胞聚集和吞噬，引起局部急性炎症，出现充血、水肿、化脓和疼痛。如治疗不及时，淋球菌进入尿道腺体和隐窝，成为慢性淋病的主要病灶。

【传播途径】

成人淋病主要是通过性交经黏膜直接接触而受感染，好发于青壮年。多为男性先感染淋菌后再传播给女性。幼女一般通过间接途径如接触染菌衣物、毛巾、床单、浴盆等物品及消毒不彻底的检查器械等感染外阴和阴道。新生儿在分娩时可经产道被感染。

【护理评估】

（一）健康史

评估患者年龄、职业等情况，注意了解有无不洁性交史。询问发病时间、病情发展经过、程度、治疗经过及疗效等。

（二）身心状况

1. 身体状况　潜伏期2～10天，平均3～5天。约60%女性患者感染后可无症状，易被忽视，但是仍具有传染性。感染初期病变局限于下生殖道、泌尿道，随病情发展可累及上生殖道，淋病奈瑟菌可同时感染多个部位，因而临床上表现为多处症状同时存在。按照临床病情发展情况分为急性和慢性两种。

> **考点提示**
>
> 女性淋病患者早期无明显症状时，已具有传染性。

（1）急性淋病　在感染淋病后1～14天出现尿频、尿急、尿痛等急性尿道炎的症状，白带增多呈黄色、脓性，外阴部红肿、有烧灼样痛。继而出现前庭大腺炎、急性宫颈炎的表现。如病程发展至上生殖道时，可发生子宫内膜炎、急性输卵管炎及积脓、输卵管卵巢囊肿、盆腔脓肿、弥漫性腹膜炎，甚至中毒性休克。患者表现为发热、寒战、恶心、呕吐、白带增多、下腹两侧疼痛等。妇科检查见宫颈充血、水肿、糜烂，并有脓性分泌物自宫颈口流出，有宫颈举痛；有输卵管脓肿时，可触及附件囊性包块；前庭大腺炎时，可见腺管开口处红肿、触痛、有脓液溢出；下腹部两侧有深压痛，若出现盆腔腹膜炎可有腹肌紧张及反跳痛。

（2）慢性淋病　急性淋病未经治疗或治疗不彻底，可转为慢性。患者表现为慢性尿道炎、尿道旁腺炎、前庭大腺炎、慢性宫颈炎、慢性输卵管炎或输卵管积水等，伴有不孕不育。淋菌虽不存在于生殖道的分泌物中，但可长期潜伏在尿道旁腺、前庭大腺或宫颈黏膜腺体深处，作为病灶可引起反复急性发作。

2. 对母儿的影响 妊娠期各个阶段感染淋菌后对妊娠及预后均有影响。妊娠早期引起淋菌性宫颈炎，可导致自然流产、流产合并感染；妊娠晚期可致胎膜脆性增加，尤其在臀先露时，易引起胎膜早破的发生；分娩后产妇抵抗力下降，此时若有损伤会发生淋菌播散，继而导致子宫内膜、输卵管炎，甚至发生淋病播散。胎儿感染后会造成缺氧，引起胎儿宫内窘迫、死胎、死产等；经产道分娩者，可发生新生儿淋菌性结膜炎、肺炎，严重者会造成淋菌性败血症，围产儿死亡率高。

3. 辅助检查

（1）分泌物检查 取尿道或宫颈分泌物进行革兰染色，如在镜下见到多形核白细胞内有革兰阴性双球菌，可初步诊断，但阴性并不能排除淋病的诊断。

（2）淋病奈瑟菌培养 是诊断淋病的金标准。方法是取宫颈管分泌物做培养，阳性即可确诊。

知识拓展

核酸检测法

核酸检测和连接酶链反应检测淋病奈瑟菌 DNA 片段。此检测方法具有敏感度高、检测速度较快的优点。但做此项检测需要具备一定条件的医疗机构才能开展，操作过程中应注意防止污染造成假阳性结果。目前卫生健康委员会因此项检查假阳性率高已限制临床应用。

4. 社会心理状况 患者如有不洁性生活史，担心影响家庭关系，害怕周围人群的歧视，往往存在紧张、焦虑、恐惧、害怕、后悔等情绪。有时因隐瞒病情，导致延误治疗时机。

【护理问题】

1. 舒适度减弱 与淋球菌侵犯尿道致烧灼痛等炎症改变有关。

2. 排尿型态改变 与炎症致尿道刺激症状有关。

3. 有个人尊严受损的危险 与因疾病而导致的遭遗弃感、夫妻不和及歧视有关。

【护理目标】

（1）患者炎症控制，舒适度增强。

（2）患者排尿型态恢复正常。

（3）患者自尊感提高。

【护理措施】

1. 一般护理 适当休息，避免进展刺激性食物，如酒、浓茶、咖啡等，鼓励患者多饮水。加强对公用生活用品及公用医疗器械的消毒，推广一次性医疗用品，对患者使用过的物品及医疗器械应进行严格的消毒，防止医源性传播。

考点提示

淋病患者抗生素使用原则。

2. 治疗配合 治疗原则应遵循及时、足量、规范应用抗生素。抗生素一般以第三代头孢菌素及喹诺酮类药物为主。无并发症淋病患者应使用大剂量单次给药方案，以使患者体内有足够的药物浓度，治愈率较高，可达 97% 以上。有并发症淋病患者应连续给药，保证足够的治疗时间。配偶及性伴侣同时治疗，治疗期间禁止性生活。协助医生做好各项检查的采样及送检工作。解释药物治疗的作用和效果，提高患者的依从性，以防疾病转为慢性。

3. 病情观察　观察尿道口有无红肿、尿道分泌物的量及性状、阴道脓性分泌物有无增多现象。

4. 心理护理　护理人员应关心和体贴患者，与其多沟通，维护其隐私权；了解患者及患者家属对淋病的临床表现、治疗过程、治愈情况等方面的了解程度；促进和改善患者家庭人员间的信任关系，避免负面评论。

5. 健康教育

（1）加强性道德教育，严禁卖淫、嫖娼等杂乱性交活动。使用安全套，降低淋球菌感染发生率。

（2）治疗期间严禁性交，指导治愈后随访。一般治疗后 7 天复查分泌物，以后每月查 1 次，连续 3 次阴性，方能确定治愈。因为淋病患者有同时感染梅毒和滴虫的可能，所以随访应同时监测梅毒血清反应及有无阴道滴虫的感染。

（3）保持良好心态，加强营养，适当锻炼，使患者早日恢复健康。

第二节　尖锐湿疣

扫码“学一学”

尖锐湿疣（condyloma acuminate，CA）又称为生殖器疣，是由人乳头瘤病毒（human papilloma virus，HPV）感染引起的鳞状上皮疣状增生病变。近年发病率明显升高，仅次于淋病居第二位，常与多种性传播性疾病同时存在。HPV 除可引起生殖道的尖锐湿疣外，还可能与生殖道肿瘤的癌前病变有关。近年来，本病的亚临床感染及其与子宫颈癌的关系日益受到重视。

【病因】

HPV 病毒属环状双链 DNA 病毒，是最小的 DNA 病毒，目前发现约 100 个型别。HPV 病毒在温暖潮湿的环境中特别易生存、增殖。尖锐湿疣与寻常疣、扁平疣、丝状疣、掌跖疣等，同为感染人类乳头瘤病毒（HPV）引起。但不同类型的 HPV 能引起不同的疣。尖锐湿疣主要是由低危型 HPV 6 型、11 型感染引起。

【传播途径】

1. 性交行为传播　这是主要的传播途径。性伴侣中约 60% 发生 HPV 感染。性伴数多及过早年龄性交是造成发生 HPV 感染的主要因素。

2. 间接传播　通过污染的衣物、器械间接传播。

3. 母婴传播　婴幼儿尖锐湿疣或喉乳头瘤病和儿童的尖锐湿疣，可能是分娩过程中胎儿经过感染 HPV 的产道或在出生后与母亲密切接触而感染的。

【护理评估】

（一）健康史

评估患者年龄、职业等情况。询问有无早年性交、多个性伴侣、免疫力低下、吸烟及高性激素水平等高危因素。患者本次发病过程及治疗经过。

（二）身心状况

1. 身体状况　潜伏期 2 周至 8 个月，平均 3 个月。尖锐湿疣以年轻妇女居多。好发于大、小阴唇，阴道口，阴道，尿道，宫颈，会阴，阴阜等处。临床症状常不明显，部分患者有外阴瘙痒、烧灼痛或性交后疼痛。典型体征是初起为微小散在的乳头状疣，柔软，其上有细小的指样突起，或为小而尖的丘疹，质地稍硬，孤立、散在或呈簇状，粉色或白色。病灶逐渐增大、增多，互相融合成鸡冠状或菜花状，顶端可有角化或感染溃烂。阴道、子宫颈尖锐湿疣可出现白带增多或性交后出血。

2. 对母儿的影响 妊娠期甾体激素水平增高，会阴部局部血液循环丰富，使疣体较之非孕期妇女生长迅速，因此具有数目多、体积大、多区域、多形态、组织松脆等特点，巨大疣体可阻塞产道，阴道分娩时疣体破损引起出血，阴道分娩易导致大出血。孕妇患尖锐湿疣，有垂直传播的危险，但临床上宫内感染极为罕见；婴幼儿有发生呼吸道乳头状瘤的危险。

3. 辅助检查

（1）组织学检查可见到挖空细胞。

（2）HPV 感染区域发白，称为“醋白现象”，醋酸试验对早期辨认尖锐湿疣是一个简单易行的检查方法。

（3）HPV DNA 检测并分型。

4. 社会心理状况 评估患者对疾病认知程度及心理反应。

【护理问题】

1. 舒适度减弱 与疣状物侵犯皮肤、黏膜有关。

2. 有感染的危险 与局部疣状物治疗过程中引起的皮肤破损、溃烂有关。

3. 焦虑 与本病具有传染性及反复发作有关。

4. 知识缺乏 缺乏本病的感染途径及预防措施的相关知识。

【护理目标】

（1）患者症状消失，舒适感增强。

（2）患者感染控制。

（3）患者情绪稳定。

（4）患者具备一定的疾病预防及护理知识。

【护理措施】

1. 一般护理 注意休息、缓解压力，增加营养、提高机体抵抗力。

2. 治疗配合 原则上以局部治疗为主，个别有蒂的单发或大的疣体，则可进行手术治疗。配偶或性伴侣需同时接受治疗。

（1）诊疗的护理 熟悉各种治疗方法，备齐用物配合医生进行换药。

（2）用药护理 注意用药后局部皮损的变化，及时观察治疗效果。

3. 病情观察 观察疣体形状、大小及气味变化，嘱其少活动，减少对局部的摩擦，防止出血和感染。由于反复感染或对于巨大损害有发生癌变可能，女性患者应进行宫颈涂片检查。

4. 心理护理 尊重患者现状以耐心、热情、诚恳的态度对待患者，了解并解除其思想顾虑、负担，使患者做到患病后及早到医院接受正规诊断和治疗。

5. 健康教育

（1）贯彻预防为主的原则。强调配偶或性伴侣同时治疗。医护人员应加强自身防护，并作定期检查。

（2）保持外阴清洁卫生，被污染的衣裤、生活用品要及时消毒。

（3）定期随访，做好药物的院外指导，完全治愈前禁止性生活。

（4）卫生洁具专人专用，进行定期煮沸消毒，避免交叉感染。

（5）按照医生要求定期随访。

第三节 梅 毒

扫码“学一学”

梅毒（syphilis）是由苍白密螺旋体引起的慢性全身性的性传播疾病。临床上表现复杂、多样，早期可侵犯皮肤和黏膜，晚期可侵犯心脏和中枢神经系统等多种脏器产生相应的症状和体征；也可多年处于无症状的潜伏状态。患梅毒孕妇能通过胎盘将螺旋体传给胎儿引起晚期流产、早产、死产或分娩先天梅毒儿。

【病因】

梅毒螺旋体耐寒不耐热，在41～42℃时可生存1～2小时，在48℃仅30分钟即失去感染力，100℃立即死亡。但是在0℃时可生存48小时。梅毒病损标本在低温（－78℃）保存数年后，仍可保持螺旋体的形态、活力及致病力。螺旋体在体外不易生存，一般消毒剂可于短时间内将其杀死。梅毒螺旋体对干燥极为敏感，在干燥环境中可迅速死亡，但在潮湿的器具或毛巾中，可生存数小时。

【传播途径】

1. 性接触 是最主要的传染方式，占95%以上。主要通过性交由破损处传染，亦可通过干燥的皮肤和完整的黏膜而侵入。

2. 垂直传播 患有梅毒的孕妇通过胎盘血行传染给胎儿，可引起流产、早产、死产或胎传梅毒。若孕妇软产道有梅毒病灶，新生儿可通过软产道感染。患梅毒的孕妇即使病期超过4年，仍可通过胎盘感染给胎儿，引起先天梅毒。

3. 输血 梅毒可以经血传播，故输血可以传染梅毒。

4. 其他传播方式 少数可通过接吻、哺乳或因接触被梅毒患者污染的器物等而被感染。

【护理评估】

（一）健康史

询问患者有无性病接触史，有无皮肤黏膜受损情况。

（二）身心状况

1. 身体状况 梅毒的发病是梅毒螺旋体与机体免疫力互相作用的复杂过程。随梅毒螺旋体与免疫力的消长，梅毒的表现多种多样，症状和体征时隐时现，进展缓慢，病程长。潜伏期为2～4周。一期梅毒以硬下疳及硬化性淋巴结炎为主要表现；二期梅毒以皮肤梅毒疹为主要表现；三期梅毒以永久性皮肤黏膜损害，多组织、器官侵害为主要表现，病情严重者危及生命。

2. 对母儿的影响 孕妇感染梅毒后，可通过胎盘将梅毒螺旋体传给胎儿，引起晚期流产、死产或先天梅毒。先天梅毒儿早期表现为皮肤大疱、皮疹、鼻炎、鼻塞、肝脾肿大等；晚期多出现在2岁以后，典型表现楔状齿、鞍鼻，还有间质性角膜炎、骨膜炎、神经性耳聋等表现，死亡率及致残率较高。

3. 辅助检查

（1）梅毒螺旋体检查　用暗视野显微镜、银染色找到梅毒螺旋体即可确诊。

（2）梅毒血清学检查　根据所用抗原不同，梅毒血清试验分为非梅毒螺旋体血清试验和梅毒螺旋体血清试验两大类。前者一般用于初筛、疗效观察和判断病情；后者测定血清特异性 IgG 抗体，因 IgG 抗体终身阳性，故不能用于判断疗效、鉴别复发或再感染。

（3）脑脊液检查　用于诊断神经梅毒，包括性病研究实验室抗原、白细胞计数及蛋白测定等。

4. 社会心理状况　评估患者有无因皮疹而恐惧与焦虑；患者及其家属对梅毒的临床表现、治疗过程、治愈情况等方面的了解程度；对消毒隔离制度的了解情况。

【护理问题】

1. 舒适度减弱　与梅毒螺旋体病毒引起皮肤、黏膜损伤有关。

2. 有感染的危险　与梅毒螺旋体所致各部位感染有关。

3. 焦虑　与疾病病程长，社会舆论导致心理负担加重有关。

【护理目标】

（1）患者舒适度增强。

（2）患者感染控制。

（3）患者焦虑消失或减轻。

【护理措施】

1. 一般护理　给予高热量、高蛋白、高维生素易消化饮食。晚期患者还应加强肠外营养，增加机体抵抗力。晚期梅毒应绝对卧床休息，以减低机体消耗。

2. 治疗配合　处理原则是早期明确诊断，及时治疗。首选青霉素治疗，用药尽早、足量、规范。青霉素过敏者首选脱敏，脱敏后青霉素治疗。孕妇禁用四环素或红霉素。治疗期间应避免性生活。同时，配偶或性伴侣也应接受检查及治疗。

3. 病情观察　应密切观察生命体征及神志状态；观察患者有无发热、疼痛、全身不适、皮肤黏膜损害。

4. 心理护理　讲解传播途径及治疗过程，能使患者了解疾病，正确认识疾病。消除患者的心理障碍，让患者有安全感、信任护理人员，对治疗有信心、很好地配合治疗和护理。

5. 健康教育　加强性道德教育，检测其配偶及性伴侣的健康状况。教会患者消毒隔离的方法。梅毒常规治疗后应随访 2～3 年，第一年每 3 个月复查一次，以后每半年复查一次。

扫码“学一学”

第四节　生殖器疱疹

案例

患者，女，25 岁，妊娠 10 周。因外阴瘙痒、伴烧灼感就诊。自述见大小阴唇处红色丘疹，有灼热感，检查见大、小阴唇处多个丘疹、小水泡，部分已形成糜烂、溃疡。再三询问患者，证实其有不洁性接触史。

请思考：

1. 该患者可能患有何种性传播疾病？
2. 该疾病对胎儿有何影响？

生殖器疱疹（genital herpes）是由单纯疱疹病毒（herpes simplex virus，HSV）引起的性传播疾病。生殖器疱疹目前在国内发病率较高，可反复发作，对患者的健康和心理影响较大；还可通过胎盘及产道感染新生儿，导致新生儿先天性感染。

【病因】

HSV 属于双链 DNA 病毒，分为 HSV－1 和 HSV－2 两个血清型。大约 90% 生殖器疱疹由 HSV－2 型引起。HSV－2 型感染多发生于成年人，主要通过性交传播，侵犯泌尿生殖道。

【传播途径】

感染者主要通过性接触而传染给其性伴侣，通过被污染物品的间接传染较少。由于有感染性的病毒能在潮湿的环境中存活数小时，因而也有可能在少数情况下通过污染物而间接传播。此外，患生殖器疱疹的母亲，在分娩过程中，经过软产道可将病毒直接传染给新生儿（多见），或怀孕过程中患病，病毒可通过胎盘传给胎儿。

【护理评估】

（一）健康史

询问患者有无不洁性交史，评估有无机体免疫力下降的因素。反复发作者了解疾病发生发展和诊疗过程。

（二）身心状况

1. 身体状况

（1）原发性生殖器疱疹　潜伏期 3～14 天。病程 2～3 周。主要表现为生殖器及肛门皮肤处群簇或散在的红斑、丘疹、小水泡，3～5 天后形成糜烂、溃疡。

（2）复发性生殖器疱疹　原发皮损消退后皮疹反复发作，一般发生在原发性感染后 1～4 个月内，复发前数小时局部常有刺痒或烧灼感等前驱表现。复发性生殖器疱疹临床表现与原发性相似，但较原发性全身症状及皮损轻，病程较短，一般 7～10 天自愈。

（3）无症状感染　也就是亚临床感染，皮疹不典型，未能识别而被忽略的时期。在此期内，若性活动依旧，无症状者则为本病的主要传染源。

2. 对母儿的影响　孕妇发生原发性生殖器疱疹传染胎儿的机率大于孕妇发生复发性生殖器疱疹传染胎儿的机率，可致流产、早产或死胎。孕妇感染 HSV－2 后，分娩时，胎儿经产道感染后可出现高热、疱疹、肝脾淋巴结肿大、脑炎，甚至死亡。

3. 辅助检查

（1）细胞学检查（Tzanck 涂片）　以玻片在疱底做印片，Wright 染色或 Giemsa 染色，显微镜下可见到具特征性的多核巨细胞或核内病毒包涵体。

（2）检测病毒抗原　从皮损处取标本，以单克隆抗体直接荧光法或酶联免疫吸附法（ELISA）检测单纯疱疹病毒抗原。

（3）病毒培养　从皮损处取标本行病毒培养、分型和药物敏感试验。

4. 社会心理状况　患者外阴部出现疱疹甚至溃疡形成，导致患者局部不适感。此病反复发作，病情的迁延给患者造成心理压力和家庭压力，严重威胁患者的身心健康。

【护理问题】

1. 舒适度减弱　与疣状物侵犯皮肤、黏膜有关。

2. 有感染的危险　与局部疣状物治疗过程中引起的皮肤破损、溃烂有关。

3. 焦虑　与本病具有传染性及反复发作有关。

4. 知识缺乏　缺乏本病的感染途径及预防措施的相关知识。

【护理目标】

（1）患者症状消失，舒适感增强。

（2）患者感染控制。

（3）患者情绪稳定。

（4）患者具备一定的疾病预防及护理知识。

【护理措施】

1. 一般护理　注意休息、缓解压力，增加营养、提高机体抵抗力。

2. 治疗配合　治疗原则是减轻症状，缩短病程，减少 HSV 排放，控制其传染性。

（1）抗病毒治疗　以全身抗病毒治疗为主。选用阿昔洛韦口服，也可阿昔洛韦软膏或霜剂局部涂布，但局部用药较口服用药疗效差。

（2）保持局部清洁、干燥　可每日用等渗生理盐水清洗，疼痛者可口服止痛药，给予精神安慰。

（3）妊娠合并妊娠疱疹　早期妊娠可应用阿昔洛韦；分娩时避免有创干预措施如人工破膜、使用胎头吸引器或产钳助产术等，减少新生儿暴露 HSV 的机会。对软产道有活动性疱疹病变者排除胎儿畸形后，应在未破膜或破膜 4 小时以内行剖宫产术；即使病变已痊愈，初次感染发病不足一个月者，仍以剖宫产结束分娩为宜。HSV 活动性感染产妇，乳房若无活动性 HSV 损伤可哺乳，但应严格洗手。哺乳期可以用阿昔洛韦和代昔洛韦，因为该药在乳汁中的药物浓度很低。

3. 病情观察　观察疱疹的形状、大小，嘱其少活动，减少对局部的摩擦，防止出血和感染。由于反复感染或对于巨大损害有发生癌变可能，女性患者应进行宫颈涂片检查，男性患者应进行尿道口、肛周检查，一经发现及早治疗。

4. 心理护理　尊重患者，以耐心、热情、诚恳的态度对待患者，了解并解除其思想顾虑、负担，说明疾病的性质、复发的原因和如何治疗及处理，增强与疾病斗争的信心。

5. 健康教育

（1）改变性行为方式，避免非婚性行为，杜绝多性伴，是预防生殖器疱疹的根本措施。

（2）提倡安全套等屏障式避孕措施，安全套可减少生殖器疱疹传播的危险性，但皮损出现时性交，即使使用安全套也可能发生 HSV 性传播。强调患者将病情告知其性伴侣，取得性伴侣的谅解和合作。

（3）定期随访，做好药物的院外指导，完全治愈前禁止性生活。

第五节　获得性免疫缺陷综合征

扫码“学一学”

获得性免疫缺陷综合征（acquired immunodeficiency syndrome，AIDS）又称为艾滋病，由感染人免疫缺陷病毒（human immunodeficiency virus，HIV）所引起的，以人体 $CD4^+$ T 淋巴细胞减少为特征的进行性免疫功能缺陷，疾病后期可继发各种机会性感染、恶性肿瘤和中枢神经系统病变的综合性疾患。

【病因】

人免疫缺陷病毒（HIV），为反转录 RNA 病毒。目前已知 HIV 有两型，即 HIV－1 和 HIV－2，两者均能引起艾滋病。HIV－1 是引起艾滋病的主要毒株，HIV－2 主要在非洲的少数国家局部流行。HIV 感染人体后产生抗－HIV，但此抗体不是中和抗体，血清中病毒和抗体同时存在，故抗－HIV 阳性者的血清具有传染性。

HIV 对外界抵抗力低，对热及化学消毒剂敏感，加热 56℃ 30 分钟灭活，能被 75% 乙醇、0.2% 次氯酸钠及漂白粉灭活。但在室温下较为稳定，7 天左右后仍具有活性，可以复制。对电离辐射、0.1% 甲醛、紫外线等抵抗力较强。

【传播途径】

HIV 存在于感染者的血液及各种体液（精液、唾液、泪液、宫颈分泌物、乳汁、脑脊液）中。含 HIV 的血液或体液可经静脉、黏膜、破损的皮肤进入机体而导致感染。

1. 性接触传播　为本病的主要传播途径，欧美国家过去以同性恋为主。异性接触是目前世界 HIV 传播的主要方式，也是我国目前的主要传播途径。

2. 血液及血制品传播　亦为本病重要的传播途径。共用污染的注射器和针头或输入污染 HIV 的血液及血制品。

3. 母婴传播　感染本病的孕妇可在妊娠期间、产程中及产后传染给婴儿。目前认为 HIV 阳性孕妇 11%～60% 会发生母婴传播，是 18 个月龄及以下儿童艾滋病病毒感染者或儿童艾滋病的主要传播途径。

【护理评估】

（一）健康史

了解患者的流行病学史，有无与（HIV/AIDS）患者接触、静脉注射吸毒、使用进口血液制品、性紊乱及多个性伴侣等历史。询问患者有无发热、乏力、食欲不振、腹泻、呼吸困难等症状，有无体重进行性下降。对于反复发作者，询问疾病的发生发展过程及诊治过程。

（二）身心状况

1. 身体状况　本病潜伏期约为 8～10 年。根据我国《艾滋病诊疗指南（2011 版）》，HIV 感染人体后的进展过程可分为 3 期。

（1）Ⅰ期（HIV 感染早期）　HIV 感染 7～10 天（平均 4 天）后，小部分患者出现类似血清病样症状，可有发热、全身不适、头痛、厌食、关节肌肉痛和全身淋巴结肿大等，一般症状持续 3～14 天后自然消失。约 5 周左右抗－HIV 才呈阳性。

（2）Ⅱ期（HIV 感染中期）　本期由原发 HIV 感染或急性感染症状消失后延伸而来。

临床上没有任何症状，但血清中能检出 HIV 以及 HIV 抗体，具有传染性。此阶段实际上是 AIDS 的潜伏期。持续时间可达 2～10 年，平均 5 年左右，与病毒数量、型别、感染途径及个体的免疫状况差别等因素有关。

（3）Ⅲ期（AIDS 期）　此期患者免疫系统全面崩溃，出现明显的临床表现，主要是 HIV 相关症状和各种机会性感染及肿瘤的表现。

2. 对母儿的影响　正常孕妇的免疫功能较非孕妇女低，如在Ⅰ～Ⅱ期受孕或妊娠期感染 HIV，易导致病情进展，发生艾滋病临床症状。HIV 可通过胎盘血液循环造成宫内感染，分娩过程中接触的产道分泌物、血液及产后的母乳喂养亦可感染新生儿。宫内感染可引起早产、胎儿宫内发育迟缓；如感染发生在妊娠早期，可导致胎儿头盖骨缺损、小脑袋、前额突、鼻梁塌而短、眼裂小及倾斜、蓝巩膜、人中呈三角形等畸形。婴儿艾滋病从出生到症状产生，平均约需 4～8 个月。新生儿期感染则常在 1 岁左右出现症状及体征，表现为生长缓慢、体重减轻、腹泻、发热、全身淋巴结肿大、口腔感染、持续咳嗽、肝脾大，亦可发生痴呆、共济失调，反复发生疖肿、肺炎、蜂窝织炎等，死亡率极高。

3. 辅助检查

（1）血常规及免疫学检查　可有不同程度贫血、白细胞总数减少。淋巴细胞总数明显减少、T 淋巴细胞减少、$CD4^+$ T 淋巴细胞计数也下降、$CD4^+/CD8^+ < 1.0$（正常 1.2～1.5）。

（2）抗－HIV 检查　是诊断 HIV 感染的金标准，但需经筛查试验、确证试验后才能确诊。

（3）病原学检查　HIV 抗原检查，主要检测 p24 抗原；病毒载量测定有助于早期诊断、判断疗效及预后。

（4）其他检查　胸部及胃肠道 X 线、B 型超声波、内镜等检查，必要时进行 CT 及 MRI 检查，有助于早期诊断机会性感染及肿瘤。

4. 社会心理状况　HIV 感染目前尚无有效的治疗方法，患者易出现恐惧、悲观，甚至厌世等情绪，部分患者不敢及时去医院检查及治疗，担心社会及家人的歧视，致使病情恶化；患者或因住院经济负担过重造成的心理压力；了解患者家庭成员感染情况、亲属朋友对患者的关心程度；疾病对患者生活、工作、学习等的影响。

【护理问题】

1. 体温过高　与艾滋病病毒感染和各种机会性感染有关。

2. 营养失调：低于机体需要量　与发热、摄入减少、腹泻有关。

3. 体液不足　与免疫功能低下引起肠道感染引起腹泻有关。

4. 焦虑、恐惧　与艾滋病预后不良有关。

5. 社交孤立　与对艾滋病不理解、社会评价不良有关。

【护理目标】

（1）患者体温恢复正常。

（2）患者饮食正常，营养改善。

（3）患者体液不足改善。

（4）患者焦虑消失或减轻。

（5）患者能与他人正常交往。

【护理措施】

1. 一般护理　艾滋病患者发生条件致病菌感染时应绝对卧床休息，以减低机体消耗。症状减轻后可逐步起床活动。病室应安静、舒适、空气清新。给予高热量、高蛋白、高维生素易消化饮食。注意食物色、香、味，设法促进患者食欲。不能进食者给以静脉输液，注意维持水、电解质平衡。

2. 治疗配合　早期抗病毒是关键。新的治疗观念：研发更简便且更便宜的治疗药物；治疗即预防；防止艾滋病病毒从母亲传递至孩子，以及夫妻间相互传染；更注意鼓励尽早治疗疾病，以获得更有效率的治疗；更多社区动员，以鼓励更多感染者寻求医疗救助。

指导患者进行抗病毒治疗，说明按时、足量服药及坚持终身服药的重要性。艾滋病是致死性疾病，病死率很高，并随病程的延长而上升，但治疗方法及治疗药物已有较大进展，应使患者及家属建立战胜疾病的信心，保持良好心态，配合医护进行治疗。观察药物不良反应，抗病毒药可出现胃肠道症状、神经系统症状、颜面和躯干部皮疹以及中毒反应等不良反应。

3. 病情观察　应注意观察生命体征及神志状态；观察患者有无发热、全身不适、头痛、厌食、关节肌肉痛和全身淋巴结肿大等情况。

4. 心理护理　艾滋病预后不良，且社会上人们通常因为缺乏艾滋病相关知识或对其了解不透而恐惧，人们恐惧往往又导致歧视，患者出现焦虑、抑郁、孤独无助或恐惧等心理障碍，甚至出现报复、自杀等行为。作为护理人员，耐心细致讲解治疗方案和预后，使其对疾病的转归有一定的心理准备，帮助其树立信心，协助其对抗压力。

5. 健康教育

（1）进行预防教育，健康行为的宣传教育被称为当今艾滋病防治最有效的方法。积极、科学地宣传艾滋病的防治知识，帮助人们建立健康的生活方式，杜绝艾滋病的三大传播途径。针对高危人群展开大量的宣传教育和行为干预工作，进行 HIV 抗体检测，对 HIV 阳性者进行随访，防止继续播散，并检测其配偶及性伴侣的健康状况。特别是加强性道德教育，洁身自好，并应严禁吸毒，以及采取自我防护措施，以预防艾滋病的传播。

（2）艾滋病患者由于免疫功能低下，常由于机会性感染使病情恶化，甚至死亡，应指导患者及家属采取预防或减少机会性感染的措施。

（3）对无症状病毒携带者应嘱其每 3 ~6 个月作一次临床及免疫学检查，如出现症状随时就诊，及早治疗。

目标检测

选择题

A1/A2 型题

1. 急性淋病的治疗，首选抗生素是

A. 链霉素　　B. 头孢曲松　　C. 庆大霉素

D. 阿米卡星　　E. 四环素

2. 淋病的好发部位应除外

A. 尿道旁腺　B. 前庭大腺　C. 子宫颈管

D. 子宫内膜　E. 输卵管

3. 关于尖锐湿疣，下列哪项错误

A. 由人乳头瘤病毒引起

B. 主要感染上皮细胞

C. 与宫颈癌和外阴癌的发病有关

D. 典型体征为外阴乳头状疣

E. 发病率在我国性传播疾病中占首位

4. 关于尖锐湿疣的病因、病史描述，正确的是

A. 由人乳头瘤病毒感染引起

B. 大多数通过医用器械传染

C. 患病半年时传染性最强

D. 婴儿可以通过与母亲的密切接触传染

E. 与宫颈癌、外阴癌的发病无关

5. 艾滋病的传播途径，下列哪项是错误的

A. 共用针头或注射器　B. 性接触　C. 日常生活接触

D. 母婴传播　E. 血、血制品及器官移植

X 型题

6. 关于淋病的描述，以下说法正确的是

A. 可通过污染的衣物传播

B. 分娩时可感染新生儿

C. 淋球菌在潮湿环境中可生存较长时间

D. 目前发生率较高的性传播疾病

E. 主要侵犯泌尿生殖系统黏膜

（庄怀山）

扫码“练一练”

第四章

女性生殖系统肿瘤患者的护理

学习目标

知识要点

1. 掌握外阴肿瘤、子宫颈上皮内瘤变和子宫颈癌、子宫肌瘤、子宫内膜癌、卵巢肿瘤的护理评估及护理措施。
2. 熟悉不同类型女性生殖系统肿瘤的治疗原则。
3. 了解女性生殖系统肿瘤的病因和病理，子宫肉瘤的护理评估和护理措施。

技能要点

1. 能对不同类型的女性生殖系统肿瘤患者提出相应的护理问题、实施个性化的整体护理。
2. 学会配合医师对妇女进行生殖系统肿瘤的筛查和诊治。
3. 能对女性生殖系统肿瘤患者进行相应的健康教育。

第一节　外阴肿瘤

扫码“学一学”

案例

患者，女，62岁，孕3产1，因外阴瘙痒，搔抓后破溃就诊。查体：大阴唇表皮见菜花状结节伴搔抓后破溃、出血。腹股沟淋巴结肿大、质硬。

请思考：

1. 目前患者主要存在哪些护理问题？其依据是什么？
2. 如何对该患者实施护理？

一、外阴良性肿瘤

外阴良性肿瘤较少见，一般不大，多呈结节状，主要有汗腺瘤、乳头瘤、纤维瘤、平滑肌瘤、脂肪瘤等。此外还有神经纤维瘤、淋巴管瘤、血管瘤等更少见。外阴良性肿瘤虽无症状，但应及时切除并做病理活检。

（一）汗腺瘤（hidradenoma）

汗腺瘤常见于青春期后，少见，由汗腺上皮增生而成，极少恶变。多位于大阴唇上部，边界清楚，隆起于皮肤表面，与表皮不粘连，直径常在1～2cm内。患者多无症状，有时可破溃于壁外，可有少量出血，感染可有疼痛，瘙痒。治疗原则为先行活体组织检查，明确诊断后行局部切除。

（二）乳头瘤（papilloma）

常见于围绝经期和绝经后妇女，以上皮增生为主，2%～3%可发生癌变。多生长在大阴唇上方，阴唇见多个乳头状突起，表面有油脂样物质，因反复摩擦可破溃、出血、感染，伴瘙痒。应手术切除并送冰冻切片检查，若有恶变应扩大手术范围。

（三）纤维瘤（fibroma）

最常见的外阴良性肿瘤，由成纤维细胞增生而成，少见恶变。多位于大阴唇，单发，一般无症状，检查可见光滑质硬、绿豆到樱桃大小、有蒂实质包块，表面可因摩擦发生溃疡，严重可出现下坠及疼痛症状。应沿根部行手术切除。

（四）平滑肌瘤（leiomyoma）

多发于生育年龄，来源于外阴平滑肌、毛囊立毛肌或血管平滑肌。位于大阴唇、阴蒂或小阴唇，质硬，表面光滑，突出于皮肤表面。应行肌瘤切除术。

（五）脂肪瘤（lipoma）

来自大阴唇或阴阜脂肪细胞，较少见。位于皮下，质软，有包膜，大小不一，多无蒂，呈分叶状，与周围组织界限清晰。脂肪瘤较大时可引起行动不便和性生活困难，应手术切除，较小时观察，无须特殊处理。

二、外阴鳞状上皮内病变

外阴鳞状上皮内病变（vulvar squamous intraepithelial lesion）是指与HPV感染相关的临床和病理改变，或有进展为浸润癌潜在风险的局限于外阴鳞状上皮内的一组病变。多见于45岁左右妇女，近年有年轻化的趋势。

【病因】

病因尚不完全清楚。HPV（16型）感染、吸烟、免疫抑制、性传播疾病以及肛门－生殖道瘤样病变均为危险因素。现代分子生物技术检测发现80%患者伴HPV（16型）感染。

【病理及分类】

外阴鳞状上皮内病变的主要病理特征为上皮层内细胞有不同程度的增生伴核异型，核分裂象增加、排列紊乱、极性消失。2014年世界卫生组织女性生殖器肿瘤分类将外阴鳞状上皮内病变分为：低级别鳞状上皮内病变、高级别鳞状上皮内病变和分化型外阴上皮内瘤病变。

【护理评估】

（一）健康史

询问患者年龄，有无HPV（16型）感染、吸烟嗜好、免疫抑制诱因、性传播疾病以及肛门－生殖道瘤样病变等。

（二）身心状况

1. 症状　无特异性，表现为瘙痒、烧灼感，可见溃疡和皮肤破损。

2. 体征 可在外阴任何部位见丘疹、斑点、斑块或赘疣，灰色或粉红色，单个或多个，融合或分散。偶见略高出皮肤的色素沉着。

3. 辅助检查 活组织病理检查为确诊依据。可采用阴道镜观察外阴皮肤或于外阴病变皮肤涂抹1%甲苯胺或3% ~5%醋酸，于可疑病变区多点活检，以提高活检阳性率。避免遗漏浸润癌，取材要注意深度。

4. 社会心理状况 大部分患者面对疾病困扰都会害怕，感到焦虑、恐惧甚至悲哀、绝望。担心治疗方式的选择以及预后，担心因治疗带来身体结构的变化，从而产生自尊和身体形象的改变。

【护理问题】

1. 舒适度改变 与外阴瘙痒、破溃有关。

2. 焦虑 与担心疾病预后有关。

3. 知识缺乏 缺乏本病康复与预后相关知识。

【护理目标】

（1）患者外阴瘙痒消失或减轻，舒适度增加。

（2）患者焦虑程度消失或减轻。

（3）患者对疾病相关知识有所了解。

【护理措施】

1. 一般护理 保护外阴皮肤清洁干燥，禁用肥皂或刺激性药物擦洗，避免搔抓。衣着要宽大，着纯棉内裤。忌食辛辣刺激食物。

2. 治疗配合 本病的治疗原则为缓解症状、消除病灶和预防恶变。应根据患者年龄、病变大小、分类等选择个体化方案。治疗前应明确诊断，排除早期浸润癌。

（1）药物治疗 遵医嘱使用5%氟尿嘧啶软膏外阴病灶涂抹和局部反应调节剂咪喹莫特。

（2）物理治疗 冷冻、电灼、激光或光动力学治疗，激光汽化效果更佳。治疗后能保留外阴外观，尤其适用于累及小阴唇的病灶。

（3）手术治疗 根据患者年龄、病变范围和分类决定手术方式。局限的分化型病灶可采用外阴上皮局部表浅切除术；大的病变可结合薄层皮片植皮术；老年人和广泛性外阴鳞状上皮内病变者可行单纯外阴切除术，保留会阴筋膜；合并浸润癌或汗腺癌，行广泛型外阴切除和双侧腹股沟淋巴结切除术。按外阴、阴道手术护理进行术前、术中、术后护理。

3. 缓解疼痛 术前指导患者练习床上翻身、深呼吸、咳嗽等，术后协助患者取平卧双腿外展屈膝体位，双侧腘窝下垫软枕。遵医嘱给予止痛剂或使用自控镇痛泵，疼痛较重者应观察有无感染。

4. 心理护理 为患者讲解疾病相关知识，手术患者在术前与患者沟通术后注意事项、手术方式等。指导患者采用有效的应对方式消除紧张、焦虑心理，帮助患者恢复自尊。做好患者家属思想工作，给予患者足够的支持。

5. 健康教育

（1）保持外阴清洁，避免穿过紧化纤内裤，避免长期使用刺激性药液清洗外阴。

（2）大力宣传与外阴上皮内瘤变相关的危险因素，禁止吸烟。对于外阴瘙痒或发现外阴肿物等及时就医。

（3）指导患者出院后定期随访。

三、外阴恶性肿瘤

外阴恶性肿瘤较少见，占女性全身恶性肿瘤的1%，占女性生殖道恶性肿瘤的3%～5%。外阴恶性肿瘤包括许多不同组织结构的恶性肿瘤，以外阴鳞状细胞癌最常见，其他有基底细胞癌、恶性黑色素瘤、前庭大腺癌等。

外阴鳞状细胞癌（vulvar squamous cell carcinoma）约占外阴恶性肿瘤的90%，好发于绝经期后妇女，发病年龄平均为60岁左右，发病率随着年龄增长逐渐增加，但近年来发病率在年轻妇女中呈现逐渐增加趋势。发病者常伴有高血压、肥胖等内科疾病。

【病因】

病因尚不完全明确，与下列因素有关。

（1）与吸烟和人乳头瘤病毒（HPV）感染有关，多发生于年轻女性，呈现多灶性。

（2）与慢性非瘤性皮肤黏膜病变有关，如硬化性苔藓和外阴鳞状上皮增生，多见于老年女性，呈现单灶性。

【病理及分期】

外阴鳞状细胞癌可表现为小的质硬结节或者高于皮肤的浅表溃疡，也可呈现大片融合病灶伴出血、感染或坏死。镜下见多数分化较好，前庭和阴蒂病灶多分化差或未分化，常见神经周围和淋巴管的侵犯。外阴鳞状细胞癌的分期目前采用国际妇产科联盟（International Federation of Gynecology and Obstetrics，FIGO）分期法（表4－1）。

表4－1　外阴癌分期（FIGO，2009）

FIGO分期	肿瘤累及范围
Ⅰ期	肿瘤局限于外阴和（或）会阴，淋巴结无转移
ⅠA期	肿瘤最大直径≤2cm且间质浸润≤1mm*
ⅠB期	肿瘤最大直径>2cm或间质浸润>1mm*
Ⅱ期	任何大小的肿瘤侵犯至会阴邻近结构（下1/3尿道、下1/3阴道、肛门），无淋巴结转移
Ⅲ期	任何大小的肿瘤，有或无侵犯至会阴邻近结构（下1/3尿道、下1/3阴道、肛门），有腹股沟－股淋巴结转移
ⅢA期	（i）1个淋巴结转移（≥5mm）；或（ii）1～2个淋巴结转移（<5mm）
ⅢB期	（i）2个淋巴结转移（≥5mm）；或（ii）≥3个淋巴结转移（<5mm）
ⅢC期	阳性淋巴结伴囊外扩散
Ⅳ期	肿瘤侵犯其他区域（上2/3尿道、上2/3阴道），或远处转移
ⅣA期	（i）肿瘤侵犯至下列任何部位：上尿道和（或）阴道黏膜、膀胱黏膜、直肠黏膜，或固定于骨盆壁，或（ii）腹股沟－股淋巴结出现固定或溃疡形成
ⅣB期	包括盆腔淋巴结的任何远处转移

*浸润深度指从肿瘤邻近的最表浅真皮乳头的表皮－间质连接处至浸润最深点之间的距离

【转移途径】

较常见的转移方式为直接浸润、淋巴转移，血行转移多发生在晚期。

1. 直接浸润　癌灶逐渐增大，沿皮肤、黏膜向内侵及阴道和尿道，晚期可累及肛门、直肠和膀胱等。

2. 淋巴转移　外阴淋巴管丰富，癌灶多向同侧淋巴结转移。最初转移至腹股沟浅淋巴结，再经腹股沟深淋巴结至盆腔淋巴结（髂总、髂内、髂外、闭孔淋巴结等），最后转移至腹主动脉旁淋巴结。但阴蒂部癌灶常向两侧侵犯直接至腹股沟深淋巴结。外阴后部及阴道下段癌直接转移至盆腔淋巴结。另外，若癌灶累及尿道、膀胱、阴道、直肠、肛门，也可直接转移至盆腔淋巴结。

3. 血行转移　较罕见，仅发生在晚期，引起肺、骨转移多见。

【护理评估】

（一）健康史

评估患者的年龄，了解患者有无肥胖、高血压病、冠心病、糖尿病等。了解既往有无不明原因的外阴瘙痒史、外阴赘生物史，病毒感染史。

（二）身心状况

1. 症状　早期外阴皮肤局部可有结节隆起，伴持续性久治不愈瘙痒和轻微灼痛，搔抓后出血、破溃。晚期随着癌肿向深部组织浸润，患者出现持续性疼痛，若合并感染可有渗液。若癌肿浸润血管可有大出血的危险，侵犯直肠产生便秘、便血等症状，侵犯尿道产生尿频、尿急、尿痛、血尿等症状。

2. 体征　可在外阴任何部位发病，大阴唇最多见，其次为小阴唇、阴蒂、阴道前庭、肛门周围等。早期局部可有不同形态肿物，呈不规则的结节状、菜花状或溃疡状；晚期见不规则肿块，基底皮肤硬，组织脆而易溃烂、脱落，感染后有血性或脓性分泌物。若癌灶已转移，可扪及一侧或双侧腹股沟淋巴结增大、质硬。

3. 辅助检查

（1）组织学检查　尽早对一切赘生物和可疑病灶做活体组织检查。用阴道镜观察外阴皮肤定位活检或外阴病变皮肤涂抹1%甲苯胺蓝，待干后用1%醋酸液擦洗脱色，在蓝染部位作活检，以提高活检阳性率。

（2）影像学检查　B型超声、CT、MRI。

（3）直肠镜、膀胱镜检查　判断是否有局部或远处转移。

4. 社会心理状况　大部分患者面对外阴癌本身都会感到害怕，包括害怕疼痛、害怕死亡、害怕被遗弃。面对治疗感到焦虑、恐惧，担心手术和放化疗的副反应，担心治疗带来的经济负担，担心治疗带来身体结构的变化，从而产生自尊和身体形象的改变。患者甚至会出现悲哀、绝望。

【护理问题】

1. 疼痛　与癌症浸润侵犯神经、血管、淋巴有关。

2. 焦虑　与外阴部不适和手术治疗有关。

3. 皮肤完整性受损　与外阴皮肤破溃、手术有关。

4. 有感染的危险　与患者抵抗力低、年龄大且手术创面大且靠近尿道、肛门有关。

5. 自我形象紊乱　与部分生殖器官被切除有关。

6. 知识缺乏　缺乏本病康复与预防相关知识。

【护理目标】

（1）患者疼痛感逐渐减轻，能用有效的方式缓解疼痛。

（2）患者焦虑程度消失或减轻。

（3）患者住院期间未发生新的破溃，能够接受手术治疗。

（4）患者治疗期间无感染发生。

（5）患者接受疾病现实，积极配合治疗，对今后生活抱有信心。

（6）患者了解疾病相关知识。

【护理措施】

1. 一般护理 指导患者保持外阴皮肤清洁干燥，避免搔抓。遵医嘱局部用凡士林软膏或氧化锌软膏涂抹。

2. 治疗配合 本病的治疗原则为手术治疗为主，放射治疗和化学药物为辅综合治疗。手术治疗一般行外阴根治术和双侧腹股沟淋巴结清扫术，手术治疗应应根据患者的年龄、身心状况、肿瘤临床分期、病变部位、浸润深度等选择个体化方案。

（1）手术护理 按外阴、阴道手术护理进行术前、术中、术后护理，详见本教材第十三章“妇科手术患者的一般护理”。外阴皮肤有炎症或破溃者，需治愈后手术。若患者伴糖尿病、高血压、冠心病，应协助做好相应检查和治疗后手术。需外阴植皮者，还应将供皮区进行备皮、消毒并用治疗巾包裹。

（2）放疗护理 放疗多应用于不能手术或癌灶范围切除困难者，或晚期患者需先行放疗缩小癌灶者，以及复发可能性较大患者。放疗患者常在照射后8~10天出现皮肤的反应，故应特别注意皮肤护理。放疗期间需仔细观察放射区皮肤变化，询问有无疼痛、干燥及瘙痒等不适。若出现红斑或脱屑等轻度反应可在观察下继续放疗，若出现水泡或溃疡等中重度反应立即停止照射，局部皮肤保持干燥清洁，避免刺激，可遵医嘱涂抹抗生素软膏等。

（3）化疗护理 化疗多用于晚期癌或复发癌综合治疗。化疗患者的护理详见本教材第五章第三节“化疗患者的护理”。

3. 预防感染

（1）外阴皮肤有炎症或破溃者，需治愈后手术。

（2）若患者伴糖尿病、高血压、冠心病，应协助做好相应检查和治疗后手术。

（3）需外阴植皮者，还应将供皮区进行备皮、消毒并用治疗巾包裹。

（4）术后保持会阴局部清洁干燥，每天2次外阴擦洗，便后常规擦洗。遵医嘱会阴部、腹股沟用红外线照射，促进切口的愈合。

（5）各引流管保持通畅，注意观察引流物的量、色与性状等。

（6）观察伤口有无渗血，有无红、肿、热、痛等感染征象以及移植皮瓣的温度、湿度、颜色。

（7）指导患者上半身活动，鼓励患者翻身，协助下肢及足部的被动运动，以预防压疮。

（8）指导患者合理饮食，预防便秘。

4. 缓解疼痛

（1）术前指导患者练习床上翻身、深呼吸、咳嗽等，术后协助患者取平卧双腿外展屈膝体位，双侧腘窝下垫软枕。

（2）遵医嘱给予止痛剂或使用自控镇痛泵，疼痛较重者应观察有无感染。

5. 心理护理　为患者讲解疾病相关知识，术前与患者沟通手术方式、手术前后注意事项以及术后外阴重建等。指导患者采用积极应对缓解紧张、焦虑情绪，帮助患者恢复自尊。做好患者家属思想工作，建立社会支持系统。

6. 健康教育

（1）定期随访　术后按时随访，术后第一年每1～2个月1次，第2年每3个月1次，第3～4年每半年一次，第5年及以后每半年一次。无淋巴结转移者术后5年生存率为90%，有淋巴结转移者为50%。

（2）保持外阴部清洁　养成良好的穿衣和卫生习惯。

（3）发现异常积极就医　若出现外阴部瘙痒、结节、溃疡或其他病变及时就医，积极治疗。活组织检查有癌变倾向者，及早行手术治疗。

知识拓展

外阴恶性黑色素瘤

外阴恶性黑色素瘤（malignant vulvar melanoma）较少见，多见于成年妇女，高发年龄为60～70岁，好发部位为阴蒂及小阴唇。临床表现为外阴瘙痒、疼痛、结节或出血；肿瘤呈平坦状或结节状可伴溃疡，多为棕褐色或蓝黑色，为单病灶或多病灶。以活体组织检查确诊。因病灶偏小，预后与浸润深度密切相关，应根据肿瘤生长扩散范围及浸润深度选择适当手术，早期低危患者可选用局部广泛切除术，晚期或高危组则应选用外阴广泛切除及腹股沟淋巴清扫术并配合化疗、免疫治疗亦可提高疗效。其恶性程度高，五年生存率仅为36%～54%。因外阴黑痣有潜在恶变可能，应早期做活组织检查，取材应包括周围正常组织。

第二节　子宫颈肿瘤

子宫颈肿瘤包括良性肿瘤和恶性肿瘤。子宫颈癌是常见的妇科恶性肿瘤，子宫颈鳞状上皮内瘤变是与子宫颈浸润癌密切相关的一组子宫颈病变，在本节中一并介绍。子宫颈良性肿瘤以肌瘤为常见，于相关章节介绍。

扫码“学一学”

一、子宫颈鳞状上皮内病变

案　例

患者，女，41岁，持宫颈活检病理报告到妇科门诊咨询，报告结果：低级别鳞状上皮内病变。自取得报告结果，其惶惶不可终日，认为自己的病情即将转变为子宫颈癌了，感到恐慌与无助。

请思考：

1. 目前该患者主要存在哪些护理问题？
2. 护理人员应如何配合医师对患者进行解释与指导？

子宫颈鳞状上皮内病变（cervical squamous intraepithelial lesion，SIL）是与子宫颈浸润癌密切相关的一组子宫颈病变，常发生于 25～35 岁妇女。SIL 反映了子宫颈癌发生发展中的连续过程，但 SIL 并非是单向的病理生理学发展过程，大部分低级别 SIL 可自然消退，高级别 SIL 具有癌变潜能，可能发展为浸润癌，被视为癌前病变。通过筛查 SIL，及时治疗高级别病变，为预防子宫颈癌的有效措施。

【病因】

国内外众多临床研究和流行病学资料显示，SIL 和子宫颈癌与多种因素有关。目前研究较多的是人乳头瘤病毒（human papilloma virus，HPV）感染与 SIL 间的关系，子宫颈组织学的特殊性是 SIL 的病理学基础。

1. 病毒感染 人乳头瘤病毒是子宫颈癌的重要危险因素。目前已知 HPV 型别共有 160 多种，其中 10 余种与 SIL 和子宫颈癌发病密切相关。已在约 90% 的 SIL 和 99% 以上的子宫颈癌组织发现有高危型 HPV 感染，其中约 70% 与 HPV16 型和 HPV18 型相关。此外，单纯性疱疹病毒Ⅱ型、人巨细胞病毒也可能与子宫颈癌的发生有关。

2. 性行为与婚育史 子宫颈癌发生与首次性生活过早（小于 16 岁）、有多个性伴侣、早育、孕产频多有关。青春期子宫颈发育尚未成熟，对致癌物较敏感。妊娠时内分泌的变化及免疫功能降低使患子宫颈癌的危险增加。分娩次数增多，子宫颈创伤的概率也增加。与患阴茎癌、前列腺癌或其性伴侣曾患子宫颈癌的高危男子有性接触的妇女易患子宫颈癌。

3. 其他 子宫颈癌发生还与性传播疾病、经济状况低下、营养状况、种族和地理环境等因素有关。吸烟可增加感染 HPV 效应，而屏障避孕法有一定的保护作用。

【子宫颈组织学特点】

子宫颈上皮由子宫颈阴道部鳞状上皮和子宫颈管柱状上皮组成，二者交接部位于子宫颈外口，称为移行带，又称为鳞－柱状交界部或鳞－柱状交界。根据其形态发生学变化，鳞－柱状交界部又分为原始鳞－柱状交界部和生理鳞－柱状交界部。

胎儿期，来源于泌尿生殖窦的鳞状上皮向头侧生长，至子宫颈外口与子宫颈管柱状上皮相邻，形成原始鳞－柱状交界部。青春期后，在雌激素作用下，原始鳞－柱状交界部外移。原始鳞－柱状交界内侧子宫颈管单层柱状上皮菲薄，其下间质显露呈红色，外观呈细颗粒状的红色区，称为柱状上皮异位（columnar ectopy）。肉眼观似糜烂，故过去称之“子宫颈糜烂”，但实际并非真性糜烂；在阴道酸性环境或致病菌作用下，外移的柱状上皮由原始鳞－柱状交界部的内侧向子宫颈口方向逐渐被鳞状上皮替代，形成新的鳞－柱状交界部，即生理鳞－柱状交界部。原始鳞－柱状交界部和生理鳞－柱状交界部之间的区域，称为转化区（即移行带）。

在转化区形成过程中，新生的鳞状上皮覆盖子宫颈腺管口或伸入腺管，将腺管口堵塞，腺管周围的结缔组织增生或形成瘢痕压迫腺管，使腺管变窄或堵塞，腺体分泌物潴留于腺管内形成囊肿，称为子宫颈腺囊肿（Naboth cyst）。子宫颈腺囊肿可作为辨认转化区的一个标志。绝经后雌激素水平下降，子宫颈萎缩，原始鳞－柱状交界部退回至子宫颈管内。

转化区表面被覆盖的柱状上皮被鳞状上皮替代有鳞状上皮化生和鳞状上皮化两种机制。转化区成熟的化生鳞状上皮对致癌物的刺激相对不敏感，但未成熟的化生鳞状上皮却代谢活跃，在病毒或精液蛋白及其他致癌物质的刺激下，可发生不同程度的细胞分化不良、排列紊乱、细胞核异常、有丝分裂增加，最终形成 SIL。

【病理及分级】

SIL 既往称“子宫颈上皮内瘤变”（cervical intraepithelial neopiasia，CIN），分为 3 级（Ⅰ级、Ⅱ级、Ⅲ级）。WHO 女性生殖器肿瘤分类（2014）建议采用与细胞学分类相同的二级分类法，即低级别鳞状上皮内变（low - grade squamous intraepithelial lesion，LSIL）和高级别鳞状上皮内变（High - grade squamous intraepithelial lesion，HSIL）。LSIL 相当于 CIN1，HSIL 包括 CIN3 和大部分 CIN2。CIN2 用 p16 免疫组化进行分流，p16 染色阴性者按 LSIL 处理，阳性者按 HSIL 处理。二类分法简便实用，提高病理诊断的可重复性，较好地反映了 HPV 相关病变的生物学过程，能更好地指导临床处理及判断预后。

LSIL：鳞状上皮基底及副基底样细胞增生，细胞核极性轻度紊乱，有轻度异型性，核分裂象少，局限于上皮下 1/3，p16 染色阴性或在上皮内散在点状阳性。

HSIL：细胞核极性紊乱，核浆比例增加，核分裂象增多，异型细胞扩展到上皮下 2/3 层甚至全层，p16 在 >2/3 层面呈弥漫连续阳性。

【护理评估】

（一）健康史

询问患者的月经史、婚育史、性生活史，有无与高危男性伴侣性接触史，既往有无慢性子宫颈炎病史及其诊治经过与效果等。了解患者有无接触性出血，老年患者是否有绝经后的阴道流血情况。

（二）身心状况

1. 症状　无特殊症状。偶有阴道排液增多，伴或不伴臭味。也可在性生活或妇科检查后发生接触性出血，老年患者可表现绝经后阴道流血。

2. 体征　子宫颈可光滑，或仅见局部红斑、白色上皮，或子宫颈糜烂样表现，未见明显病灶。

3. 辅助检查　采用“三阶梯式”检查流程：子宫颈/阴道细胞学检查和（或）HPV DNA 检测、阴道镜检查、组织病理学检查。子宫颈细胞学检查是 SIL 筛查的基本方法，确诊依靠组织病理学检查，方法同本章节“子宫颈癌”。

4. 社会心理状况　SIL 患者是子宫颈癌的高危人群，由于人们对癌症的恐慌，使患者自诊断 SIL 起就承受着沉重的心理负担，恐惧、焦虑或抑郁状态影响着患者的生活质量，也给其家庭成员带来不同程度的心理压力。

【护理问题】

1. 焦虑　与 CIN 的确诊及可能的预后不良有关。

2. 知识缺乏　缺乏 CIN 相关知识。

3. 潜在并发症　有发展成子宫颈癌的可能。

【护理目标】

（1）患者焦虑消失或减轻，以积极的心态正确面对疾病，相信 SIL 预后是可控的，早诊、早治，SIL 预后良好。

（2）患者了解 SIL 有关的预防、诊治及保健知识。

（3）患者宫颈病变治疗效果好，主动配合医护人员进行康复和随访。

【护理措施】

1. 治疗配合 治疗原则：综合疾病情况（如 SIL 级别、部位、范围，HPV DNA 检测）、患者状况（年龄、无合并其他手术指征、生育要求）、技术因素和随访条件等因素制定个体化的治疗方案。

（1）约 60% LSIL 会自然消退。若细胞学检查为低度鳞状上皮内病变（LSIL）及以下，可仅观察随访；若随访过程中病变发展或持续存在 2 年，则宜治疗。高度鳞状上皮内病变（HSIL）者，根据阴道镜检查结果选择冷冻、激光治疗或子宫颈锥切术。

（2）需行冷冻、激光治疗的患者，协助做好操作前相应的准备。需行手术切除的患者，做好相关的术前准备和术后护理。

2. 心理护理 理解患者心理顾虑，做好疾病相关知识的解释工作，使之认识到早诊、早治有利于改善 SIL 预后，增强治愈的信心。

3. 健康教育

（1）开展性卫生教育 提倡健康性生活，积极防治 HPV 感染和性传播疾病。

（2）做好普查工作 30 岁以上女性（已婚或未婚但有性生活）行子宫颈细胞学检查，有条件者进行细胞学和 HPV 联合检测。对有接触性出血或绝经后有阴道出血者应及时就诊。

二、子宫颈癌

案例

患者，女，40 岁，不规则阴道流血 3 个月就诊。体格检查：生命体征正常，一般情况较好。妇科检查：外阴无明显异常发现；阴道通畅，有血迹；宫颈下唇菜花样肿物，触之易出血，子宫大小正常，活动良，宫旁无明显增厚；双附件区未扪及包块。宫颈活组织检查确诊为子宫颈癌，收入院。患者内心焦虑不安。

请思考：

1. 哪些因素可导致子宫颈癌？
2. 怎样早期发现子宫颈癌？
3. 目前该患者主要存在哪些护理问题？怎样实施护理？

子宫颈癌（cervical cancer）是常见的妇科恶性肿瘤之一，其发病率居我国女性生殖道恶性肿瘤第一位。子宫颈癌以鳞状细胞癌为主，高发年龄为 50～55 岁，但近年来，子宫颈癌有年轻化的倾向。由于防癌宣传的广泛开展和子宫颈细胞学筛查的普遍应用，使子宫颈癌和癌前病变得以早期诊断和早期治疗，有效地控制了子宫颈癌的发生、发展，子宫颈癌的死亡率明显下降。

【病因】

发病相关因素同“SIL”。

【组织发生和发展】

子宫颈的移行带为子宫颈癌好发部位。SIL 形成后继续发展，突破上皮下基底膜，浸润间质，形成子宫颈浸润癌。

【病理】

病理类型中最常见是鳞状细胞浸润癌（约占 75%），其次是腺癌、腺鳞癌，少见的病理类型有神经内分泌癌、未分化癌、混合性上皮/间叶肿瘤等。

1. 鳞状细胞浸润癌

（1）巨检　微小浸润癌肉眼观察无明显异常，或类似子宫颈柱状上皮异位。随病变发展，可形成 4 种类型（图 4－1）。

1）外生型　此类型最常见，癌灶向外生长，如乳头状或菜花样，质脆，触之易出血。常累及阴道。

2）内生型　癌灶向子宫颈深部组织浸润，子宫颈肥大如桶状，质硬，子宫颈表面光滑或仅有柱状上皮异位，常累及宫旁组织。

3）溃疡型　上述两种类型进一步发展及继发感染，癌组织坏死脱落，形成溃疡或空洞，如火山口状。

4）颈管型　癌灶发生于颈管内，侵入子宫颈管及子宫峡部供血层，并转移至盆腔淋巴结。

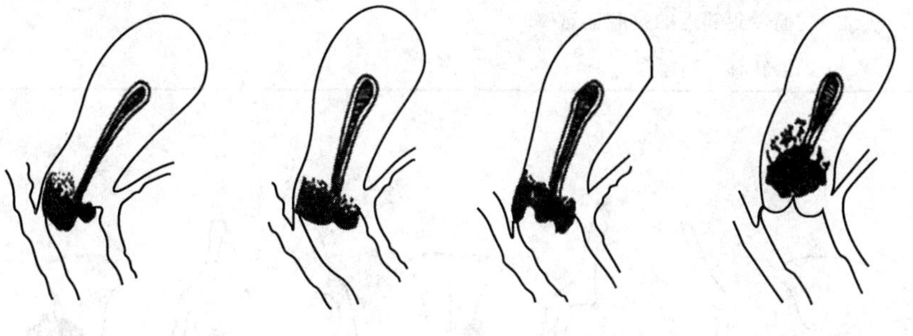

图 4－1　子宫颈癌类型（巨检）

（2）镜检

1）微小浸润癌　在原发癌基础上发现小滴状或锯齿状癌细胞团突破基底膜浸润间质。

2）浸润癌　癌灶浸润间质的范围已超过微小浸润癌，多呈网状或团块浸润间质。

2. 腺癌　来自子宫颈管内，浸润管壁；或自子宫颈管内向子宫颈外口突出生长，常侵犯宫旁组织。组织学类型主要有黏液腺癌和恶性腺瘤 2 种。

3. 腺鳞癌　由储备细胞同时向腺细胞和鳞状细胞分化发展而形成，癌组织中含腺癌和鳞癌两种成分。

【转移途径】

以直接蔓延和淋巴转移为主。其中直接蔓延最常见，血行转移很少见，多发生在晚期，可转移至肺、肝或骨骼等处。

【临床分期】

子宫颈癌的临床分期采用国际妇产科联盟（FIGO，2009）的临床分期（表 4－2），根据盆腔检查和临床评估进行（图4－2）。临床分期在治疗前确定，治疗后不再更改。

表4－2 子宫颈癌临床分期（FIGO，2009）

期别	肿瘤范围
Ⅰ期	肿瘤局限于子宫颈（扩展至宫体将被忽略）
ⅠA	镜下浸润癌（所有肉眼可见的病灶，包括表浅浸润，均为ⅠB期）
ⅠA1	间质浸润深度≤3mm，宽度≤7mm
ⅠA2	间质浸润深度3～5mm，宽度≤7mm
ⅠB	肉眼可见癌灶局限于子宫颈，或镜下病灶＞ⅠA2
ⅠB1	肉眼可见癌灶≤4cm
ⅠB2	肉眼可见癌灶＞4cm
Ⅱ期	肿瘤超越子宫颈，但未达骨盆壁或未达阴道下1/3
ⅡA	肿瘤侵犯阴道上2/3，无宫旁浸润
ⅡA1	肉眼可见癌灶≤4cm
ⅡA2	肉眼可见癌灶＞4cm
ⅡB	有明显宫旁浸润，但未达到盆壁
Ⅲ期	肿瘤扩散至骨盆壁和（或）累计阴道下1/3和（或）引起肾盂积水或肾无功能
ⅢA	肿瘤累及阴道下1/3，但未达骨盆壁
ⅢB	肿瘤已达骨盆壁和（或）引起肾盂积水或肾无功能
Ⅳ期	肿瘤超出真骨盆，或侵犯膀胱和（或）直肠黏膜
ⅣA	肿瘤侵犯邻近的盆腔器官
ⅣB	远处转移

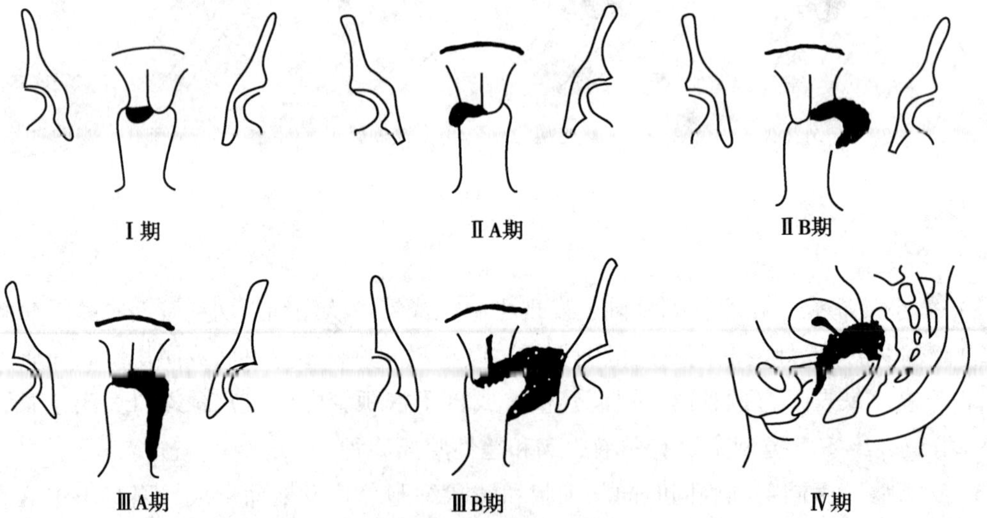

图4－2 子宫颈癌临床分期示意图

【护理评估】

（一）健康史

询问患者的婚育史、性生活史、性伴侣健康状况，有无性传播疾病，有无吸烟史等子宫颈癌发生危险因素。详细记录既往妇科检查和子宫颈细胞学检查的结果和处理经过。了解患者有无 SIL 的病史，治疗经过及治疗效果。评估阴道流血情况，有无接触性阴道流血或阴道不规则流血。

（二）身心状况

早期子宫颈癌患者一般无自觉症状，也无明显体征，患者多因子宫颈刮片细胞学检查结果异常就诊。随病程进展，子宫颈癌患者可出现如下表现。

1. 症状

（1）阴道流血　阴道出血量的多少视病灶大小、侵及间质内血管情况而定。若侵蚀大血管可引起大出血导致休克、死亡。早期患者常表现为接触性出血，即性生活后或妇科检查后出血；部分患者可表现为经期延长、经量增多等；老年患者常表现为绝经后不规则阴道流血。患者若合并妊娠，常因阴道流血而就医。

（2）阴道排液　阴道排液增多，白色或血性，稀薄如水样或米泔样，伴腥臭。晚期癌组织发生坏死继发感染时则出现大量脓性或米汤样恶臭白带。

考点提示

子宫颈癌相对早期的临床表现。

（3）疼痛　多见于晚期患者。病灶累及或压迫神经时可出现顽固性疼痛。

（4）其他　根据癌灶累及范围可引起不同的继发症状，如尿频、尿急、肛门坠胀、里急后重、下肢肿痛等症状，严重可致输尿管梗阻、肾盂积水及尿毒症。晚期患者可出现贫血、恶病质等全身衰竭症状。

2. 体征　早期无明显体征，子宫颈光滑或呈糜烂样改变。随病灶的发展可出现不同体征。

（1）子宫颈　外生型可见子宫颈赘生物向外生长，呈息肉状或乳头状突起，合并感染时表面覆盖灰白色渗出物，触之易出血；内生型则表现为子宫颈肥大、质硬，子宫颈管膨大如桶状；癌组织坏死脱落时，子宫颈表面形成凹陷性溃疡或被空洞替代，有恶臭。

（2）子宫体　一般大小正常。

（3）阴道和宫旁组织　癌灶浸润阴道壁时，阴道局部可见赘生物或阴道壁变硬；浸润宫旁组织，可至子宫颈旁组织增厚呈结节状或形成“冰冻骨盆”。

3. 辅助检查

（1）子宫颈细胞学检查　是 SIL 和早期子宫颈癌筛查的基本方法，也是诊断的必需步骤。筛查应在性生活开始 3 年后开始，或 21 岁以后开始，并定期复查。在子宫颈癌的好发部位子宫颈鳞 - 柱状交界部取材并仔细镜检。可选用巴氏涂片法或液基细胞涂片法。液基薄片技术可克服传统巴氏涂片漏诊或误诊的缺点，涂片所收集细胞全面而清晰，检测阳性率得以明显提高。子宫颈细胞学检查的报告形式主要有巴氏 5 级分类法和 TBS（The Bethesda System）分类系统。巴氏分类法简单，但其各级之间的区别无严格客观标准，也不能很好地反映组织学病变程度。目前推荐使用 TBS 分类系统，该系统为描述性细胞病理学诊断的报告方式，较好地结合了细胞学、组织学与临床处理方案。

（2）高危型 HPV DNA 检测　该检测相对于细胞学检查其敏感度较高，特异性较低。可与细胞学检查联合应用于子宫颈癌的筛查。但因年轻妇女 HPV 的感染率较高，且大多为一过性感染，故推荐用于 30 岁以后的女性（有性生活），在子宫颈癌高发或开展细胞学检查有困难的地区也可在25岁以后开始应用，阴性者常规随访，阳性者再行细胞学等检查进一步明确。

（3）阴道镜检查 子宫颈细胞学检查LSIL及以上或意义未明的不典型鳞状上皮细胞（ASCUS）伴高危型HPV阳性或不典型腺上皮细胞（AGC）者；HPV检测16或18型阳性者，或其他高危型HPV阳性持续1年以上者；肉眼观察或其他检查可疑癌者，阴道镜下选择可疑部位进行子宫颈活组织检查，以提高诊断准确率。

（4）子宫颈和子宫颈管活组织检查 组织病理学检查是确诊子宫颈癌及癌前病变的金标准。在肉眼可见病灶或选择子宫颈鳞－柱状交界部的3、6、9、12点处或在碘试验不染色区或涂抹醋酸后的醋酸白上皮区取材，早期病例最好在阴道镜指导下取材做病理检查。如子宫颈刮片阳性，但子宫颈光滑或子宫颈活检阴性，应行子宫颈管内膜刮取术。

（5）子宫颈锥切术 当子宫颈细胞学检查多次为阳性，而子宫颈活检为阴性时；活检为SIL，但不能排除浸润癌时；早期浸润癌但不能确定浸润范围时，应做子宫颈锥切术行病理检查以确诊。患者如有阴道炎应先予治疗再行子宫颈锥切术。一般选择月经净后3～7天内进行，术后3个月内禁性生活。

考点提示

1. 早期子宫颈癌筛查方法。

2. 确诊子宫颈癌最可靠的方法。

4. 社会心理状况 子宫颈癌早期症状不明显，患者常于普查时发现异常，感震惊、恐惧，或悲伤、愤怒，甚至怀疑检查结果，而四处求医，以期否定诊断结果；或因阴道排液的异常气味、大小便改变等症状，感觉自我形象紊乱，且也为即将失去部分生殖器官而承受巨大的心理压力；同时患者会担心疾病对家庭生活和工作造成不良影响。有时家属会因病情延误而自责。

【护理问题】

1. 恐惧 与担忧肿瘤预后有关。

2. 知识缺乏 缺乏有关疾病及其治疗的相关知识。

3. 营养失调：低于机体需要量 与癌肿慢性消耗有关。

4. 有感染的危险 与阴道反复流血、排液，或手术、机体抵抗力下降有关。

5. 排尿障碍 与子宫颈癌根治术后影响膀胱正常张力有关。

【护理目标】

（1）患者情绪稳定，能正确对待疾病，配合完成各项诊疗工作。

（2）患者了解所患疾病的基本知识和治疗结果。

（3）患者能说出营养不良的原因，营养供给能满足机体需要。

（4）患者体温正常，阴道排液无臭味。

（5）患者恢复正常排尿功能，适应术后生活方式。

【护理措施】

1. 一般护理

（1）休息与活动 给患者提供安静舒适的休息环境，注意室内空气流通。指导患者卧床期间进行适当的肢体活动，预防压疮、深静脉血栓、坠积性肺炎等并发症的发生。

（2）饮食与营养支持　评估患者身体状况、饮食习惯和对合理膳食摄入的认知程度，协助患者和家属制订合适的饮食计划。必要时联系营养师，给予专业指导，制订多样化食谱以满足患者的需求。患者有贫血者及时给予治疗，改善和纠正贫血状态。

（3）保持外阴部清洁，预防感染　协助患者保持局部清洁卫生，每日用消毒棉球擦洗外阴2～3次，经常换会阴垫，协助患者取半卧位。出血期间禁止盆浴和性生活。严密观察体温、腹痛、伤口、阴道出血和排液性状和气味改变、白细胞计数和分类情况等，如有感染征象，应及时联系医师并按医嘱给予处理。

2. 治疗配合　子宫颈癌的治疗应根据临床分期、患者年龄、生育的要求、全身状况和医疗条件等因素制定个体化的治疗方案。治疗原则：手术和放疗为主、化疗为辅的综合治疗方案。

（1）手术治疗患者的护理　主要适用于早期子宫颈癌（ⅠA～ⅡA期）患者，手术优点是年轻患者可保留卵巢及阴道功能。手术治疗护理参见相关章节（妇科手术患者的护理），但有其特殊性。

1）术前准备　①阴道准备充分，为防止病原体至阴道侵入手术部位，术前3天需用消毒液行阴道冲洗，每天1～2次。外生型癌患者行阴道低压冲洗，动作轻柔，以免损伤质脆的肿瘤组织导致大出血，阴道出血者改用消毒液擦洗阴道，每天1次。手术当日清晨再用消毒液行阴道消毒，注意宫颈和穹隆部位的消毒，消毒后用大棉签蘸干。②教会患者进行肛门、阴道肌肉的缩紧与舒张练习，以促进术后盆底功能的恢复。③训练患者床上翻身及四肢活动，预防术后血栓形成，并强调术后早期下地活动的意义，以利于康复。

2）术后护理　①子宫颈癌根治术涉及范围广，有可能损伤支配膀胱的神经组织或输尿管，术后尿量观察极为重要，留置尿管者，每小时观察尿量至正常后2小时，每小时尿量至少50ml以上。术后一般尿管保留时间达10～14天。留置尿管期间应保持外阴部清洁，加强会阴护理，预防感染发生。留置尿管期间鼓励患者多饮水。拔管后应鼓励患者1～2小时排尿1次，并观察和记录尿量，如不能自解应及时处理，必要时重新留置尿管；拔管后导残余尿量，如超过100ml者则需继续留置尿管；保留3～5天后，再行拔管导残余尿，直至残余尿量少于100ml。也可行B超监测残余尿，以判断膀胱功能恢复情况。②注意阴道有无出血，颜色及量，及时更换会阴垫，如发现渗血多，及时报告医生。③有阴道引流或腹腔引流管者，应注意引流液的颜色、性质及量，引流管是否折曲。

（2）放疗患者的护理　放射治疗（简称放疗）是子宫颈癌的基本治疗方法之一，适用于各期子宫颈癌。放射范围包括子宫颈及受累的阴道、子宫体、宫旁组织及盆腔淋巴结。放疗分腔内照射和体外照射两种。腔内照射采用后装治疗机，用于控制局部原发病灶。体外照射多用直线加速器，用以治疗子宫颈旁及盆腔淋巴结等处的病灶。

1）放疗前的护理　①心理准备：多数患者对“放疗”知识了解甚少，在治疗前应向患者及其家属介绍放疗的目的、方法，治疗中需要患者配合的注意事项，及放疗后可能发生的并发症，以使患者做好心理准备，达到配合治疗，顺利完成治疗的目的。②完善各项检查：确定白细胞计数和血小板正常者方可治疗，放疗期间遵医嘱完成有关化验检查，发现异常及时报告医师。③治疗前嘱患者排空大小便，根据治疗方案酌情留置尿管。

2）放疗副反应的防护　①放疗全身反应护理：放疗后2～3周，患者可出现头晕、乏力、食欲减退、恶心、呕吐等，及时给予对症处理，指导其合理饮食起居。②放射野皮肤护理：皮肤损伤是放疗中最常见的并发症。患者出现皮肤红斑、痒、干性脱皮，部分可出现皮肤水疱、表皮剥脱、渗液及溃烂等放射性皮炎的表现。放疗期间放射野皮肤保护非常重要。须选用全棉柔软内衣，修剪指甲，保持放射野皮肤清洁干燥，清洁时使用柔软毛巾温水轻轻沾洗，避免肥皂擦洗和搔抓摩擦刺激，皮肤脱屑忌用手剥撕，禁贴胶布，避免冷热刺激。③阴道冲洗护理：阴道冲洗可减轻阴道黏膜充血、水肿并清除阴道坏死组织，防止感染和粘连，增强放疗效果，每日行阴道冲洗1次。④放射性直肠炎和放射性膀胱炎护理：密切观察病情，注意有无腹痛、腹泻、血尿及泌尿道刺激症状，及时送检标本。指导患者多饮水，防止尿路感染。出现直肠反应的患者，应特别注意饮食，进少渣半流质饮食，防止对直肠的刺激及损伤。

（3）化疗患者的护理　主要适用于晚期或复发转移患者和同期放化疗者。一般采用铂类为基础的联合化疗方案。常用有效药物有顺铂、卡铂、紫杉醇、氟尿嘧啶等。化疗途径常用静脉联合化疗或选择性动脉灌注化疗。

护士应了解各种化疗药的作用及毒性，并提前向患者做好解释；安全用药，选择合适静脉，注射过程中严防药物外渗；密切观察和发现化疗的毒副反应，并及时处理。

3. 心理护理　建立良好的护患关系，认真倾听患者及家属的心声，全面评估患者及其家属的心理状况。设身处地为患者着想，理解、关心和鼓励患者。为患者介绍疾病的有关知识，强调早诊、早治的好处，介绍各种诊疗过程中可能出现的不适及有效的应对措施，全面的健康教育和心理卫生教育有利于减轻患者的焦虑和恐惧；将康复的病友介绍给患者，分享感受，使其对疾病的预后充满信心，以积极的心态接受各种诊疗方案。

4. 健康教育

（1）普及防癌知识，提高参加妇科疾病筛查的自觉性　开展性卫生教育，提倡晚婚、少育，积极治疗性传播疾病，及时诊断和治疗子宫颈上皮内瘤样病变，消除子宫颈浸润癌发生的高危因素。对有接触性出血或绝经后有阴道出血者，需警惕生殖道恶性肿瘤的可能，应及时就诊，强调早发现、早诊断、早治疗的重要性。

（2）出院指导　鼓励患者及家属积极参与出院计划的制定过程，以保证计划的可能性。帮助患者进行自我调整，重新评价自我能力，根据患者具体状况提供有关术后生活方式的指导，包括如何逐渐增加活动量和强度，适当参加社交活动或恢复日常工作。进行性知识指导，性生活的恢复依据术后复查结果而定，一般术后3个月可恢复性生活，以防阴道狭窄和粘连。

（3）定期随访　对出院患者说明认真随访的重要性，并核实通讯地址。遵医嘱按时复查及坚持治疗。随访时间：治疗后2年内每3～4个月复查1次，3～5年内每6个月复查1次，第6年开始每年复查1次；随访内容包括盆腔检查、阴道细胞学检查、胸部X线摄片、血常规及子宫颈鳞状细胞癌抗原（SCCA）等。出院期间出现下腹痛，阴道流血或异常分泌物，尿频或突发性血尿，大便伴脓血及发热等症状应及时就诊。

知识拓展

子宫颈癌合并妊娠

子宫颈癌合并妊娠较少见，其临床表现与非妊娠期子宫颈癌相同。但由于发生在妊娠期，且因患者担心流产可能拒绝阴道检查，易误诊为先兆流产、前置胎盘、胎盘早剥或早产等。因此妊娠期出现阴道流血时，在排除产科因素引起的出血后，应做详细的妇科检查，对子宫颈可疑病变作子宫颈细胞学检查、阴道镜检查，必要时行子宫颈活检明确诊断。根据患者期别、孕周、患者及其家属对继续妊娠的意愿选择个性化的治疗方案。

第三节　子宫肿瘤

扫码“学一学”

一、子宫肌瘤

案例

患者，女，48岁，已婚。因“经量增多，经期延长2年，症状加重5个月”入院求治。2年前开始出现月经量增多，近5个月经期延长至7~8天、周期缩短为17~20天，量多伴血块，常感头晕、乏力、心悸。月经史：14岁初潮，月经周期28~30天，经期3~5天，量中，经期无不适。生育史：1-0-0-1，采用避孕套避孕。体检：贫血貌。子宫前位，约妊娠3⁺月大小，宫体表面呈结节感、质硬、宫体活动度好，无明显压痛。实验室检查：血红蛋白80g/L。患者入院后睡眠差，急切询问切除子宫后对今后日常生活影响程度。

请思考：

1. 该患者可能的疾病诊断是什么？
2. 目前该患者主要存在哪些护理问题？如何为其实施护理？

子宫肌瘤（uterine myoma）居女性生殖器良性肿瘤的首位，由增生的平滑肌细胞和结缔组织所组成。以30~50岁妇女多见，据统计，至少20%育龄妇女有子宫肌瘤，因肌瘤多无或少有症状，临床报道发病率远低于真实发病率。

【病因】

确切病因尚不明了。好发于生育期女性，青春期前少见，绝经后萎缩或消退。临床调查和实验资料提示肌瘤的发生、生长与女性性激素相关，肌瘤组织局部对雌激素的高敏感性是肌瘤发生的重要因素之一，孕激素有促进肌瘤有丝分裂活动、刺激生长的作用。细胞遗传学研究显示部分病例存在细胞遗传学的异常。

【病理】

1. 巨检　肌瘤多为实质性球形结节，表面光滑，质地较子宫肌层硬，周围受压的子宫肌壁纤维形成假包膜，肌瘤与周围组织分界清楚易剥离。肌瘤的颜色和硬度与纤维组织多少有关。肌瘤数目多少不定，大小不一。

2. 镜检 子宫肌瘤由梭形平滑肌细胞与其间不等量的纤维结缔组织相互交叉组成，呈旋涡状，细胞大小比较均匀，呈卵圆形或杆状，核染色较深。

【分类】

1. 依肌瘤生长部位 宫体肌瘤（90%）和宫颈肌瘤（10%）。宫体肌瘤常为多发性，宫颈肌瘤通常为单发性。

2. 依肌瘤与子宫肌壁的关系 分为3类（图4-3）。

（1）肌壁间肌瘤（intramural myoma） 最常见，占总数的60%～70%。肌瘤位于子宫肌层内，周围均被肌层包围。

（2）浆膜下肌瘤（subserous myoma） 较常见，占20%～30%。肌瘤向子宫浆膜面方向生长，大部分突起于子宫表面，肌瘤表面仅为一层浆膜覆盖。如肌瘤基底部形成蒂与子宫相连时，称为带蒂浆膜下肌瘤。蒂部血管供应肌瘤营养，若供血不足肌瘤易变性坏死；若蒂部发生扭转断裂，肌瘤可脱落于腹腔或盆腔，形成游离性肌瘤。若从子宫体侧壁向宫旁生长突出于阔韧带两叶间，即形成阔韧带肌瘤。

（3）黏膜下肌瘤（submucous myoma） 占10%～15%。肌瘤向子宫黏膜方向生长，突出于宫腔，肌瘤表面仅覆盖子宫黏膜层。子宫腔因肌瘤存在而变形增大，而子宫外形可无明显变化。黏膜下肌瘤易形成蒂，子宫有排异倾向，犹如异物生长的黏膜下肌瘤常引起子宫收缩，将其挤出宫腔，当蒂较长时，肌瘤可堵塞宫颈或突入阴道。

> **考点提示**
> 按肌瘤与子宫肌壁的关系，子宫肌瘤的分类。

子宫肌瘤常为多个，各种类型的肌瘤发生于同一子宫称为多发性子宫肌瘤。

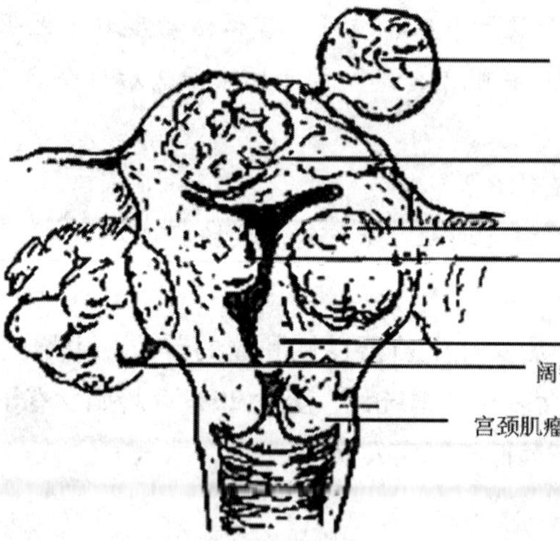

图4-3 子宫肌瘤分类

【肌瘤变性】

肌瘤变性是肌瘤失去原有的典型结构，常见的变性有：

1. 玻璃样变 又称透明样变，最常见。切面旋涡状结构消失，代之以均质透明状物。镜下见变性区肌细胞消失，为均匀透明的无结构区。

2. 囊性变 继发于玻璃样变，组织坏死液化所形成。肌瘤内出现大小不等的囊腔，可为单房或多房，内含清亮液体或胶冻状物。镜检囊腔内壁无上皮覆盖。

3. 红色样变　多发生于妊娠期或产褥期，肌瘤体积迅速增大。肌瘤剖面呈暗红色，质软，腥臭味，旋涡状结构消失。镜检可见瘤组织水肿和广泛出血，有小血栓形成。患者可有剧烈腹痛伴恶心、呕吐、发热，白细胞计数升高。

4. 钙化　常在脂肪变性后进一步分解为甘油三酯，与钙盐结合，沉积在肌瘤内。X线摄片可见钙化影。

5. 肉瘤变　即肌瘤恶性变，发生率低于1%。多见于年龄较大患者。肌瘤在短期内增长迅速，出现不规则阴道流血或绝经后肌瘤继续增大，应警惕肌瘤恶变的可能。

【护理评估】

（一）健康史

询问患者的年龄，月经史，生育史，有无长期使用雌、孕激素类药物，既往有无生殖系统或其他系统疾病及治疗情况，有无子宫肌瘤的家族史。了解患者发现肌瘤后月经改变情况，诊治经过及病情变化等。

（二）身心状况

1. 症状　许多患者并无明显的症状，仅在盆腔检查中偶然发现。子宫肌瘤的症状与肌瘤部位、生长速度及有无变性有关，与肌瘤大小、数目关系不大。

（1）经量增多及经期延长　月经改变是子宫肌瘤患者最常见的症状。不同部位和大小的肌瘤常有不同的月经改变形式。浆膜下肌瘤、肌壁间小肌瘤常无明显月经改变；大的肌壁间肌瘤和黏膜下肌瘤因使宫腔增大、内膜面积增加，并影响子宫收缩，导致经期延长、经量增多及不规则阴道流血等；黏膜下肌瘤伴坏死、溃疡或感染时，可有不规则阴道流血或脓血性排液等。

（2）白带增多　肌瘤使宫腔面积增大，内膜腺体分泌增多，并伴有盆腔充血，患者常表现白带增多；黏膜下肌瘤若脱出于阴道内，易发生感染、坏死产生大量脓血性排液，或有腐肉样组织排出，伴臭味。

（3）腹部包块　当肌瘤增大子宫超过3个月妊娠大小或位于子宫底部的浆膜下肌瘤较易从腹部触及，尤其清晨膀胱充盈时更容易扪及。

（4）压迫症状　不同部位的肌瘤可引起相应邻近器官的受压症状。压迫泌尿系统出现尿频、排尿障碍和尿潴留等；压迫直肠可导致排便困难；若压迫输尿管可引起输尿管扩张甚至肾盂积水。

（5）不孕或流产　子宫肌瘤可能影响精子进入宫腔或压迫输卵管使之扭曲而影响精卵结合或输送；宫腔变形还可妨碍受精卵着床，造成不孕或流产。患者有时因此就诊而发现子宫肌瘤。

（6）腹痛　常见下腹坠胀、腰酸背痛，经期加重；若带蒂的浆膜下肌瘤发生蒂扭转时会出现急性腹痛；肌瘤红色变时腹痛剧烈且伴发热。

（7）继发性贫血　患者长期经量过多可导致不同程度的继发性贫血，出现乏力、心悸等症状。

2. 体征　与肌瘤大小、位置、数目以及有无变性有关。肌瘤较大超出盆腔时，可于下腹部扪及质地较硬、不规则结节状包块。妇科检查：子宫不规则或均匀增大，无压痛；黏膜下肌瘤脱出于宫颈外口者，窥器检查可见宫颈口或阴道内有肿物，呈红色，表面光滑，宫颈四周边缘清楚；若伴感染则表面有渗出液覆盖或溃疡形成，排液伴臭味。

3. 辅助检查 常用B型超声检查，能区分子宫肌瘤与其他盆腔肿块。MRI可明确肌瘤大小、位置及数目，也可选择子宫输卵管碘油造影、宫腔镜及腹腔镜等协助诊断。

4. 社会心理状况 患者和家属对疾病诊断的反应，会因文化程度、生育要求、症状轻重以及对疾病知识了解程度不同而异。患者担心肌瘤恶变而忧心忡忡，或为选择治疗方案而显得焦虑与无助，或担心切除子宫会使女性性征丧失，失去其在配偶心目中的良好形象，影响夫妻生活。家属对疾病的态度常会影响患者的言行及心理。

【护理问题】

1. 焦虑 与担心预后和治疗对家庭的影响有关。

2. 知识缺乏 缺乏有关疾病及其治疗的相关知识。

3. 有感染的危险 与阴道反复流血、手术及机体抵抗力下降等有关。

4. 营养失调：低于机体需要量 与月经改变和长期出血有关。

【护理目标】

（1）患者情绪稳定，焦虑消失或减轻。能主动与医护人员配合完成治疗。

（2）患者能陈述子宫肌瘤的相关知识。

（3）患者能说出引起感染的原因及预防措施，保持正常体温，阴道分泌物无异味。

（4）患者贫血被及时纠正，营养状况改善。

【护理措施】

1. 一般护理 为患者提供安静、舒适的休息环境，保持充足的睡眠。加强营养，给予高热量、高蛋白、高维生素及富含铁的饮食，提高机体抵抗力。保持会阴清洁干燥，每日消毒棉球擦洗会阴2次。

2. 治疗配合 治疗原则是根据患者的年龄、症状、有无生育要求，及肌瘤的部位、大小、数目等综合考虑，确定个性化的治疗方案。目前主要的处理方式包括随访观察、药物治疗和手术治疗等。

（1）随访观察患者的护理 对无症状尤其近绝经年龄患者，性激素水平低落，肌瘤多可自然萎缩或逐渐消失。告知患者每3~6个月随访一次，随访期间注意监测肌瘤情况，询问患者症状的变化，若发现肌瘤增大或症状明显，积极配合医生作相应处理。

（2）药物治疗患者的护理 若症状轻、近绝经年龄或全身情况不能手术者，遵医嘱给予药物治疗。监护激素使用的剂量和使用效果，注意观察副反应，如促性腺激素释放激素类似物亮丙瑞林，用药6个月以上可产生绝经综合征、骨质疏松等副反应。

（3）手术治疗患者的护理 症状明显经保守治疗无效者、疑有恶变者、肌瘤为不孕或反复流产的唯一原因等情况需手术治疗。希望保留生育能力的患者可行肌瘤切除术。无须保留生育能力的患者可行子宫切除术。手术可经腹、经阴道或宫腔镜及腹腔镜下手术。遵医嘱做好术前准备和术后护理，术后要特别注意阴道有无出血，出血的量及性质，手术治疗护理参见相关章节（妇科手术患者的护理）。

3. 病情观察

（1）阴道出血 观察患者的面色和监测生命体征，了解有无乏力、头晕、心悸等症状。记录患者阴道出血的时间、量、颜色和性状，正确评估阴道出血量。遵医嘱止血、输血。

（2）腹痛 注意有无腹痛，腹痛部位、程度及性质，有无体温升高征象，有异常及时协助医生处理。

4. 心理护理　详细评估患者和家属对疾病的认知，认真倾听患者和家属的意愿。为患者讲解疾病知识，告知子宫肌瘤是良性病变。对症状重，需手术者，应让患者及家属了解治疗的必要性，消除切除子宫会影响性生活、失去女性特征的错误认识，增强信心，配合治疗。

5. 健康教育

（1）宣传子宫肌瘤的有关知识，指导患者正确使用性激素，增强妇女自我保健意识，定期接受妇科检查，做到预防为主，有病早治。

（2）随访观察治疗者，指导其定期复查，如有出现阴道出血、下腹痛等异常表现应及时就诊，防止恶变，并根据病情变化调整治疗方案。

（3）手术治疗者，1 个月后到门诊复查康复情况，术后 3 个月内禁止性生活，不做重体力劳动。行肌瘤剔除术的病例术后仍有复发机会，因此需告知患者术后还需随诊，遵医嘱避孕。

二、子宫内膜癌

案例

患者，女，61 岁。已绝经 10 年，出现少量阴道流血就诊，已在当地医院门诊行诊断性刮宫，病理回报：子宫内膜腺癌。体格检查：生命体征正常，一般情况良好。妇科检查：外阴老年型；阴道通畅，有血迹；宫颈光滑，大小正常；子宫体前位，稍饱满，活动，无压痛；双附件区未扪及包块。入院诊断：子宫内膜癌。

请思考：

1. 子宫内膜癌的高危因素有哪些？

2. 如何运用护理程序对子宫内膜癌患者实施护理？

子宫内膜癌（endometrial carcinoma）是指发生于子宫内膜的一组上皮性恶性肿瘤，以来源于子宫内膜腺体的腺癌为主。平均发病年龄 60 岁。是女性生殖器三大恶性肿瘤之一。

流行病学调查显示，子宫内膜癌发病和地域有一定关系。北美和北欧地区发病较高，亚洲、中南美洲地区相对较低。我国城市的发病明显多于乡村。随着人类寿命延长、激素补充疗法的运用和诊断技术的提高等因素，近年来子宫内膜癌的发病率在世界范围内呈上升趋势，

【病因】

子宫内膜癌的确切病因仍不清楚。目前认为子宫内膜癌有两种发病类型。Ⅰ型是雌激素依赖型，长期持续雌激素刺激，缺乏孕激素拮抗，发生子宫内膜增生症，继而癌变。患者较年轻，常伴肥胖、不孕或不育、晚绝经、糖尿病、高血压或伴不排卵性疾病等。此类型肿瘤分化较好，预后较好。Ⅱ型是非雌激素依赖型，发病与雌激素无明显关系，患者多见于老年体瘦妇女，肿瘤恶性度高，分化差，预后不良。

约 10% 的子宫内膜癌还与遗传有关，其中关系最密切的遗传症候群是 Lynch 综合征，也称遗传性非息肉性结直肠癌综合征，是一种由错配修复基因缺陷引起的常染色体显性遗

传病，具有较高的癌症发生倾向。

【病理】

1. 巨检

（1）弥散型　子宫内膜大部分或全部为癌组织侵犯，癌灶突向宫腔呈不规则菜花样，较少浸润肌层，晚期可侵犯深肌层或子宫颈。

（2）局灶型　癌灶局限于宫腔某部，多见于宫腔底部或宫角，呈息肉或小菜花状，易出血。极早期很小很浅的癌灶有时可在诊刮时除去。局灶型癌灶易侵犯肌层，晚期可扩散于整个宫腔。

2. 镜检　显微镜下病理类型可分为：内膜样腺癌、腺癌伴鳞状上皮分化、浆液性癌、黏液性癌和透明细胞癌。其中子宫内膜样腺癌最多见（占80%～90%），根据腺癌分化程度可分为高分化（G1）、中分化（G2）、低分化（G3），分化级别越高，恶性程度越高。

【转移途径】

多数子宫内膜癌生长缓慢，病变局限于子宫内膜或宫腔内时间较长。部分特殊病理类型和低分化腺癌可发展很快，短期内出现转移。其主要转移途径是直接蔓延和淋巴转移。当癌灶浸润至深肌层、扩散至子宫颈或癌组织分化不良时，易早期发生淋巴转移。晚期可经血行转移至肺、肝、骨等处。

【分期】

子宫内膜癌分期采用国际妇产科联盟（FIGO，2009）修订的手术－病理分期（表4－3）。不进行手术者可采用临床分期（FIGO，1971年）。

表4－3　子宫内膜癌手术－病理分期（FIGO，2009）

FIGO分期	肿瘤范围
Ⅰ期	肿瘤局限于子宫体
ⅠA	肿瘤浸润深度<1/2肌层
ⅠB	肿瘤浸润深度≥1/2肌层
Ⅱ期	肿瘤侵犯子宫颈间质，但无宫体外蔓延
Ⅲ期	肿瘤局部和（或）区域的扩散
ⅢA	肿瘤累及子宫浆膜层和（或）附件
ⅢB	阴道和（或）宫旁受累
ⅢC	盆腔和（或）腹主动脉旁淋巴结转移
ⅢC1	盆腔淋巴结阳性
ⅢC2	腹主动脉旁淋巴结阳性伴（或不伴）盆腔淋巴结阳性
Ⅳ期	肿瘤侵犯膀胱和（或）直肠黏膜，和（或）有远处转移
ⅣA	肿瘤侵犯膀胱和（或）直肠黏膜
ⅣB	远处转移，包括腹腔内和（或）腹股沟淋巴结转移

【护理评估】

（一）健康史

根据子宫内膜癌的特点，重点询问有无子宫内膜癌的高危因素，如患者年龄、肥胖程度、婚育史、绝经情况，有无长期持续应用雌激素治疗及其用药情况，有无糖尿病、高血压等病史，有无癌家族史。了解发病经过，诊治过程及目前机体的反应等。

（二）身心状况

1. 症状　子宫内膜癌患者早期无明显症状，病程较长，发生转移较晚，病情发展后多表现为：

> **考点提示**
>
> 子宫内膜癌最常见的症状及尚未绝经者的临床表现。

（1）阴道流血　绝经后阴道流血是本病最突出的症状，90%以上患者有阴道流血症状，绝经时间愈长，发生内膜癌的概率愈高。尚未绝经者常表现为月经量增多，经期延长或月经紊乱。

（2）阴道排液　多为浆液性或血性阴道排液，合并感染者则有脓性或脓血性排液，有恶臭。部分患者因此而就诊。

（3）疼痛　当癌灶在子宫下段或侵犯子宫颈管时，可能因引流不畅，形成宫腔积血或积脓，出现下腹胀痛及痉挛性疼痛。病变晚期，肿瘤浸润周围组织或压迫神经丛，可引起持续下腹、腰骶部及下肢疼痛。

（4）其他　晚期癌症患者常表现为消瘦、贫血、恶病质等。

2. 体征

（1）全面查体　注意有无糖尿病、高血压、心血管及肺部疾病。

（2）妇科检查　早期多无异常发现。随病情发展，可有子宫增大；偶见癌组织自子宫颈口脱出，质脆，触之易出血；合并积脓者，子宫增大明显，极软；癌灶向周围组织浸润时，子宫固定或在宫旁可扪及不规则结节状物。

3. 辅助检查

（1）诊断性刮宫　是确诊或排除子宫内膜癌的重要方法。组织学检查是子宫内膜癌的确诊依据。为明确子宫内膜癌是否累及子宫颈管，或为鉴别子宫内膜癌和子宫颈管腺癌，应行分段诊刮。分段诊刮是先用小刮匙环刮子宫颈管，再刮宫腔内膜，刮出的组织应注明部位，分瓶标记送病理检查。

> **考点提示**
>
> 早期确诊子宫内膜癌最常用的方法。

（2）宫腔镜检查　可直视宫腔和宫颈管内病灶生长情况，并可对可疑部位进行组织活检，避免常规诊刮的漏诊，提高宫腔内膜病变诊断的准确性。

（3）B超检查　经阴道B型超声检查可了解子宫大小、宫腔占位和子宫肌层的关系、内膜厚度、附件肿物大小及性质，结合对于血流的观察有助于子宫内膜癌的诊断，为首选的无创辅助检查方法。

（4）其他　还可结合细胞学检查、淋巴造影、CT、MRI及血清CA125检查以助诊断。

4. 社会心理状况　子宫内膜癌好发于老年妇女，患者及其家属可因文化程度、对疾病的了解程度、病情、经济状况以及家庭情况的差异，对疾病的反应各不相同，且此年龄阶段妇女在物质和精神状态方面均不处于人生最佳时期，精神上往往有较强的失落感，疾病又增加了患者的心理应激，部分患者表现严重的焦虑。

【护理问题】

1. 焦虑　与需住院、接受的诊治及担心疾病影响生命有关。

2. 知识缺乏 缺乏有关子宫内膜癌防治、预后的相关知识。

【护理目标】

（1）患者主动参与诊治过程，焦虑消失或减轻。

（2）患者获得有关子宫内膜癌防治、预后的相关知识。

【护理措施】

1. 一般护理

（1）睡眠与饮食　为患者提供安静、舒适的睡眠环境，嘱患者卧床休息，注意保暖；鼓励患者进高蛋白、高热量、高维生素、足够矿物质和易消化饮食。进食不足或全身营养状况极差者，应遵医嘱经静脉补充营养。

（2）疼痛护理　患者感觉疼痛时，协助其选择自感舒适的体位如侧卧、侧俯卧位，教患者做深呼吸；疼痛剧烈时，应遵医嘱给予镇静止痛剂。

（3）预防感染　保持会阴清洁干燥，指导患者使用会阴垫，便器床旁隔离消毒，防止交互感染。阴道排液多时，应取半卧位。严密观察患者体温、腹痛、手术切口和血象变化，发现感染征象及时报告医生，并遵医嘱使用抗生素和其他药物。

2. 治疗配合 治疗原则：根据癌变累及的范围、组织学类型及患者全身情况等选定适宜的治疗方案。早期病例以手术治疗为主，晚期采用手术、放疗及药物（化学药物及激素）等综合治疗。

（1）手术治疗患者的护理　手术治疗是子宫内膜癌首选的治疗方法，应做好有关术前准备，提供高质量的术后护理。术后发生感染时可致残端出血，需严密观察并记录出血情况，出血期间患者应减少活动。

（2）放疗患者的护理　放疗是治疗子宫内膜癌的有效方法之一，也是术后重要的辅助治疗，可明显降低局部复发，提高生存率。为患者解释放疗的目的、方法、注意事项和副作用的防护。

（3）孕激素治疗患者的护理　对晚期或复发癌、极早期要求保留生育功能的年轻患者，可采用高效、大剂量、长疗程的孕激素治疗，如醋酸甲羟孕酮口服200～400mg/d；己酸孕酮500mg，肌内注射每周2次。治疗时应告知患者用药时间长，因此患者需要耐心地配合治疗。同时告诉患者药物长期使用可能出现的副反应有水钠潴留、浮肿、药物性肝炎等，停药后会逐渐缓解，不必紧张。

（4）抗雌激素制剂治疗患者的护理　采用抗雌激素制剂治疗时，告知患者可能出现潮热、畏寒及急躁等类似围绝经期综合征的表现，症状严重者，应及时报告医生，对症处理。

（5）化疗患者的护理　为晚期或复发子宫内膜癌综合治疗方案之一，也可用于术后有复发高危因素患者的治疗以期减少盆腔外转移。

3. 心理护理 评估患者的经济状况、社会支持系统、患者和及其家属对疾病的心理反应。鼓励家属多陪伴患者，相互沟通；引导同室患者之间相互关心，帮助减轻患者的焦虑，有利于身心恢复；向患者和家属介绍治疗方法及效果，使患者解除顾虑，增强信心，主动与医护人员配合，共同完成治疗。

4. 健康教育

（1）普及防癌知识，定期行防癌检查　重视绝经后妇女阴道流血或围绝经期妇女月经紊乱的诊治。重视高危患者的随访，加强对 Lynch 综合征妇女的监测。注意高危因素，正确掌握雌激素应用指征，加强用药期间的监护。

（2）定期随访　子宫内膜癌75% ~95%复发在术后2 ~3 年内。告诉患者完成治疗后应定期随访，及时发现异常情况，确定处理方案。随访时间：一般术后2 ~3 年内，每3 个月随访1 次；3 年后每6 个月1 次，5 年后每年1 次。随访内容：详细询问病情，行妇科检查、阴道细胞学涂片检查、胸片及肿瘤标志物等检查，并根据患者康复情况调整随访时间。

（3）子宫内膜癌根治术后、服药或放疗后，患者可能出现阴道分泌物减少、性交痛等症状，指导患者使用局部润滑剂可增进性生活舒适度。

三、子宫肉瘤

子宫肉瘤（uterine sarcoma）少见，占子宫恶性肿瘤的2% ~4%，占生殖道恶性肿瘤的1%。来源于子宫肌层、肌层内结缔组织和子宫内膜间质，也可继发于子宫平滑肌瘤。好发于40 ~60 岁妇女。恶化程度高，大多数预后极差。

【组织发生及病理】

根据不同的组织来源，主要有3 种类型。

1. 子宫平滑肌肉瘤（leiomyosarcoma，LMS）　最常见，占45%，易发生盆腔血管、淋巴结及肺转移。子宫平滑肌肉瘤分为原发性和继发性两种。原发性平滑肌肉瘤来自子宫肌层或肌壁间血管壁平滑肌组织，呈弥漫性生长，与子宫壁无明显界限，无包膜。继发性平滑肌肉瘤是原有的平滑肌瘤恶变，其预后较原发性好。切面呈鱼肉状，典型的旋涡结构消失，镜下见瘤细胞呈梭形，大小不一，排列紊乱，核异型，染色质深，核仁明显，核分裂象 >5/10HP。

2. 子宫内膜间质肉瘤（endometrial stromal sarcoma，ESS）　来自子宫内膜间质细胞，分为3 类。

（1）子宫内膜间质结节　病灶局限于子宫，边界清，质硬，无浸润。核分裂象（小于5/10HP）。

（2）子宫内膜间质肉瘤　既往称为低度恶性子宫内膜间质肉瘤，有宫旁组织转移倾向，较少发生淋巴及肺转移，复发时间一般在初始治疗后5 年。大体见子宫球状增大，有多发的颗粒样或小团状突起，质如橡皮富有弹性。切面见瘤组织呈息肉状或结节状，有时长蒂的息肉可达宫颈口外。镜下见子宫内膜间质细胞侵入肌层肌束间，细胞大小一致，细胞质少，核分裂象少（小于10/10HP）。

（3）高度或未分化子宫内膜肉瘤　恶性程度较高，预后差。肿瘤多发生于子宫底部，向腔内突起呈息肉状，质软、脆，常有出血坏死。切面灰黄色，鱼肉状，当浸润肌层时肌壁呈局限性或弥漫性增厚。镜下见瘤细胞分化差，大小不一，核深染，异型性明显，核分裂象多（大于10/10HP）。

3. 上皮和间叶混合性肉瘤　由上皮和间叶两种成分组成的恶性肿瘤。根据上皮成分的良恶性，又分为腺肉瘤（adenosarcoma）和癌肉瘤（carcinosarcoma）。

【转移途径】

主要有3 种：血行播散、直接浸润和淋巴结转移。

【临床分期】

子宫肉瘤的临床分期采用国际妇产科联盟（FIGO，2009）制定的手术病理分期（表4－4）。

表4－4　子宫肉瘤手术病理分期（FIGO，2009年）

1. 子宫平滑肌肉瘤	
Ⅰ期	肿瘤局限于子宫体
ⅠA	肿瘤≤5cm
ⅠB	肿瘤＞5cm
Ⅱ期	肿瘤侵及骨盆
ⅡA	附件受累
ⅡB	子宫外盆腔内组织受累
Ⅲ期	肿瘤侵及腹腔组织（不包括子宫肿瘤突入腹腔）
ⅢA	一个病灶
ⅢB	一个及以上病灶
ⅢC	盆腔淋巴结和（或）腹主动脉旁淋巴结转移
Ⅳ期	膀胱和（或）直肠或有远处转移
ⅣA	肿瘤侵及膀胱和（或）直肠
ⅣB	远处转移
2. 子宫内膜间质肉瘤和腺肉瘤	
Ⅰ期	肿瘤局限于子宫体
ⅠA	肿瘤局限于子宫内膜或宫颈内膜、无肌层浸润
ⅠB	肌层浸润≤1/2
ⅠC	肌层浸润＞1/2
Ⅱ期	肿瘤侵及骨盆
ⅡA	附件受累
ⅡB	子宫外盆腔内组织受累
Ⅲ期	肿瘤侵及腹腔组织（不包括子宫肿瘤突入腹腔）
ⅢA	一个病灶
ⅢB	一个及以上病灶
ⅢC	盆腔淋巴结和（或）腹主动脉旁淋巴结转移
Ⅳ期	膀胱和（或）直肠或有远处转移
ⅣA	肿瘤侵及膀胱和（或）直肠
ⅣB	远处转移
3. 癌肉瘤	癌肉瘤分期同子宫内膜癌分期

【护理评估】

（一）健康史

询问患者的年龄，既往病史，如子宫肌瘤或肿瘤盆腔放疗史。了解患者近期身体有无消瘦、疲乏，阴道有无异常出血，阴道分泌物有无异味，诊治经过。

（二）身心状况

1. 症状　无特异性。子宫肉瘤早期症状不明显，病情发展后可出现以下症状。

（1）阴道不规则流血　最常见，量多少不等。

（2）腹痛　肉瘤增长迅速，子宫短期内增大明显可引起腹痛，或因瘤体内坏死、出血、子宫肌壁破裂引发急性腹痛。

（3）腹部包块　患者自诉下腹部增大明显。

（4）压迫症状　肿物较大时可压迫膀胱或直肠，出现尿频、尿潴留、便秘等症状。若压迫盆腔则影响下肢静脉和淋巴回流，可引起下肢水肿。

（5）其他　晚期患者出现恶病质及肺、脑转移等相应症状。

2. 体征　子宫增大，外形不规则。子宫内膜间质肉瘤可表现为宫颈口有肿物脱出，易出血，合并感染后有坏死及脓性分泌物。晚期肿瘤盆腔扩散，可累及肠管及腹腔，但是腹腔积液不常见。

3. 辅助检查　阴道彩色多普勒超声检查可初步鉴别子宫肉瘤和子宫肌瘤，诊断性刮宫是早期诊断子宫肉瘤的方法之一，确诊的依据是组织病理学检查。B 型超声、CT、MRI 等对判断子宫肿物的大小、位置以及性质有帮助。

4. 社会心理状况　因大多数子宫肉瘤预后差，对患者和家属造成很大的心理压力，表现出对治疗失去信心，情绪悲观低落。

【护理问题】

1. 恐惧　与害怕手术、死亡有关。

2. 营养失调：低于机体需要量　与阴道出血或手术、放化疗引起食欲下降、摄入减少有关。

【护理目标】

（1）患者恐惧感消失或减轻，能主动配合治疗。

（2）患者能主动进食，营养失调改善。

【护理措施】

1. 一般护理　提供安静、舒适的睡眠环境。加强营养，给予高热量、高蛋白质、高维生素的饮食。

2. 治疗配合　治疗原则：以手术为主，辅于放疗和化疗。按妇科手术常规进行护理。

3. 心理护理　与患者多交流，了解患者的内心感受，和对疾病及有关诊治过程的认识程度。向患者介绍可能出现的不适和应对措施，缓解患者的恐惧，增强其治疗的信心，主动配合诊治。

4. 健康教育

（1）普及防癌知识　大力宣传定期进行防癌检查的重要性。注意子宫肉瘤高危人群的检查。对于围绝经期月经紊乱及绝经后出现不规则阴道流血者，要尽早进行必要的检查排除子宫肉瘤的可能，若确诊应及时接受正规治疗。

（2）定期随访　告知患者及家属子宫肉瘤的复发率高，出院后应定期随访，发现异常情况，及时就诊。随访时间：术后每 3 ~ 6 个月一次，重视肺部 X 线或 CT 检查。

扫码“学一学”

第四节　卵巢肿瘤

案 例

患者，女，19 岁，未婚，学生。因“突发下腹痛半日”入院。患者当日晨跑结束后突感右下腹疼痛，呈持续性，并进行性加剧，伴恶心、呕吐，急诊入院。平素月经规律，末次月经为 8 日前。否认性生活史。体格检查：生命体征正常，腹平，腹肌紧张，右下腹隐约扪及一包块，压痛明显。肛－腹诊：子宫正常大小，质中、无压痛、活动；子宫右后方触及囊实性包块 9cm×8cm，边界尚清，表现欠光滑，压痛明显，活动度欠佳。B 超提示右附件区囊性肿物。入院诊断：右侧卵巢肿瘤合并蒂扭转。

请思考：

1. 如何鉴别卵巢良性与恶性肿瘤？
2. 卵巢肿瘤常见的并发症与相应的临床表现有哪些？

卵巢肿瘤（ovarian tumor）是常见的妇科肿瘤，可发生于任何年龄。卵巢肿瘤有良性、恶性及交界性之分。卵巢恶性肿瘤是女性生殖器官三大恶性肿瘤之一，次于子宫颈癌和子宫内膜癌。卵巢位居盆腔深部，早期病变不易发现，晚期病例又缺乏有效的治疗手段，因此其死亡率居妇科恶性肿瘤首位。近 20 年来，随着有效化疗方案的应用，卵巢恶性生殖细胞肿瘤的治疗效果有了明显的提高，但卵巢上皮性癌的死亡率却仍居妇科恶性肿瘤首位，严重威胁妇女生命和健康。

【病因】

卵巢肿瘤的发病可能与遗传、环境和内分泌等因素有关。流行病学资料和临床观察显示：不同的恶性卵巢肿瘤年龄分布有很大差异，如卵巢上皮性肿瘤 40 岁以上发病率迅速增长，而生殖细胞肿瘤主要发生在年轻女性；部分患者有家族史，如母亲或姐妹中有卵巢癌、乳腺癌，本人患卵巢癌的危险性增高；未产、不孕、初潮早和绝经迟等均是卵巢癌的危险因素。

【病理】

卵巢组织成分复杂，是全身各脏器原发肿瘤类型最多的器官。不同类型卵巢肿瘤的组织学结构和生物学行为存在很大差异。目前普遍采用世界卫生组织 2003 年制定的卵巢肿瘤组织学分类（表 4－5）。

表 4－5　卵巢肿瘤组织学分类（WHO，2003，部分内容）

1. 上皮性肿瘤	浆液性肿瘤 黏液性肿瘤 子宫内膜样肿瘤 透明细胞肿瘤 移行细胞肿瘤 鳞状细胞肿瘤 混合性上皮性肿瘤 未分化和未分类肿瘤	良性、交界性、恶性

续表

- 2. 性索间质肿瘤
  - 颗粒细胞－间质细胞肿瘤
    - 颗粒细胞瘤
    - 卵泡膜细胞瘤－纤维瘤
  - 支持细胞－间质细胞肿瘤（睾丸母细胞瘤）
  - 混合性或未分类的性索间质肿瘤
  - 类固醇细胞肿瘤
- 3. 生殖细胞肿瘤
  - 无性细胞瘤
  - 卵黄囊瘤
  - 胚胎性癌
  - 多胎瘤
  - 非妊娠性绒毛膜癌
  - 畸胎瘤
    - 未成熟型
    - 成熟型
      - 实性
      - 囊性
        - 皮样囊肿
        - 皮样囊肿恶变
    - 单胚性和高度特异性（卵巢甲状腺肿和类癌）
  - 混合型
- 4. 转移性肿瘤

卵巢肿瘤结构复杂，以下介绍常见卵巢肿瘤的病理特点。

1. 上皮性肿瘤　最常见的卵巢肿瘤，占原发性卵巢肿瘤的50%～70%，占卵巢恶性肿瘤的85%～90%。多见于中老年妇女。肿瘤来源于卵巢表面的生发上皮。卵巢上皮性肿瘤分为良性、交界性和恶性。交界性肿瘤是一种低度恶性潜能肿瘤。临床表现为生长缓慢、转移率低及复发迟。

（1）浆液性囊腺瘤　约占卵巢良性肿瘤的25%，肿瘤多为单侧、球型、大小不等，囊性，囊内充满淡黄清澈液体。肿瘤可分为单纯性及乳头状两型，前者单房多见，囊壁光滑；后者常为多房，内有乳头状物。镜下见囊壁为纤维结缔组织，内衬单层立方形或柱状上皮，间质内见砂粒体。

（2）浆液性囊腺癌　最常见的卵巢恶性肿瘤，占卵巢上皮性癌的75%。多为双侧，体积较大，囊实性，囊壁有乳头生长，囊液混浊，有时呈血性。镜下见囊壁上皮明显增生，复层排列。癌细胞为立方形或柱状，细胞异型明显，并向间质浸润。肿瘤生长速度快，预后差，5年存活率仅20%～30%。

（3）黏液性囊腺瘤　约占卵巢良性肿瘤的20%，多为单侧多房，肿瘤表面光滑，灰白色，体积较大或巨大。囊液呈胶冻样。镜下见囊壁为纤维结缔组织，内衬单层高柱状上皮，产生黏液。有时可见杯状细胞及嗜银细胞。少数黏液性瘤瘤壁破裂时，黏液性上皮种植在腹膜上继续生长，并分泌黏液，形成腹膜黏液瘤，一般不浸润脏器实质。恶变率为5%～10%。

（4）黏液性囊腺癌　约占卵巢上皮性癌的20%。多为单侧，瘤体较大，囊壁可见乳头或实质区，囊液浑浊或血性。镜下见腺体密集，间质较少，腺上皮超过三层，细胞异型明显，并有间质浸润。预后较浆液性囊腺癌好，5年存活率为40%～50%。

2. 性索间质肿瘤　占卵巢肿瘤的4.3%～6%。来源于原始性腺中的性索及间质组织，常有内分泌功能，故又称为卵巢功能性肿瘤。

（1）颗粒细胞瘤　分为成人型和幼年型。

1）成人型颗粒细胞瘤　属低度恶性肿瘤，可发生于任何年龄，45~55岁为发病高峰。肿瘤能分泌雌激素，青春期前患者可出现性早熟，生育年龄患者可出现月经紊乱，绝经后妇女常以子宫异常出血为首发症状，常合并子宫内膜增生，甚至癌变。肿瘤多为单侧，圆形或椭圆形，呈分叶状，表面光滑，实性或部分囊性；切面组织脆而软，伴出血坏死灶。预后较好，5年生存率达80%以上，但远期复发率高。

2）幼年型颗粒细胞瘤　罕见，但恶性度极高，主要发生在青少年，多为单侧。

（2）卵泡膜细胞瘤　常与颗粒细胞瘤合并存在。良性多为单侧，大小不一，质硬，表面光滑，实性。有内分泌功能。镜下见瘤细胞呈短梭形，胞质富含脂质，细胞交错排列呈旋涡状。恶性较少见，瘤细胞可直接浸润邻近组织，并发生远处转移，预后较卵巢上皮性癌好。

（3）纤维瘤　较常见的卵巢良性肿瘤，多见于中年妇女。肿瘤多为单侧性，中等大小，表面光滑或结节状，切面灰白色，实性，坚硬。镜下见有胶原纤维的梭形瘤细胞组成，排列呈编织状。纤维瘤伴有胸腔积液或腹腔积液，称梅格斯综合征，手术切除肿瘤后，胸腔积液、腹腔积液自行消失。

3. 生殖细胞肿瘤　占卵巢肿瘤的20%~40%。肿瘤来源于原始生殖细胞的一组肿瘤。多发生于年轻妇女及幼女，除成熟畸胎瘤外，多为恶性。

（1）畸胎瘤　由多胚层组织构成，其恶性程度与组织分化程度有关，肿瘤组织大部分为成熟，少部分未成熟，多数为实性，少数为囊性。

1）成熟畸胎瘤　又称皮样囊肿，为良性肿瘤，约占畸胎瘤的95%以上。可发生于任何年龄，以20~40岁居多。肿瘤多为单侧，中等大小，圆形或卵圆形，壁光滑，囊腔内充满油脂和毛发，有时可见牙齿或骨质。肿瘤可含外、中、内胚层组织，任何一种组织成分均可恶变、形成各种恶性肿瘤。成熟囊性畸胎瘤恶变率为2%~4%，多发生于绝经后妇女。

2）未成熟畸胎瘤　为恶性肿瘤，占卵巢畸胎瘤的1%~3%。好发于青少年，平均年龄11~19岁，复发率及转移率均高。肿瘤常为单侧性，体积较大。恶性的程度因未成熟组织所占比例、分化程度及神经上皮含量而定。复发后再次手术，可见到未成熟肿瘤组织向成熟转化，称之为恶性程度的逆转现象。

（2）无性细胞瘤　为中等恶性的实质性肿瘤，占卵巢恶性肿瘤的5%。好发于青春期及生育期妇女。肿瘤单侧多见，右侧多于左侧，中等大小，表面光滑。镜下见圆形或多角形大细胞，核大，胞质丰富，瘤细胞呈片状或条索状排列，间质中常有淋巴细胞浸润。肿瘤对放疗敏感，5年内存活率可达90%。

（3）卵黄囊瘤　又名内胚窦瘤，较罕见。多见于儿童及年轻妇女。肿瘤单侧多见，部分囊性，体积较大，易破裂。镜下见疏松网状和内胚窦样结构。瘤细胞扁平、立方、柱状或多角形，产生甲胎蛋白（AFP），故测定患者血清中AFP浓度可作为诊断和治疗时的重要指标。内胚窦瘤恶性程度高，生长迅速，易早期转移，预后差，5年内存活率仅为13%。但该肿瘤对化疗十分敏感，现经手术及联合化疗后，预后有所改善。

4. 转移性肿瘤　卵巢转移性肿瘤占卵巢肿瘤的5%~10%。体内任何部位，如乳腺、肠、胃、生殖道和泌尿道等的原发性癌均可能转移到卵巢。如库肯勃瘤，即印戒细胞癌，是一种特殊的卵巢转移性腺癌，原发部位在胃肠道，镜下见典型的印戒细胞，能产生黏液，周围是结缔组织或黏液瘤性间质，恶性程度高。大部分卵巢转移性肿瘤治疗效果不佳，预后差。

【转移途径】

卵巢恶性肿瘤主要的转移途径是直接蔓延、腹腔种植和淋巴转移，血行转移少见，晚期患者可由血道转移至肝、肺及脑等器官。卵巢恶性肿瘤的转移特点：外观局限的肿瘤，却在腹膜、大网膜、腹膜后淋巴结、横膈等部位已有广泛微转移。

【临床分期】

卵巢恶性肿瘤分期采用国际妇产科联盟（FIGO）的手术－病理分期（表4－6）。

表4－6　卵巢癌的手术病理分期（FIGO，2014年）

期别	肿瘤范围
Ⅰ期	肿瘤局限于卵巢或输卵管
ⅠA	肿瘤局限于一侧卵巢（包膜完整），卵巢表面没有肿瘤；腹腔积液或腹腔冲洗液中没有恶性细胞
ⅠB	肿瘤局限于双侧卵巢（包膜完整），卵巢表面没有肿瘤；腹腔积液或腹腔冲洗液中没有恶性细胞
ⅠC	肿瘤局限于一侧或双侧卵巢，有如下情况之一：包膜破裂；或卵巢表面出现肿瘤；腹腔积液或腹腔冲洗液中出现恶性细胞
Ⅱ期	肿瘤累及一侧或双侧卵巢，伴有盆腔转移（在骨盆入口平面以下）或原发性腹膜癌
ⅡA	肿瘤蔓延至和（或）种植于子宫和（或）输卵管和（或）卵巢
ⅡB	肿瘤蔓延至其他盆腔组织
Ⅲ期	肿瘤累及一侧或双侧卵巢，伴有细胞学或组织学确认的盆腔外腹膜播散，和（或）转移至腹膜后淋巴结
ⅢA	腹膜后淋巴结转移，伴有或不伴有盆腔外镜下腹膜受侵
ⅢB	肉眼见盆腔外腹膜转移瘤最大直径≤2cm，伴有或不伴腹膜后淋巴结转移
ⅢC	肉眼见盆腔外腹膜转移瘤最大直径＞2cm，伴有或不伴腹膜后淋巴结转移
Ⅳ期	远处转移
ⅣA	胸腔积液形成，细胞学阳性
ⅣB	转移至腹腔外脏器

【护理评估】

（一）健康史

询问患者年龄，有无高胆固醇饮食习惯，评估有无发病的高危因素，包括患者婚育史、有无癌家族史、其他肿瘤疾病史（如乳腺癌、胃肠道癌等）及其诊治情况。了解患者病程长短、症状及诊治经过等。

（二）身心状况

1. 症状　卵巢肿瘤患者早期常无症状，常因其他原因做妇科检查偶然发现，部分患者可有轻度的胃肠道反应，腹胀、食欲减退等。常见的症状如下。

（1）腹部不适感　卵巢癌在早期可出现腹腔积液，或因肿瘤增大影响肠蠕动而引起腹部不适或腹胀。

（2）腹部包块　部分患者自觉腹围增大或自行触及下腹包块。

(3) 压迫症状　肿块伴腹腔积液者可引起压迫症状，压迫膀胱、直肠，可有尿急、尿频、排尿困难、肛门坠胀及大便改变等；横膈抬高可引起呼吸困难，不能平卧，心悸；影响下肢静脉回流，可引起腹壁及下肢水肿。

(4) 月经紊乱及内分泌症状　有内分泌功能的肿瘤可导致月经紊乱、不规则阴道流血或绝经后阴道流血。功能性卵巢恶性肿瘤如颗粒细胞瘤，可产生过多的雌激素，而引起性早熟；睾丸母细胞瘤可产生过多的雄激素而引起男性化的表现。

(5) 其他　当肿瘤迅速生长，使患者营养不良及体力消耗，出现贫血、体重下降等恶病质的现象，是卵巢恶性肿瘤的晚期症状。

2. 体征　早期肿瘤小，不易发现。当肿瘤增大或出现明显症状时，妇科检查发现子宫旁一侧或双侧囊性或实性包块，表面光滑或高低不平，活动或固定。

3. 卵巢良性肿瘤和恶性肿瘤的鉴别　见表4－7。

表4－7　卵巢良性肿瘤和恶性肿瘤的鉴别

鉴别项目	良性肿瘤	恶性肿瘤
病史	病程长，逐渐增大	病程短，迅速增大
体征	多为单侧，囊性，表面光滑，活动，多无腹腔积液	多为双侧，实性或囊实性，表面不规则，固定，后穹隆实性结节或包块，常有腹腔积液，多为血性，可查到癌细胞
一般情况	良好	逐渐出现恶病质
超声检查	为液性暗区，有间隔光带，边界清晰	液性暗区内有杂乱光团、光点，界限不清

4. 并发症

(1) 蒂扭转　是妇科常见急腹症。易发生于瘤蒂长、活动度大、中等大小及重心偏于一侧的肿瘤，如成熟畸胎瘤。卵巢肿瘤的蒂由骨盆漏斗韧带、卵巢固有韧带和输卵管组成(图4－4)。常在患者体位突然改变或妊娠期、产褥期子宫大小和位置的改变时促发蒂扭转。典型临床表现为突然发生一侧下腹剧痛，常伴有恶心、呕吐，甚至休克。盆腔检查可触及张力较大的肿块，压痛以蒂处最明显，并有肌紧张。有时不全扭转可自然复位，腹痛随之缓解。

(2) 破裂　卵巢肿瘤破裂有外伤性及自发性两种。外伤性破裂可由于腹部重创、性生活、盆腔检查及穿刺后等所致；自发性破裂则因肿瘤生长过速、肿瘤浸润性生长穿破囊壁引起。患者症状轻重取决于破裂口大小及流入腹腔的囊液量和性质。轻者仅感轻度腹痛，重者剧烈腹痛伴恶心、呕吐、休克，腹部检查有腹膜刺激征表现。

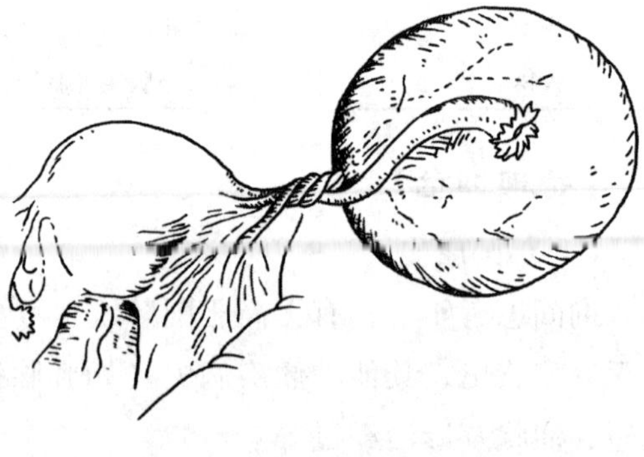

图4－4　卵巢肿瘤蒂扭转

(3) 感染　较少见，多因肿瘤扭转或破裂后引起，也可来源于邻近器官感染灶扩散，如阑尾脓肿。患者常表现为发热、腹痛、腹部压痛和反跳痛、肌紧张、腹部包块及白细胞计数升高等。

(4) 恶变　一旦发现肿瘤生长迅速尤其双侧性，应高度警惕恶变可能。

5. 辅助检查

(1) 影像学检查　超声检查是诊断卵巢肿瘤的重要手段，可判断肿瘤的部位、大小、形态、质地及有无腹腔积液，并提示肿瘤性质及与周围脏器的关系等。但直径＜1cm 的实性肿瘤不易测出。必要时可选择应用 CT、MRI、PET 等检查以助清楚显示肿瘤的形态及有无周围脏器转移。

（2）肿瘤标志物　肿瘤标志物是肿瘤细胞异常表达所产生的蛋白抗原或生物活性物质，可在患者的组织、血液或体液及排泄物中检测出，可助于肿瘤的诊断与监测。

1）血清 CA125　多数卵巢上皮性癌血清 CA125 水平高于正常值。

2）血清 AFP　测定对卵黄囊瘤有特异性诊断价值。

3）人绒毛膜促性腺激素（hCG）　对原发性卵巢绒癌有特异性。

4）性激素　颗粒细胞瘤、卵泡膜细胞瘤可产生较高水平的雌激素。

（3）细胞学检查　如腹水细胞学检查、肿瘤针吸细胞学检查及手术活体组织检查是确诊良恶性卵巢肿瘤的主要依据。

（4）腹腔镜检查　直接观察肿块外观和盆腔、腹腔及横膈等部位，在可疑部位进行多点活检，抽取腹水行细胞学检查。

6. 社会心理状况　患者心理反应因年龄、生育情况、疾病性质、家庭支持系统以及经济状况等而异。患者担心治疗效果差、担忧经济上难于承受、化疗的副反应大，也担心手术影响女性特征或影响夫妻感情。卵巢癌患者就诊时常已处于晚期，往往会产生濒临死亡的恐惧和绝望。患者盼望得到更多的关爱，患者和家属也迫切需要得到肿瘤疾病相关信息支持。

> **考点提示**
>
> “肿瘤之最”
>
> 子宫肌瘤：最常见的妇科良性肿瘤。
>
> 子宫颈癌：最常见的妇科恶性肿瘤。
>
> 卵巢癌：死亡率最高的妇科肿瘤。

【护理问题】

1. 焦虑　与发现盆腔包块，对预后的不可知有关。

2. 疼痛　与卵巢肿瘤扭转或压迫有关。

3. 营养失调：低于机体需要量　与卵巢恶性肿瘤的恶病质、化疗有关。

【护理目标】

（1）患者焦虑消失或减轻，了解疾病的转归，对预后对一定的心理准备，以积极的态度配合治疗和护理。

（2）患者疼痛消失或减轻。

（3）营养供给满足机体需要，患者血液检查相关指标正常。

【护理措施】

1. 一般护理

（1）营造良好环境　主动及时向患者介绍病房环境、规章制度，以及主管医护人员的情况。提供安静、舒适、整洁的环境，避免各种不良刺激。

（2）提供生活护理　对长期卧床患者应做好生活护理，保持患者皮肤、黏膜、衣物及床铺清洁干燥，协助其勤翻身。

（3）改善营养状况　指导家属配制可口食物，鼓励患者高蛋白、高维生素饮食。进食不足或消耗太多、全身营养情况极差且胃肠道症状明显，或伴有恶心、呕吐者，应遵医嘱经静脉补充营养。

2. 治疗配合 治疗原则：卵巢肿瘤一经确诊首选手术治疗。根据卵巢肿瘤的性质、患者的年龄和对生育的要求决定治疗方案。恶性卵巢肿瘤者以手术为主，辅以化疗和放疗的综合疗法。

（1）手术治疗患者的护理 做好术前准备，协助医生完成各种诊断性检查，做好相关解释工作，如行双侧附件切除保留子宫者，告知可有撤退性出血，不必紧张。术后加强腹腔引流管和尿管的护理。注意巨大卵巢肿瘤切除术后，应于腹部置沙袋压迫，防止腹压突然下降使腹腔内静脉扩张，回心血量骤减，引起血压下降、休克。

（2）化疗患者的护理 化疗为主要的辅助治疗方法，包括腹腔化疗和全身化疗。腹腔化疗优点在于药物直接作用于腹腔病灶，局部药物浓度明显高于血液浓度，副作用较全身用药轻。化疗前护士应认真配制腹腔灌注液，备好化疗所需物品，配合医生操作，安排好输液顺序。常用腹腔灌注药物为顺铂，同时需行静脉水化治疗，使每小时尿量达150ml。灌注完药物后，协助患者变换体位，使药物充分作用于全腹腔。严密观察记录患者的生命征变化，注意穿刺部位有无渗漏、出入量情况。

（3）放疗患者的护理 因肿瘤组织类型不同，对放疗敏感性不同。如无性细胞瘤对放疗最敏感，颗粒细胞瘤中度敏感，上皮性癌也有一定敏感性。放射治疗主要用于术前、术后的辅助治疗及晚期患者的姑息治疗。做好放疗前、放疗期间和放疗后的护理，注意观察放疗副反应，发现异常及时处理。

（4）腹水患者的护理 ①约2/3卵巢恶性肿瘤患者合并腹水，导致腹围增大，且常伴呼吸困难。指导患者采取半卧位，减轻呼吸困难；②保持皮肤清洁干燥，床铺平整，防止皮肤破溃、感染或发生压疮；③定期测量并记录体重及腹围，每日记录出入量；限制患者水钠摄入，指导其低钠饮食；应用利尿剂者，应注意监测电解质的变化；④需进行腹水引流的患者，备好腹腔穿刺用物，协助医生操作。根据患者情况，一般可引流3000ml左右，速度宜慢，避免腹压骤降。操作中，密切注意血压、脉搏、呼吸变化情况并观察腹水的性质。操作结束后可用腹带包扎，并记录腹水量、性质，观察有无不良反应等。按要求送检腹水；⑤腹腔穿刺放腹水后，应指导患者增加蛋白质的摄入量。

3. 病情观察 观察有无恶心、呕吐、腹痛等临床表现，警惕卵巢肿瘤并发症的发生，护士应及时配合医生完善有关检查及急诊手术的准备。

4. 心理护理 评估患者焦虑的程度及其应对压力的能力。护士应鼓励患者表达对疾病的感受，实事求是地分析现状，为其提供治疗信息。给予患者充分的家庭和社会支持，鼓励家属参与照顾患者，安排患者访问已康复的病友分享感受，增强治愈信心。

5. 健康教育

（1）定期随访 ①遵医嘱坚持治疗，按时复查。卵巢恶性肿瘤易复发，告诉患者术后应遵医嘱进行随访。随访时间：一般在治疗后第一年，每3个月随访一次；第2年后每4～6个月1次；第5年后每年1次。内容包括临床症状、体征、全身及盆腔检查；B超、CT、MRI检查；肿瘤标志物测定等。②出院期间如出现腹痛、阴道出血、异常分泌物及发热等情况应立即就医。

（2）加强高危因素的预防 提倡高蛋白、富含维生素A的饮食，避免高胆固醇食物。高危妇女可在医生指导下口服避孕药预防。

（3）开展普查普治 使广大妇女提高“三早（早发现、早诊断、早治疗）”的意识，

30 岁以上妇女每年进行妇科检查，高危人群每半年检查 1 次，以排除卵巢肿瘤。当发现小儿有性早熟或过早阴道流血，生育年龄妇女有闭经、月经紊乱、腹部包块、下腹痛等就应到医院检查，争取治疗时间。乳癌和胃肠癌患者治疗后也应严密随访，确定有无卵巢恶性肿瘤的发生。

（4）早期发现及处理　对疑卵巢瘤样病变者（滤泡囊肿和黄体囊肿最常见，多为单侧，壁薄，直径 <5cm），可暂行观察或口服避孕药 2～3 个月。若持续存在或增长，应及时就诊。

知识拓展

妊娠合并卵巢肿瘤

妊娠合并卵巢肿瘤较常见，以合并良性肿瘤居多，占妊娠合并卵巢肿瘤的 90%，如成熟囊性畸胎瘤及浆液性囊腺瘤，合并恶性肿瘤较少。患者若无并发症一般无明显症状。中期妊娠易并发肿瘤蒂扭转，晚期妊娠时肿瘤可引起胎位异常，分娩时肿瘤位置低者可阻塞产道致难产。妊娠时盆腔充血可使肿瘤迅速增大，并促使恶性肿瘤扩散。

妊娠合并卵巢良性肿瘤处理原则：妊娠早期发现者可待 12 周后手术，妊娠晚期发现者可待足月行剖宫产术，同时切除肿瘤；妊娠合并卵巢恶性肿瘤的处理原则同非妊娠者。

目标检测

选择题

A1/A2 型题

1. 筛查早期子宫颈癌最常用的方法是
   A. 窥器检查　B. 阴道镜检查
   C. 宫腔镜检查　D. 子宫颈细胞学检查
   E. 宫颈活体组织检查
2. 子宫颈癌根治术后可以拔除尿管的时间是术后
   A. 1～2 天　B. 3～4 天　C. 6～8 天
   D. 10～14 天　E. 2 周以后
3. 子宫内膜癌首选的治疗方法是
   A. 化疗　B. 手术治疗　C. 放射治疗
   D. 内分泌治疗　E. 免疫治疗
4. 易发生蒂扭转的卵巢肿瘤是
   A. 浆液性囊腺瘤　B. 黏液性囊腺瘤　C. 纤维瘤
   D. 颗粒细胞瘤　E. 成熟畸胎瘤
5. 卵巢肿瘤最常见的并发症是
   A. 肿瘤破裂　B. 盆腔感染　C. 蒂扭转
   D. 恶性变　E. 腹水

6. 56 岁妇女，绝经 8 年出现阴道不规则流血。妇检：宫颈光滑，阴道黏膜菲薄，宫体稍大，质软，活动良，双附件区未触及包块，无压痛。初步诊断子宫内膜癌，最支持诊断的体征为

A. 56 岁　　B. 绝经后阴道不规则流血
C. 宫体大　　D. 阴道黏膜菲薄
E. 宫颈光滑

7. 汪女士，45 岁，未婚，普查发现：子宫呈均匀性增大，如孕 6 周，质硬光滑，活动。追问病史：月经过多 4 ~5 年，且经期延长为 12 天，无痛经史。初步考虑子宫肌瘤。为明确诊断临床最常用的辅助检查为

A. X 线摄片　　B. 宫颈活体组织检查
C. 阴道脱落细胞检查　　D. B 超
E. 诊断性刮宫

8. 有一名左卵巢囊肿的患者住院等待手术期间，晚上在解大便后，突然感到左下腹持续疼痛，随后肿块逐渐增大，这一征象表明

A. 囊肿破裂　　B. 瘤蒂扭转　　C. 囊内出血
D. 囊内感染　　E. 恶变

X 型题

9. 有关子宫颈癌的早期防治措施，正确的是

A. 普及防癌知识　　B. 积极治疗宫颈疾患
C. 减少性生活　　D. 每 3 ~5 年进行宫颈刮片检查
E. 重视接触性出血者的追踪检查结果

10. 可以出现绝经后阴道流血症状

A. 子宫内膜癌　　B. 子宫颈癌
C. 萎缩性阴道炎　　D. 卵巢颗粒细胞瘤
E. 子宫肌瘤

扫码“练一练”

（陈顺萍）

第五章

妊娠滋养细胞疾病患者的护理

学习目标

知识要点

1. 掌握葡萄胎、妊娠滋养细胞肿瘤的护理评估和护理措施。
2. 熟悉妊娠滋养细胞疾病的概念、治疗原则和随访方法；化疗药物的副反应及护理措施；侵蚀性葡萄胎和绒癌的鉴别。
3. 了解滋养细胞疾病的分类、病因和病理。

技能要点

1. 能对妊娠滋养细胞疾病的患者实施整体护理。
2. 学会侵蚀性葡萄胎和绒毛膜癌的鉴别方法。
3. 能对妊娠滋养细胞疾病的患者进行健康教育。

妊娠滋养细胞疾病（gestational trophoblastic disease，GTD）是一组来源于胎盘绒毛滋养细胞的疾病。根据组织学特点将其分为葡萄胎、侵蚀性葡萄胎、绒毛膜癌（简称绒癌）和胎盘部位滋养细胞肿瘤。葡萄胎为滋养层发育异常所致，属于良性绒毛病变，侵蚀性葡萄胎、绒癌和胎盘部位滋养细胞肿瘤又统称为妊娠滋养细胞肿瘤（gestational trophoblastic neoplasia，GTN）。滋养细胞疾病绝大多数继发于妊娠，极少数来源于卵巢或睾丸生殖细胞，称为非妊娠性绒癌，不属于本章讨论范围。

第一节　葡萄胎

案例

患者，女，35岁，G_2P_0，停经2个月，5天前无明显诱因出现少量阴道流血，伴有轻微腹痛入院。妇科检查：子宫体增大如孕3个月，宫颈软；B超检查：宫腔内无妊娠囊，可见落雪状图像，双侧卵巢可见5cm×5cm囊肿。

请思考：

1. 该患者可能的疾病诊断和治疗原则是什么？
2. 该患者常见的护理问题有哪些？如何制定护理措施？

扫码“学一学”

扫码“看一看”

葡萄胎（hydatidiform mole）是指妊娠后胎盘绒毛滋养细胞增生，绒毛间质水肿，形成大小不等的水泡，水泡之间借蒂相连成串，形如葡萄而得名，亦称水泡状胎块（hydatidiform mole，HM）。可分为完全性葡萄胎（complete hydatidiform mole，CHM）和部分性葡萄胎（partial hydatidiform mole，PHM）两类。

【病因】

病因不明，可能与卵子的异常受精、营养缺乏（饮食中缺乏维生素 A 及其前体胡萝卜素和动物脂肪）、年龄 > 35 岁或 < 20 岁、前次妊娠有葡萄胎史等因素有关。流行病学调查表明，发病率在东南亚较高，欧美地区较低。我国 23 个省、市、自治区的调查显示浙江省发病率最高为 1.39‰，山西省最低为 0.29‰。

【病理】

1. 大体病理 大体检查可见大小不等的水泡状物相连成串，水泡壁薄、透亮，水泡间充满血液及凝血块。完全性葡萄胎，整个宫腔充满水泡，胎盘绒毛完全受累，无胎儿及其附属物（图 5－1）；部分性葡萄胎仅部分绒毛变为水泡，可见胎儿或附属物，胎儿多已死亡。

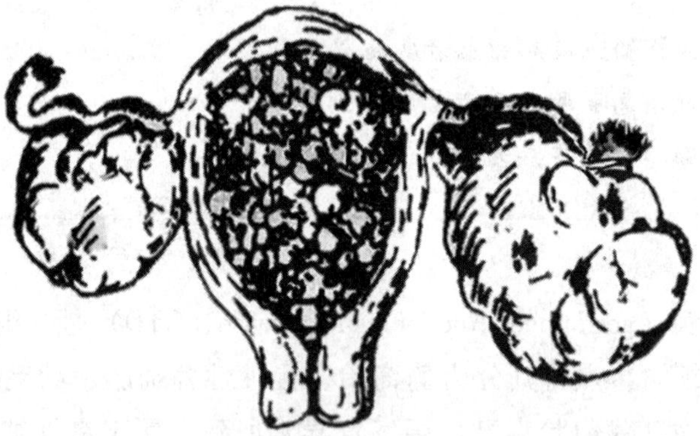

图 5－1 葡萄胎及双侧卵巢黄素囊肿

2. 组织学检查 主要改变包括：①滋养细胞增生；②绒毛间质水肿；③绒毛间质中血管消失。

【护理评估】

（一）健康史

询问患者的月经史、生育史；本次妊娠早孕反应的时间和程度；停经后有无阴道流血等。询问阴道流血的量、质、时间，以及是否有水泡状物质排出。询问患者及其家族的既往史，尤其要了解滋养细胞疾病史。

（二）身心状况

> **考点提示**
> 葡萄胎最常见的症状。

1. 身体状况

（1）停经后阴道流血 是最常见的症状，大多数患者在停经 2～3 个月后出现不规则阴道流血，流血量多少不定，反复发生，有时可自然排出水泡状组织。流血时间长又未及时治疗者，可导致贫血及感染。

（2）子宫异常增大、变软　由于绒毛水泡样变性和宫腔积血，约半数以上患者的子宫异常增大，质地变软，大于停经月份的妊娠子宫。检查时子宫虽已超过妊娠 5 个月大小，但自觉无胎动，也听不到胎心音，扪不到胎体。约 1/3 患者的子宫大小与停经月份相符，另少数患者的子宫小于停经月份，其原因可能与水泡退行性变、停止发展有关。

（3）腹痛　由于葡萄胎增长迅速和子宫急速扩张所致下腹阵发性疼痛，一般发生在阴道流血前。如果发生黄素囊肿扭转或破裂则为急腹痛。

（4）妊娠呕吐　多发生在子宫异常增大和 hCG 水平异常增高者，出现时间较正常早孕反应早，症状重且持续时间长。

（5）子痫前期征象　多发生于子宫异常增大者，出现时间较正常妊娠早，可在妊娠 24 周前出现高血压、水肿、蛋白尿，症状严重，但子痫罕见。

（6）卵巢黄素化囊肿　滋养细胞过度增生，产生大量 hCG，刺激卵巢中颗粒细胞和卵泡膜细胞发生过度黄素化，以致形成大小不等的囊肿，称黄素囊肿。检查时可见双侧卵巢增大，葡萄胎清宫后 2～4 个月，囊肿一般自行消退。

（7）甲状腺功能亢进征象　大约 7% 葡萄胎患者合并轻度甲亢，表现为心动过速、皮肤温热和震颤，血浆 T_3、T_4浓度升高，但突眼少见。葡萄胎清除后甲亢现象迅速消失。

2. 辅助检查

（1）超声检查　是诊断葡萄胎的一项可靠和敏感的辅助检查。宫腔内充满不均质密集状或短条状回声，呈"落雪状"或"蜂窝状"图像。完全性葡萄胎不见胎囊、胎儿影像，部分性葡萄胎可见胎儿，胎儿通常畸形。

（2）hCG 测定　是诊断葡萄胎的重要辅助检查。葡萄胎时滋养细胞增生，产生大量 hCG，较相应正常妊娠月份高。目前测定 hCG 水平的常用方法有 2 种，即尿 hCG 酶联免疫吸附试验及血 β－hCG 放射免疫测定，45% 的完全性葡萄胎患者血 β－hCG 在 10 万 U/L 以上，但也有少数部分性葡萄胎因绒毛退行性变，hCG 升高不明显。

（3）超声多普勒检查　葡萄胎只能听到子宫血流杂音，听不到胎心。

（4）DNA 倍体分析　流氏细胞计数是最常用的倍体分析方法。完全性葡萄胎的染色体核型为二倍体，部分性葡萄胎为三倍体。

（5）母源表达印迹基因检测　有助于完全性和部分性葡萄胎的鉴别诊断，完全性葡萄胎无此类基因表达。

3. 社会心理状况　一旦确诊，患者及家属会担心患者的安全、治疗效果及费用。对清宫手术的恐惧及对今后生育的影响，会使患者产生焦虑、恐惧、自尊紊乱等情绪。

【护理问题】

1. 焦虑　与担心清宫术及预后有关。

2. 有个人尊严受损的危险　与分娩的期望得不到满足及对将来妊娠担心有关。

3. 知识缺乏　缺乏疾病的相关信息及葡萄胎随访的知识。

4. 有感染的危险　与长期阴道流血、贫血造成免疫力下降有关。

【护理目标】

（1）患者的焦虑程度消失或减轻。

（2）患者对未来妊娠有正确的期望，能接受本次妊娠的结局。

（3）患者能了解疾病的相关知识。

（4）患者的感染能够及时得到预防和控制。

【护理措施】

1. 一般护理 嘱患者进食高蛋白、高维生素、易消化食物；保持充足睡眠，适当活动；保持会阴清洁，每日擦洗会阴1～2次，防止感染。

2. 治疗配合 治疗原则是及时清宫和定期hCG测定随访。

考点提示

葡萄胎确诊后应及时清宫。

（1）清宫 确诊后应及时清宫。清宫术前嘱患者排空膀胱，配血备用，建立静脉通路，并准备好缩宫素和抢救药品及物品，以防治大出血造成的休克。术时充分扩张宫颈管，选用大号吸管吸引，术中严密观察生命体征及有无呼吸困难、咳嗽等肺栓塞的表现。待葡萄胎组织大部分吸出、子宫明显缩小后，改用刮匙轻柔刮宫。子宫小于妊娠12周可以一次刮净，子宫大于妊娠12周或术中感到一次刮净有困难时，可于一周后再次刮宫，术后将刮出物送病理检查，选取靠近宫壁种植部位、新鲜无坏死的组织送检。

（2）子宫切除术 对于年龄接近绝经、有高危因素、无生育要求者可行全子宫切除，两侧卵巢应保留。按腹部手术常规做好术前、术后护理。

（3）预防性化疗 一般不作为常规，对有下列高危因素者，应给予预防性化疗：①年龄大于40岁；②子宫明显大于停经月份；③尿内hCG含量异常升高、持久不减或阴性后转阳性；④有咯血史；⑤无条件随访者。一般采用甲氨蝶呤、氟尿嘧啶或放线菌素D单药化疗。

（4）卵巢黄素化囊肿的处理 一般不需要处理，清宫后可自行消退。如发生扭转，可在B超或腹腔镜下做穿刺吸液，使其复位，扭转时间长发生坏死者，需行患侧附件切除术。

3. 病情观察 观察腹痛及阴道流血情况，评估出血量及流出物的性质，检查流出物内有无水泡状组织。流血过多时，密切观察血压、脉搏、呼吸等生命体征。

4. 心理护理 评估患者对疾病的心理承受能力，鼓励患者说出对不良妊娠结局的悲伤和对疾病的认识，确定其主要心理问题。给患者讲解葡萄胎的疾病知识和清宫手术的过程，使其了解葡萄胎是良性病变，清宫术的必要性。疾病治愈一年后可以正常妊娠，以纠正患者的错误认识，解除其焦虑和恐惧，增强战胜疾病的信心。

5. 健康教育

（1）生活指导 告知患者术后进高蛋白、高维生素、易消化饮食，适当活动，睡眠充足。

（2）预防感染 教育患者保持外阴清洁，每日清洗外阴。清宫术后禁止性生活、盆浴1个月。告知患者注意体温的变化，体温升高时应及时就诊。

（3）随访指导 患者清宫后必须定期随访，以早期发现恶变、早期诊断、早期治疗，以减少恶变的危害性。随访内容包括：①定期hCG测定，葡萄胎清宫后每周一次，直至连续3次阴性，以后每个月一次共6个月，然后每2个月一次共6个月，自第一次阴性后共计1年。②询问病史，有无阴道流血、咳嗽、咯血等症状。③妇科检查，必要时选择B超、X

线胸片或 CT 检查等。

（4）计划生育指导　葡萄胎患者随访期间应可靠避孕 1 年。hCG 成对数下降者阴性后 6 个月可以妊娠，但对 hCG 下降缓慢者，应延长避孕时间。避孕方法可选用避孕套或口服避孕药。不选用宫内节育器，以免穿孔或混淆子宫出血的原因。

考点提示

葡萄胎清宫后随访最重要的项目是 hCG。

扫码“学一学”

第二节　妊娠滋养细胞肿瘤

案例

患者，女，38 岁，2 个月前足月顺产一女婴，产后一直不规则阴道流血，近日咳嗽，痰中带血，精神萎靡，患者非常恐慌。妇科检查：子宫增大变软，附件正常，妊娠试验阳性，胸片显示两肺中叶有团块状阴影。

请思考：

1. 该患者的最可能的疾病诊断是什么？
2. 需要与哪种疾病进行鉴别？
3. 该患者的首选治疗方法是什么？护理措施有哪些？

妊娠滋养细胞肿瘤是侵蚀性葡萄胎（invasive mole）、绒癌（choriocarcinoma）和胎盘部位滋养细胞肿瘤（placental site trophoblastic tumor，PSTT）的统称，是恶性病变。胎盘部位滋养细胞肿瘤临床罕见，故本节不介绍。侵蚀性葡萄胎是指葡萄胎组织侵入子宫肌层或转移至子宫以外，恶性程度不高，大多数仅造成局部侵犯，预后较好。绒癌恶性程度极高，发生转移早而广泛，如不进行化疗死亡率高达 90%。

【病因】

侵蚀性葡萄胎全部继发于葡萄胎，大多数发生在葡萄胎清除后 6 个月内。绒癌患者多为育龄期妇女，其中 60% 继发于葡萄胎，少数发生于足月产、流产及异位妊娠后。大量研究显示可能与营养状况、染色体异常和病毒感染等因素有关。

【病理】

1. 侵蚀性葡萄胎　大体检查可见子宫肌壁内有大小不等的水泡状组织，宫腔内原发灶可有可无。当病灶接近子宫浆膜层时，子宫表面可见紫蓝色结节，病灶可穿透浆膜层或侵入阔韧带内。镜下可见子宫肌层及转移病灶有显著增生的滋养细胞，呈团块状分布，细胞大小形态不一，增生的滋养细胞有明显的出血及坏死，但仍可见变性的或完好的绒毛结构。

考点提示

侵蚀性葡萄胎与绒癌的主要鉴别点。

2. 绒癌　大体检查可见肿瘤侵入子宫肌层内，可突向宫腔或穿破浆膜，单个或多个，大小不等，与周围组织分界清楚，质软而脆，暗红色，常伴出血、坏死及感染。镜下表现为滋养细胞极度不规则增生，分化不良并侵入肌层及血管，周围大片出血、坏死，绒毛结构完全消失。

【护理评估】

（一）健康史

采集患者及家属的既往史，包括肝肾疾病史、滋养细胞疾病史、药物使用及药物过敏史；详细收集葡萄胎第一次清宫的资料，包括时间、水泡大小、吸出组织的量等；清宫后阴道流血的量、质、时间；子宫复旧情况；收集随访的资料，包括血、尿 hCG 测定和胸部 X 线检查结果等；询问原发病灶及转移灶的症状；化疗史，包括时间、药物、剂量、疗效及副反应等。

（二）身心状况

1. 无转移滋养细胞肿瘤 大多数继发于葡萄胎。

考点提示

侵蚀性葡萄胎最常见的症状。

（1）阴道流血 是侵蚀性葡萄胎最常见的症状。葡萄胎清宫、流产或足月产后，出现持续性不规则阴道流血，量多少不定。也可表现为一段时间的正常月经后发生停经，然后又出现阴道流血。长期阴道流血可致贫血和感染。

（2）子宫复旧不全或不均匀增大 葡萄胎清宫后 4～6 周子宫不能如期复原，质地软，也可表现为子宫不均匀增大。

（3）卵巢黄素化囊肿 在葡萄胎清宫术后、流产后或足月产后，黄素囊肿持续存在。

（4）腹痛 一般无腹痛，当子宫病灶穿破浆膜层时可引起急性腹痛及腹腔内出血症状。黄素囊肿发性扭转或破裂时可出现急性腹痛。子宫病灶坏死继发感染时可引起腹痛及脓性分泌物。

（5）假孕症状 由于 hCG 和雌、孕激素的作用，患者可出现乳房增大、乳头及乳晕着色，甚至有初乳样分泌，外阴、阴道、宫颈着色，生殖道变软。

2. 转移性滋养细胞肿瘤 大多为绒癌，肿瘤主要经血行播散，转移发生早且广泛。最常见的转移部位为肺（80%），其次是阴道（30%）、盆腔（20%）、肝（10%）和脑（10%）等。由于滋养细胞生长特点之一是破坏血管，所以各转移部位共同特点是局部出血。

考点提示

侵蚀性葡萄胎与绒癌最常见的转移部位。

（1）肺转移 常见症状为咳嗽、血痰或反复咯血、胸痛及呼吸困难。常急性发作，少数情况下可因肺动脉滋养细胞瘤栓形成，引起急性肺梗死，出现肺动脉高压、急性肺功能衰竭和右心衰竭。

（2）阴道转移 局部表现紫蓝色结节，破溃可致出血。

（3）肝转移 为不良预后因素之一，主要表现为右上腹部或肝区疼痛、黄疸等，若病灶穿破肝包膜可引起腹腔内出血，导致死亡。

（4）脑转移 预后凶险，为主要死亡原因。按病情进展可分为 3 期，首先为瘤栓期，表现为一过性脑缺血症状如猝然跌倒、暂时性失明、失语等。继而发展为脑瘤期，表现为头痛、喷射样呕吐、偏瘫、抽搐直至昏迷。最后进入脑疝期，表现为颅内压进一步升高，脑疝形成，压迫生命中枢而引起死亡。

（5）其他转移 包括脾、肾、膀胱、消化道、骨等，症状因转移部位而异。

3. 辅助检查

（1）血 hCG 测定　hCG 水平是诊断妊娠滋养细胞肿瘤的主要依据。对于葡萄胎后滋养细胞肿瘤，凡符合下列标准中的任何一项，并排除妊娠物残留或再次妊娠即可诊断为妊娠滋养细胞肿瘤：①hCG 测定 4 次高水平呈平台状态（±10%），持续 3 周或更长时间，即第 1、7、14、21 日；②hCG 测定 3 次上升（>10%），至少持续 2 周或更长时间，即第 1、7、14 日。③hCG 水平持续异常达 6 个月或更长。非葡萄胎后滋养细胞肿瘤的诊断标准为足月产、流产和异位妊娠后超过 4 周仍持续高水平或一度下降后又上升（正常 hCG 多在 4 周左右转为阴性），除外妊娠物残留或再次妊娠即可诊断妊娠滋养细胞肿瘤。

（2）B 型超声检查　是诊断子宫原发灶最常用的方法，显示子宫正常大或不同程度增大，肌层内可见高回声团块。彩色多普勒超声主要显示丰富的血流信号和低阻力型血流频谱。

（3）X 线胸片　常规检查项目，是诊断肺转移的重要检查方法。肺转移早期表现为肺纹理增粗，以后发展为片状或小结节阴影，典型表现为棉球状或团块状阴影。

（4）CT 和磁共振检查　CT 对肺部较小病灶和肝、脑等部位的转移灶有较高的诊断价值。磁共振主要用于脑、腹腔和盆腔病灶诊断。

（5）组织学检查　用于鉴别侵蚀性葡萄胎和绒癌，只要在子宫肌层内或转移灶组织中见到绒毛或退化的绒毛阴影即诊断为侵蚀性葡萄胎，未见绒毛结构者则诊断为绒癌。

4. 社会心理状况　一旦确诊，患者会出现不同程度的恐惧、悲伤、沮丧等情绪。患者及家属担心疾病的预后，害怕化疗的副反应，担心子宫切除失去女性特征和生育能力而感到自尊受损，昂贵的治疗费用也会使患者对治疗和以后的生活失去信心。

【护理问题】

1. 营养失调：低于机体需要量　与化疗的消化道反应有关。

2. 活动无耐力　与腹痛、转移灶症状、化疗不良反应有关。

3. 情境性低自尊　与较长时间住院及化疗有关。

4. 潜在并发症　肺转移、阴道转移、脑转移。

【护理目标】

（1）患者能够维持足够的营养摄入，满足机体的营养需要。

（2）患者的体力能够满足自理的需求。

（3）患者适应角色转变。

（4）患者并发症能够及时被发现，并得到相应的处理。

【护理措施】

1. 一般护理　提供舒适的环境，减轻患者的不适感；指导患者进高蛋白、高维生素、易消化食物；保证休息与睡眠，有转移者应卧床休息；保持会阴清洁，每日擦洗会阴 1～2 次，防止感染。

2. 治疗配合　治疗原则采用以化疗为主、手术和放疗为辅的综合治疗。治疗前要进行正确的临床分期，根据预后评分评定低危或高危，结合骨髓功能、肝肾功能及全身情况等综合评估，制定合适的治疗方案，以实施

> **考点提示**
>
> 绒癌的治疗原则。

分层治疗。

（1）化疗　滋养细胞肿瘤是妇产科恶性肿瘤中对化疗药物最敏感的，化疗可以使部分滋养细胞肿瘤患者得到根治。目前国内常用的一线化疗药物有甲氨蝶呤（MTX），放线菌素D（Act－D）或国产放线菌素D（更生霉素，KSM），氟尿嘧啶（5－FU），环磷酰胺（CTX），长春新碱（VCR），依托泊苷（VP－16）等。低危患者采用单一药物治疗，高危患者采用联合化疗。化疗者按化疗患者的护理（见本章第三节）。

（2）手术　手术包括①子宫切除：对于无生育要求的无转移患者可选择全子宫切除术，并结合化疗直至血hCG水平正常；②肺叶切除：对于多次化疗未能吸收的孤立耐药病灶。手术治疗者做好术前、术后护理。

（3）放射治疗　目前应用较少，主要用于肝、脑转移和肺部耐药病灶的治疗。

知识链接

化疗可以治愈绒癌

绒癌是可以通过化疗治愈的肿瘤。在化疗药物问世以前，绒癌的主要治疗方法是手术切除，疗效很不满意，其死亡率高达90%以上。北京协和医院宋鸿钊院士自20世纪50年代开始，领导研究小组对该肿瘤的发生发展及诊断与治疗进行了潜心研究，首创大剂量5－FU等化学药物治疗绒癌，取得了突破性治疗效果，初治患者死亡率由过去的90%以上下降至15%以下。目前本病的根治率可达80%以上，有的已有全身广泛转移、极晚期的患者，亦可通过化疗获得根治，重新恢复工作。所以得了绒癌并不是那么可怕，医护人员应鼓励患者战胜疾病。

3. 病情观察　观察腹痛及阴道流血情况，记录腹痛的部位、程度和时间等，出血多时除密切观察患者的血压、脉搏、呼吸外，还要配合医生做好抢救准备，及时做好手术准备。认真观察转移灶症状，发现异常，立即通知医生并配合处理。

4. 转移患者的护理

（1）肺转移患者的护理

1）卧床休息，减少患者消耗，有呼吸困难者给予半卧位并间断吸氧。

2）按医嘱给予镇静剂及化疗药物。

3）大量咯血者，应立即通知医生抢救，同时将患者头偏向一侧，轻击背部，排出积血，以免发生窒息。

（2）阴道转移患者的护理

1）卧床休息，密切观察阴道转移病灶有无破溃出血，禁止性生活及不必要的阴道检查。

2）配血备用，准备好各种抢救器械和物品。

3）如发生溃破大出血时，应立即通知医生并配合抢救。用长纱条填塞阴道压迫止血，同时严密观察阴道出血情况及生命体征。填塞的纱条必须于24～48小时内取出，取出时做好输液、输血及抢救准备。保持外阴清洁，每日行外阴擦洗2次，并按医嘱给予抗生素预防感染。

（3）脑转移患者的护理

1）严密观察病情，注意颅内压增高的症状，记录出入量，观察有无电解质紊乱的症状，一旦发现异常及时通知医生，并配合处理。

2）按医嘱给予静脉补液，给予止血剂、脱水剂、吸氧、化疗等。

3）采取必要的护理措施预防跌倒、咬伤、吸入性肺炎、压疮等。

4）做好 hCG 测定、腰穿、CT 等项目检查的配合。

5）昏迷、偏瘫者按相应的护理常规实施护理。

5. 心理护理 评估患者及家属对疾病的认知及存在的心理问题。向患者及家属提供疾病及其治疗的相关信息，让他们了解滋养细胞肿瘤是可以通过化疗得到根治的，有些化疗副反应在停药后会消失，以减轻患者的心理压力，减少焦虑和恐惧。帮助患者分析可以利用的支持系统，纠正消极的应对方式，指导患者正确面对现实，通过成功治疗的案例，帮助患者和家属树立战胜疾病的信心。

6. 健康教育

（1）生活指导 告知患者进高蛋白、高维生素、易消化饮食，保证休息与睡眠。

（2）预防感染 嘱患者保持外阴清洁，每日清洗外阴 2 次，勤换内裤。

（3）随访指导 治疗结束后应严密随访，第 1 次在出院后 3 个月，然后每 6 个月 1 次至 3 年，此后每年 1 次至 5 年，以后每 2 年 1 次。随访内容同葡萄胎。

（4）计划生育指导 节制性生活，随访期间应严格避孕，一般于化疗结束达 12 个月以上才可以妊娠，避孕方式同葡萄胎。

第三节 化疗患者的护理

扫码“学一学”

化学药物治疗（简称化疗），使许多恶性肿瘤患者的症状得到缓解，有的甚至达到基本痊愈。目前，化疗已成为治疗恶性肿瘤的主要方法之一。在妇科恶性肿瘤中，滋养细胞肿瘤是对化疗最敏感的一种，绒癌通过单纯化疗可达到治愈的效果。随着化疗的方法学和药物学的快速发展，使滋养细胞肿瘤得到了很好的治疗，绒癌患者的死亡率已明显下降。

可用于滋养细胞肿瘤化疗的药物有很多，目前国内常用的一线化疗药物有甲氨蝶呤（MTX），放线菌素 D（Act－D）或国产放线菌素 D（更生霉素，KSM），氟尿嘧啶（5－FU），环磷酰胺（CTX），长春新碱（VCR），依托泊苷（VP－16）等。

【药物作用机制】

化疗药物种类繁多，其作用机制各不相同，根据药物作用点不同归纳如下：①干扰脱氧核糖核酸（DNA）的合成；②干扰核糖核酸（RNA）的复制；③干扰转录，抑制信使核糖核酸（mRNA）的合成；④阻止纺锤丝的形成；⑤抑制蛋白质的合成。

【常用化疗药物种类】

1. 烷化剂 属细胞周期非特异性药物，是最早问世的细胞毒药物，抗瘤谱广，在体内半衰期短，毒性较大，常用于大剂量短程疗法或间歇用药。典型代表药物为环磷酰胺（CTX）和氮芥（HN2）等。

2. 抗代谢药 属细胞周期特异性药物。此类药物的最大特点是在抑制肿瘤细胞的同时对增生旺盛的正常细胞也有抑制作用，且易发生耐药性。主要有甲氨蝶呤（MTX）、巯嘌呤（6－MP）、氟尿嘧啶（5－FU）、阿糖胞苷（Ara－C）等。

3. 抗肿瘤抗生素 来源于微生物的抗肿瘤药，多数由放线菌产生，属细胞周期非特异性药物，基本上可分醌类、亚硝脲类、糖肽类、色肽类和糖苷类等。近年研究中的新抗肿瘤抗生素有放线菌素D（Act-D）、博来霉素（BLM）、丝裂霉素（MMC）等。

4. 抗肿瘤植物药 属细胞周期特异性药物，是近年来临床上常用的一类药，主要为生物碱类，包括长春新碱（VCR）、秋水仙碱（COL）、三尖杉酯碱（HH）、紫杉醇（TAX）等。

5. 激素类药 黄体酮、甲地孕酮、丙酸睾酮、肾上腺皮质激素类、他莫昔芬、甲状腺素等。

6. 其他 除以上抗肿瘤药外，还有一些抗肿瘤药物，其生化结构和作用机理有别于上述药物，这类药物有门冬酰胺酶（ASP）、顺铂、六甲密胺（HMM）、乙亚胺、甲基苄肼（PCB）等。

【常见化疗药物毒副反应】

抗肿瘤药物既能抑制肿瘤细胞的生长，也能影响机体正常细胞的代谢，故均有一定的毒性。主要毒副反应是骨髓抑制，其次是消化道反应、肝肾功能损害及脱发等。

1. 造血功能障碍 主要表现为外周血白细胞和血小板计数减少，对红细胞影响较少。在停药后14天多可自然恢复。

2. 消化道反应 最常见的为恶心、呕吐，多数在用药后2~3天开始，5~6天最严重，停药后即逐渐好转。呕吐严重者可引起水、电解质及酸碱平衡紊乱，出现脱水、低钠、低钾、低钙或代谢性酸中毒等。有的患者会发生消化道溃疡，以口腔溃疡为明显，多数是在用药后7~8天出现，一般于停药后能自然消失。

3. 药物中毒性肝炎 主要表现为用药后血转氨酶升高，偶可见黄疸，停药后一段时间可恢复正常，但未恢复时不能继续化疗。

4. 肾功能损伤 某些药对肾脏有一定的毒性，肾功能正常者才能用药。

5. 神经系统损害 表现为指（趾）端麻木、复视、肌肉软弱等。

6. 皮疹和脱发 皮疹最常见于应用甲氨蝶呤后，严重者可引起剥脱性皮炎。脱发最常见于应用放线菌素D者，1个疗程即可全脱，但停药后均可生长。

【护理评估】

（一）健康史

采集患者既往用药史，特别是化疗史及药物过敏史。了解既往接受化疗过程中出现的药物毒副反应及应对措施。询问有关造血系统、消化系统、肝脏及肾脏疾病史，了解疾病的诊治情况。采集患者的肿瘤疾病史，了解发病时间、治疗方法及效果，目前的病情状况。

（二）身心状况

1. 身体状况 测量体温、脉搏、呼吸、血压、体重，评估患者一般情况（意识状态、发育、营养、面容与表情）；观察皮肤、黏膜、淋巴结有无异常；了解患者的日常生活规律；了解原发肿瘤的症状和体征，以便给护理提供依据。

2. 实验室检查 化疗前必须进行血常规、尿常规、肝功能、肾功能等检查，用药过程中也要注意观察白细胞和肝功能的情况，以了解化疗药物对个体的毒性反应。如果用药前白细胞计数低于$4.0\times10^9/L$者不能用药，用药期间若白细胞低于$3.0\times10^9/L$应考虑停药。

3. 社会心理状况 评估患者的心理健康状况及可利用的支持系统。化疗的患者往往对化疗产生恐惧心理，对疾病的预后及化疗效果产生焦虑、悲观情绪，也可因长期的治疗产生经济困难而闷闷不乐或烦躁，表现出对支持和帮助的渴望。

【护理问题】

1. 营养失调：低于机体需要量　与化疗所致的消化道反应有关。

2. 体液不足　与化疗所致恶心、呕吐、腹泻有关。

3. 有感染的危险　与化疗引起的白细胞减少有关。

4. 自我形象紊乱　与化疗所致的脱发有关。

【护理目标】

（1）患者能保持营养均衡，体重在正常范围内。

（2）患者能说出应对消化道反应的措施。

（3）住院期间患者无感染发生。

（4）患者能保持良好心态和自尊。

【护理措施】

1. 一般护理　提供舒适和清洁的环境；指导患者进高蛋白、高维生素、易消化食物；保证休息与睡眠，组织患者适当户外活动；严格控制探视，避免交叉感染。

2. 病情观察　观察体温，以判断有无感染；观察有无牙龈出血、鼻出血、皮下瘀血或阴道活动性出血等倾向；观察有无肝脏损害的症状和体征，如上腹疼痛、恶心、腹泻等；如有腹痛、腹泻，要严密观察次数及性状，并正确收集大便标本；观察有无膀胱炎症状，如尿频、尿急、血尿等；观察有无皮疹等皮肤反应；观察有无神经系统的副作用，如肢体麻木、肌肉软弱、偏瘫等。如有上述情况应立即报告医生。

3. 用药护理

（1）准确测量并记录体重　根据体重正确计算和调整药量，一般在每个疗程的用药前及用药中各测一次体重，应在早上、空腹、排空大小便后进行测量，酌情减去衣物重量。如体重不准确，用药剂量过大，可发生中毒反应，过小则影响疗效。

（2）正确使用药物　①在配药及用药过程中严格执行查对制度，保证用药人、时间、剂量等准确无误；②正确溶解和稀释药物，并做到现配现用，一般常温下不超过 1 小时；③联合用药时应根据药物的性质排出先后顺序；④放线菌素 D、顺铂等需要避光的药物，使用时要用避光罩或黑布包好；⑤用药过程中要按医嘱严格控制输液速度，以减少对静脉的刺激；⑥腹腔化疗者嘱其经常变动体位，以保证疗效。

（3）保护静脉血管　遵循长期补液保护血管的原则。从远端开始，有计划地穿刺，并尽量减少穿刺次数。化疗结束前用生理盐水冲洗输液管，以降低穿刺部位拔针后的残留药物浓度。

（4）预防药物外渗　用药前先注入少量生理盐水，确认针头在静脉中后再用化疗药物。如发现药物外渗应立即停止滴注，并给予局部冷敷、生理盐水或普鲁卡因局部皮下注射加以稀释，以后用金黄散外敷，以防止局部组织坏死、减轻疼痛和肿胀。

（5）停药指征　化疗持续到症状、体征、转移灶消失，hCG 连续 3 次阴性后，低危患者至少给予 1 个疗程的化疗，高危患者继续给予 3 个疗程的化疗方可停药。

4. 药物副反应护理

（1）口腔护理　应保持口腔清洁，预防口腔炎症。进食前后用生理盐水漱口，进食后用软毛牙刷刷牙。给予温凉的流质或软食，避免吃刺激性食物；如口腔溃疡疼痛难以进食者，在进食前15分钟用丁卡因溶液涂敷溃疡面以减少进食疼痛，进食后漱口，并用甲紫、冰硼散等局部涂抹。

（2）呕吐护理　提供患者喜欢的清淡可口饮食、少量多餐、分散注意力、创造良好的进餐环境等；鼓励患者呕吐后再进食；对不能自行进食者，主动提供帮助；合理安排用药时间，给予镇吐剂以减少化疗所致的恶心、呕吐；患者呕吐严重时应补充液体，以防水、电解质及酸碱平衡失调。

（3）造血功能抑制的护理　遵医嘱定期测定白细胞计数，如白细胞计数低于 $3.0\times10^9/L$，应报告医生考虑停药，如白细胞计数低于 $1.0\times10^9/L$，要进行保护性隔离、减少探试、禁止带菌者入室、净化空气，遵医嘱应用抗生素、输新鲜血或成分输血等。

（4）肝、肾功能损害护理　化疗期间应定期检查肝、肾功能，一旦发现功能受损，应积极保肝、保肾治疗，严重者停药，待功能恢复正常后方可用药。

（5）神经毒性反应的护理　使用长春新碱的患者可发生周围神经炎，表现为指（趾）麻木、腱反射消失、感觉异常，有时可发生便秘及麻痹性肠梗阻。护士应严密观察病情，一旦出现上述症状应立即停药，并告知医生。停药后症状逐渐恢复，一般需要1～2个月。遵医嘱给予维生素 B_6、维生素 B_1 等神经营养药。

（6）其他　皮肤出现色素沉着及脱发者，向患者解释停药后可逐渐恢复。如发现皮疹应及时治疗，防止剥脱性皮炎的发生。脱发者可建议患者戴帽子或假发等。

5. 心理护理　认真评估患者及家属的心理问题，建立良好的护患关系。关心患者，认真倾听患者诉说恐惧、不适等。提供滋养细胞疾病的相关信息和成功的治疗案例，让他们了解滋养细胞肿瘤是可以通过化疗得到根治的，脱发、呕吐等副反应停药后会恢复，以减轻患者的心理压力，增强患者战胜疾病的信心。帮助患者分析可利用的支持系统，指导患者采用积极的应对方式，鼓励患者克服化疗不良反应，帮助患者度过心理危机。

6. 健康教育

（1）生活指导　向患者讲解化疗护理常识，教会患者化疗的自我护理。进高蛋白、高维生素、易消化饮食，少量多餐，进食前后用生理盐水漱口，用软毛牙刷刷牙，保证休息与睡眠。

（2）预防感染　保持外阴清洁，每日清洗外阴2次，勤换内裤。注意保暖，避免去公开场所。如白细胞计数低于 $1.0\times10^9/L$，要进行保护性隔离，告知患者和家属保护性隔离的重要性，使其能够配合。

（3）随访指导　化疗结束后应严密随访，时间和内容同滋养细胞肿瘤。

（4）计划生育指导　随访期间应严格避孕，一般于化疗结束超过12个月方可妊娠。

目标检测

选择题

A1/A2 型题

1. 葡萄胎患者最常见的临床表现是

A. 阴道流血　　B. 子宫异常增大　　C. 卵巢黄素化囊肿
D. 妊娠呕吐　　E. 腹痛

2. 葡萄胎首选的治疗方法是
   A. 子宫切除　B. 清宫　C. 应用缩宫素
   D. 化疗　E. 放疗
3. 葡萄胎随访最重要的项目是
   A. 妇科检查
   B. 自觉症状（如阴道出血、咳嗽、咯血等）
   C. 盆腔 B 超
   D. hCG 检查
   E. 胸部 X 线片
4. 葡萄胎清宫术后，最佳的避孕方法是
   A. 口服避孕药　B. 避孕套　C. 长效避孕针剂
   D. 宫内节育器　E. 安全期避孕
5. 侵蚀性葡萄胎与绒癌的主要区别是
   A. 阴道流血　B. 有葡萄胎史　C. 盆腔包块
   D. 绒毛结构　E. 肺转移
6. 有关化疗的护理，正确的是
   A. 化疗前准确测量体重，根据体重确定药物剂量
   B. 化疗药物应快速滴入
   C. 合理使用静脉血管，坚持从近端到远端穿刺
   D. 药物配制后在 2 小时内使用
   E. 腹腔内化疗时，应嘱患者保持体位不变
7. 某女，29 岁，已婚，葡萄胎清宫术后 4 个月，不规则阴道流血 1 个月，伴咳嗽咯血 1 周。检查：子宫较大而软，血 hCG 阳性，X 线显示双肺片状阴影，该患者最可能的诊断是
   A. 功血　B. 侵蚀性葡萄胎　C. 流产
   D. 绒癌　E. 子宫复旧不良

A3/A4 型题

（8～10 题共用题干）

患者女性，40 岁，人工流产后 2 个月，术后一直不规则阴道流血，近日咳嗽，痰中带血，精神萎靡，患者非常恐慌。妇科检查：子宫增大变软，附件正常，尿妊娠试验阳性，胸片两肺中叶有团块状阴影。

8. 该患者最可能的临床诊断是
   A. 葡萄胎　B. 肺癌　C. 侵蚀性葡萄胎
   D. 绒癌　E. 不全流产
9. 该患者的护理问题不包括
   A. 恐惧
   B. 营养失调：低于机体需要量
   C. 活动无耐力
   D. 液体过多

E. 潜在的并发症

10. 该患者治疗原则是

A. 手术为主，化疗为辅　　B. 手术为主，放疗为辅

C. 化疗为主，手术为辅　　D. 放疗为主，手术为辅

E. 放疗为主，化疗为辅

X 型题

11. 葡萄胎需要进行预防性化疗的指征有

A. 年龄 >40 岁

B. 葡萄胎排出前血 hCG 值异常增高

C. 有咯血病史

D. 流血时间长，未及时治疗

E. 无条件随访者

12. 关于妊娠滋养细胞疾病的临床表现，正确的有

A. 阴道流血时可排出水泡组织

B. 部分患者子宫大于妊娠月份

C. 可能无胎儿存在

D. 妊娠早期或中期可出现高血压、蛋白尿或水肿

E. 关节疼痛

13. 关于妊娠滋养细胞疾病阴道转移患者的护理，正确的有

A. 避免不必要的阴道检查

B. 阴道转移未破溃者可多下床活动

C. 做好抢救大出血的准备

D. 尽早应用化疗

E. 保持外阴清洁

扫码“练一练”

（程　艳）

第六章

子宫内膜异位症与子宫腺肌病患者的护理

学习目标

知识要点

1. 掌握子宫内膜异位症及子宫腺肌病的概念、身心状况、常见护理问题和护理措施。
2. 熟悉子宫内膜异位症及子宫腺肌病的常见辅助检查及防治原则。
3. 了解子宫内膜异位症及子宫腺肌病的病因、病理。

技能要点

1. 能运用护理程序，为子宫内膜异位症及子宫腺肌病的患者提供整体护理。
2. 能运用良好的沟通能力，对患者进行健康教育指导。

子宫内膜异位性疾病包括子宫内膜异位症（endometriosis，EMT）与子宫腺肌病（adenomyosis），均由具有生长功能的子宫内膜异位引起的疾病，临床上两者常可并存，但发病机制及组织发生学有所不同，临床表现及其对卵巢激素的敏感性也有差异，前者对孕激素敏感，而后者不敏感。

第一节　子宫内膜异位症

扫码“学一学”

案 例

患者，女，33岁，输卵管通液术后3年不孕，痛经3年就诊，经期下腹部及腰骶部疼痛，近年逐渐加重，疼痛可放射至会阴部及肛门，经期第1、2天最剧，月经干净后缓解。妇科检查：子宫正常大小，后倾固定，子宫后壁可触及多个有触痛结节，左侧卵巢囊性增大，囊肿大小约6cm×7cm，与周围组织粘连。输卵管碘油造影显示双侧输卵管通而不畅。血CA125为87 U/ml。

请思考：

1. 目前患者主要存在哪些护理问题？依据是什么？
2. 该患者不孕的原因可能有哪些？
3. 请针对主要的护理问题制订相应的护理计划。

具有生长功能的子宫内膜组织出现在子宫腔被覆内膜和宫体肌层以外的其他部位时，称为子宫内膜异位症，简称内异症。异位子宫内膜可以侵袭全身任何部位，但绝大多数异位病灶发生在盆腔内生殖器及其邻近器官的腹膜上，故通常称为盆腔子宫内膜异位症，其中以卵巢、直肠子宫陷凹、子宫骶骨韧带最常见，其次为乙状结肠、盆腔腹膜、直肠阴道隔等部位。此外，腹壁及会阴瘢痕、膈肌、阑尾、膀胱甚至脑膜等中枢神经系统也可发生，但较罕见。

子宫内膜异位症近年来发病率明显升高，已成为妇科常见病。子宫内膜异位症一般仅见于生育年龄妇女，以 25 ~45 岁妇女多见。绝经、切除双侧卵巢、妊娠或使用性激素抑制卵巢功能可暂时阻止此病的发展，故又称为激素依赖性疾病。该病在形态学上呈良性表现，但在临床行为学上具有类似恶性肿瘤的特点，如局部种植、浸润生长及远处转移能力等。近年来随着诊断方法的改进、诊断技术的提高，人们对子宫内膜异位症的认识也有了明显的提高。

考点提示

子宫内膜异位症最常见的侵袭部位是卵巢，其次是直肠子宫陷凹、宫骶韧带等。

【病因】

异位子宫内膜来源至今尚未完全阐明，目前有多种学说。

1. 子宫内膜种植学说 Sampson 在 1921 年最早提出经期时子宫内膜腺上皮和间质细胞可随经血逆流，经输卵管逆流进入盆腔，种植于卵巢和邻近的盆腔腹膜，并在该处继续生长和蔓延，形成盆腔子宫内膜异位症，也称为经血逆流学说。如先天性宫颈狭窄、先天性阴道闭锁者及严重的后倾后屈子宫等都容易并发本病；阴道分娩后会阴切口处子宫内膜异位症；剖宫取胎或剖宫产术后，可将内膜碎片带至腹壁伤口上，形成腹壁瘢痕处子宫内膜异位症等都成为种植学说的有力例证。其次子宫内膜碎片也可通过淋巴及静脉向远处播散，发生异位种植，造成远处器官内的子宫内膜异位症，如肺、膈肌、胸膜、四肢及骨骼肌病灶等。

2. 体腔上皮化生学说 卵巢生发上皮，盆腔腹膜及直肠阴道隔等都是由胚胎期具有高度化生潜能的体腔上皮分化而来。病理学家 Robert Meyer 提出，当体腔上皮分化来的组织在受到持续卵巢激素或经血及慢性炎症的反复刺激后，可被激活而化生为子宫内膜样组织，导致子宫内膜异位症的发生。但目前仅有动物实验证实，小鼠卵巢表面上皮可经激活途径直接化生为卵巢内异症病变。

3. 诱导学说 未分化的腹膜组织在内源性生物化学因素的诱导下，发展成子宫内膜样组织，种植的内膜可释放化学物质诱导未分化的间充质形成子宫内膜异位组织。

4. 遗传因素 流行病学调查证明患病妇女直系亲属患此病者，较对照组明显增多，提示此病与遗传有关。

5. 免疫学说 子宫内膜异位症患者的 IgG 及抗子宫内膜抗体明显增加，具有自身免疫性疾病的特征。

6. 其他因素 子宫内膜异位症患者腹腔液血管生成因子增多，导致异位内膜种植和生长等。

子宫内膜异位症的发病机制甚多，但无一种可以解释全部子宫内膜异位症的发病，不同部位的子宫内膜异位症可能有不同的发病机制。

【病理】

子宫内膜异位症的主要病理变化是异位的子宫内膜组织随卵巢的周期变化而发生周期性出血和周围纤维组织增生和囊肿、粘连形成。早期病灶可见紫褐色斑点或小泡，晚期可发展成为大小不等的紫蓝色结节或包块。病变可因部位、程度不同而有所差异。

1. 卵巢　卵巢的子宫内膜异位症最为常见，约50%的患者是双侧卵巢病变，约80%累及一侧卵巢。初期病灶浅表，于卵巢表面可见红色、蓝色或棕色的斑点或小囊泡，随病变发展，异位内膜侵犯卵巢皮质并在其内生长、反复周期性出血，形成单个或多个囊肿型的典型病变，称为卵巢子宫内膜异位囊肿。随病变持续，囊内积血逐步增多、氧化呈柏油样、巧克力样糊状陈旧血性液体，故又称卵巢巧克力囊肿。

2. 宫骶韧带、直肠子宫陷凹和子宫后壁下段　因这些部位处于盆腔后部较低处，与经血中的内膜碎片接触最多，故为该病的好发部位。

3. 盆腔腹膜　病灶为多发性，包括红色病变（早期病变）、棕色病变（典型病变）及白色病变（陈旧病变）。

4. 宫颈及输卵管　异位内膜累及宫颈和输卵管少见。输卵管内异症多累及管腔浆膜层，常与周围组织粘连致使管腔扭曲而影响其正常蠕动，严重者可致管腔不通，是子宫内膜异位症导致不孕的原因之一。

5. 其他部位　异位内膜累及阑尾、膀胱、直肠时病灶呈紫蓝色、红色或棕色的小点状或片状改变。会阴及腹壁瘢痕处异位病灶因反复出血致局部纤维增生而形成圆形结节，病程长者结节可大至数厘米，偶见典型的紫蓝色或陈旧出血灶。

异位内膜组织可随卵巢激素变化而有增生和分泌改变，但其改变与在位子宫内膜并不一定同步，多表现为增生期改变。该病极少发生恶变，发生率低于1%，其恶变的细胞类型为透明细胞癌和子宫内膜样癌。

【护理评估】

（一）健康史

询问患者的年龄，重点询问患者的家族史、月经史、孕产史。不孕症患者特别应注意询问有无多次人工流产、引产、手术分娩史，有无多次输卵管通液、碘油造影等宫腔操作史。

（二）身心状况

子宫内膜异位症的临床表现随病变部位与范围不同表现形式多种多样，病变特征与月经周期密切相关，20%～25%的患者无明显自觉症状。

1. 症状　询问痛经或腹痛的起始时间、疼痛程度和持续时间，有无性交痛和肛门坠胀感等，询问疼痛是否明显发生在某次手术或宫腔操作后。

（1）下腹痛及痛经　腹痛是子宫内膜异位症的主要症状。疼痛的部位多位于下腹部、腰骶部，并可放射到肛门、会阴、阴道或大腿。约2/3的患者有痛经史。痛经程度因人而异，与病变部位及浸润深度有关，多为继发性、进行性加重性痛经，常于月经期开始出现，并持续整个经期。疼痛程度与病变大小可不成正比。少数患者长期下腹痛，月经期加重。也可有非经期疼痛，如性交痛及肛门疼痛等，多见于直肠子宫陷凹有异位病灶或病变致子宫后倾固定的患者，性交时机械刺激引起疼痛。另外，极少数患者可表现为急腹症，出现剧烈腹痛伴恶心、呕吐和肛门坠胀，主要的原因是卵巢子宫内膜异位囊肿破裂，囊液流入腹腔刺激腹膜而引起。

（2）月经异常　卵巢的病灶进行性发展，可影响卵巢的生殖内分泌功能，导致无排卵、黄体功能不足等，从而引起月经紊乱，可表现为经量多、经期延长、经前点滴出血等。

（3）不孕　子宫内膜异位症患者不孕率可高达40%。引起不孕的原因复杂，与盆腔内环境改变、盆腔粘连、子宫位置改变、输卵管闭锁、周围粘连及蠕动功能改变、卵巢皮质受损导致生殖内分泌功能失调、排卵障碍等有关。

（4）其他特殊症状　若异位的子宫内膜种植和生长在盆腔外组织时，多在这些部位出现相应的变化，表现为结节样肿块，并伴有周期性疼痛、出血或经期肿块明显增大等。肠道内异症患者可出现腹痛、腹泻、便秘，个别患者有周期性便血，严重者甚至因肠道受压出现肠梗阻症状。膀胱及输尿管内异症时可出现相应的泌尿系统症状，如尿急、尿频、腰痛和血尿或肾盂积水甚至肾萎缩等。

> **考点提示**
>
> 子宫内膜异位症最常见的症状。

2. 体征　常规进行双合诊和三合诊检查，判断子宫的位置、活动度、有无明显触痛，附件处有无肿块、肿块大小和性质。阴道后穹隆是否扪及小结节或包块，是否见到紫蓝色斑点。

（1）腹部检查　一般无明显异常，较大的卵巢子宫内膜异位症囊肿在腹部易扪及囊块。

（2）盆腔检查　典型者子宫多后倾固定，直肠子宫陷凹、子宫骶骨韧带、子宫后壁下段等部位可扪及触痛硬结，附件区扪及偏实不活动的囊性包块，可有轻压痛。

（3）阴道检查　有时可在阴道后穹隆部位扪及结节或包块，甚至可看到隆起的紫蓝色结节，破裂后流出咖啡色液体。

3. 辅助检查

（1）腹腔镜检查　是目前诊断子宫内膜异位症的最佳方法，特别是对原因不明的不孕症或腹痛者是首选的诊断方法。腹腔镜下对可疑病变进行活检可确诊子宫内膜异位症，同时可对病灶进行相应的处理，如清除病灶、分离粘连等。

> **考点提示**
>
> 目前诊断子宫内膜异位症的最佳方法。

（2）超声检查　可确定卵巢子宫内膜异位症囊肿的位置、大小和形状。彩色超声可探及囊内无血流信号。因囊肿的回声图像无特异性，不能完全根据超声图像确诊。

（3）CA125测定　CA125测定可用于子宫内膜异位囊肿与附件非异位囊肿的鉴别。中、重度患者血清CA125值可能升高，但有一定的变化，月经期、病变程度重者升高明显。因此，CA125还可用于监测内异症的治疗效果和复发情况。

4. 社会心理状况　对疼痛的恐惧，特别是进行性加重的痛经更增加了患者的恐惧心理，患者往往在月经来潮前几日就开始提心吊胆，有的患者需长期借助止痛药来缓解疼痛，严重影响了日常生活和工作。对不孕的焦虑和担忧，特别是在治疗过程中会再次经受社会和经济等各方面的压力。

【护理问题】

1. 疼痛　与子宫内膜异位病灶周期性出血、反复刺激周围组织中的神经末梢有关。

2. 恐惧　与害怕继发性、进行性痛经、性交痛、腰骶部疼痛等相关症状有关。

3. 自尊紊乱　与子宫内膜异位症所致性交痛及不孕症的诊断、影响女性在家庭和社会的地位有关。

【护理目标】

（1）患者在医务人员的指导下建立应对疼痛的方法。

（2）患者对痛经的恐惧感消失或明显减轻。

（3）患者积极配合治疗不孕症，咨询相关辅助生殖技术助孕问题。

【护理措施】

1. 一般护理　着重了解患者的疾病史，特别注意疼痛或痛经的发生发展与月经和剖宫产、人流术、输卵管通液术等的关系。了解患者的病因、病情程度、治疗经过及效果，同时注意评估患者对疾病的认知程度。

2. 疼痛护理　指导其主动就医或寻求咨询，遵从医务人员的健康指导，掌握应对痛经的几种有效方法，经期注意保暖、休息、进食热的流食以缓解疼痛。对病变引起的轻微腹痛可给予前列腺素抑制剂如吲哚美辛、萘普生、布洛芬等。

3. 治疗配合　治疗子宫内膜异位症的根本目的在于减灭病灶、缓解疾病、改善生育功能、减少和避免复发。治疗方法应根据患者年龄、症状、病变部位和范围以及对生育要求等加以选择，强调治疗个体化。原则上症状轻微者采用非手术治疗，可定期随访；有生育要求重症患者行保留生育功能手术；年轻无生育要求的重症可行保留卵巢功能手术；症状和病变严重且无生育要求者可考虑行根治性手术。

（1）期待治疗　适于病变轻微、无症状或症状轻微的患者，一般可 3 ~6 个月随访一次，有生育要求的患者应作有关不孕的各项检查。期待疗法中如患者症状和体征加剧，应改用其他较积极的治疗方法。

（2）药物治疗　用于慢性盆腔痛、痛经症状明显、无生育要求及无卵巢囊肿形成的患者，包括对症治疗和性激素治疗。对症治疗主要是抑制疼痛，不能阻止病情进展，反而可能掩盖病情或促使病灶发展。性激素治疗是抑制雌激素合成使异位内膜萎缩、阻断下丘脑 - 垂体 - 卵巢轴的刺激和出血周期，使患者假孕或假绝经的疗法。假孕或假绝经的疗法是目前临床治疗内异症的常用方法，但对较大有卵巢内膜异位囊肿，特别是卵巢包块性质未明者，宜采用手术治疗。

> **考点提示**
>
> 药物治疗子宫内膜异位症可采用性激素抑制治疗使患者假怀孕或假绝经。

1）口服避孕药　是最早用于治疗内异症的激素类药物，其目的是降低垂体促性腺激素水平，并直接作用于子宫内膜和异位内膜，导致内膜萎缩和经量减少。长期连续服用避孕药造成类似妊娠的人工闭经，称假孕疗法。临床常用低剂量高效孕激素和炔雌醇复合制剂，适用于轻度内异症患者。副反应主要有恶心、呕吐，并警惕血栓形成的风险。

2）孕激素　单用人工合成高效孕激素，通过抑制垂体促性腺激素分泌，造成无周期的低雌激素状态，并与内源性雌激素共同作用，造成高孕激素性闭经和内膜蜕膜化形成假孕。副作用有恶心、水钠潴留、体重增加、阴道不规则点滴出血及轻度抑郁等，停药数月后痛经缓解，月经恢复。

3）孕激素受体拮抗剂　米非司酮与子宫孕酮受体的亲和力是孕酮的5倍，具有强抗孕激素作用，每日口服25～100mg，可造成闭经使病灶萎缩。副反应轻，无雌激素样影响，无骨质丢失危险，但长期疗效有待证实。

4）孕三烯酮　为19－去甲睾酮甾体类药物，有抗孕激素、中度抗雌激素和抗性腺效应，能增加游离睾酮含量，减少性激素结合球蛋白水平，抑制FSH、LH峰值并减少LH均值，使体内雌激素水平下降，异位内膜萎缩、吸收，也是一种假绝经疗法。治疗后50%～100%患者发生闭经，症状缓解率达95%以上。孕三烯酮与达那唑相比，疗效相近，但副反应较低，对肝功能影响较小且可逆，很少因转氨酶过高而中途停药，且用药量少、方便。

5）达那唑　为合成的17α－乙炔睾酮衍生物。抑制FSH、LH峰；抑制卵巢甾体激素生成并增加雌、孕激素代谢；直接与子宫内膜雌、孕激素受体结合，抑制内膜细胞增生，最终导致子宫内膜萎缩，出现闭经，因FSH、LH呈低水平，又称假绝经疗法。该药副反应有恶心、头痛、潮热、乳房缩小、体重增加、多毛、痤疮、皮脂增加、性欲减退等。原已有肝功能损害者、高血压、心力衰竭、肾功能不全者不宜使用。

6）促性腺激素释放激素激动剂（gonadotropin releasing hormone agonist，GnRH－a）为人工合成的十肽类化合物，其作用与体内的GnRH相同，抑制垂体分泌促性腺激素，导致卵巢激素水平明显下降，出现暂时性闭经，此疗法又称药物性卵巢切除。副反应主要有潮热、阴道干燥、性欲减退和骨质丢失等绝经症状。

（3）手术治疗　适用于药物治疗无效、局部病情进行性加重、不孕迫切要求生育者和卵巢囊肿直径>6cm者。手术方法分为经腹手术和经腹腔镜手术两种；手术范围分为保留生育功能、保留卵巢功能和根治性手术三类。对于药物治疗不佳、病情加重、希望生育者宫腔镜为首选手术治疗办法。

（4）联合治疗　指“手术＋药物”或“药物＋手术＋药物”的联合治疗。单纯药物或单纯手术治疗均有局限性，如严重粘连不利于手术彻底，不能防止新病灶生长；药物疗效存在个体差异，停药会复发，故采用手术前后加用药物治疗。术前给予3～6个月药物治疗后再进行手术切除病灶，术后继续给予药物治疗，巩固疗效，防止复发。

4. 心理护理　倾听患者对疾病的认识和叙述，引导患者表达真实感受，采取相应措施对患者进行心理安慰与疏导，缓解和消除患者的焦虑、恐惧。

5. 健康教育　子宫内膜异位症病因不明确、多因素起作用，并且其组织学发生复杂，因此预防作用有限，主要注意以下几点以减少其发病。

（1）防止经血逆流　及时发现和治疗引起经血逆流的疾病，如无孔处女膜、阴道狭窄及闭锁、宫颈管粘连及闭锁等，以免经血逆流入腹腔。经期尽可能不做盆腔检查，避免挤压子宫。

（2）适龄婚育和药物避孕　妊娠可延缓子宫内膜异位症的发展，所以有痛经症状的妇女适龄结婚及孕育，已有子女者或长期口服药物避孕主要与避孕药抑制排卵使子宫内膜萎缩，经量减少有关，可使子宫内膜异位症发病风险降低，对高发家族史、容易带器妊娠者可以选择。

（3）减少医源性子宫内膜种植　尽量避免多次的宫腔手术操作。进入宫腔内的经腹手术，特别是孕中期剖宫取胎术，均应用纱布垫保护好子宫切口周围术野，以防宫腔内容物溢入腹腔或腹壁切口；缝合子宫壁时避免缝线穿过子宫内膜层；关腹后应冲洗腹壁切口。

月经前禁做输卵管通畅试验，以免将内膜碎屑推入腹腔。宫颈及阴道手术如冷冻、电灼、激光和微波治疗以及整形术等均不宜在经前进行，否则有导致经血中内膜碎片种植于手术创面的危险。人工流产吸宫术时，宫腔内负压不宜过高，避免突然将吸管拔出，使宫腔血液和内膜碎片随负压被吸入腹腔。

扫码“学一学”

扫码“看一看”

第二节 子宫腺肌病

具有生长功能的子宫内膜腺体及间质侵入子宫肌层者，称为子宫腺肌病（adenomyosis），多发生于30～50岁经产妇，约15%同时合并子宫内膜异位症，约半数合并子宫肌瘤。对尸检和病因切除的子宫做连续切片检查，发现10%～47%子宫肌层中有子宫内膜组织，但其中仅70%左右有临床症状。子宫腺肌病与子宫内膜异位症病因不同，但均受雌激素的调节。

【病因】

子宫腺肌病患者部分子宫肌层中的内膜病灶与宫腔内膜直接相连，故认为内膜异位由基底层子宫内膜侵入肌层所致，多次妊娠及分娩、人工流产时子宫壁创伤和慢性子宫内膜炎可能是导致此病的主要原因。此外，由于子宫内膜基底膜下缺乏黏膜下层，且子宫腺肌病常合并子宫肌瘤和子宫内膜增生，提示高水平雌、孕激素刺激，也可能是促进内膜向肌层生长的原因之一。

【病理】

1. 巨检 由于病变在子宫肌层多呈弥漫性生长，故子宫多为均匀性增大，以前后径增大较明显，呈球形，一般不超过12周妊娠子宫大小。剖面见子宫肌壁显著增厚且较硬，无旋涡状结构，于肌壁中见粗厚肌纤维带和微囊腔，腔内偶有陈旧血液。少数腺肌病病灶呈局限性生长，局部反复出血导致病灶周围组织增生形成结节或团块，似肌壁间肌瘤，称子宫腺肌瘤。腺肌瘤与周围正常子宫肌层无明显界限，手术时难以剥出。

2. 镜检 特征为肌层内有呈岛状分布的异位内膜腺体及间质，肌层内的异位内膜为不成熟内膜，仅对雌激素起反应，对孕激素无反应，腺体呈增生期改变，偶尔见到局部区域有分泌期改变。

【护理评估】

（一）健康史

> **考点提示**
> 子宫腺肌病的临床表现。

询问患者的年龄和相关病史。特别询问患者的月经史、孕育史、家庭史及手术史。特别注意疼痛或痛经的发生发展与月经和剖宫产、人流术等的关系。通过全面评估，了解患者的病因、病情程度、治疗经过及效果，同时注意评估患者对疾病的认知程度。

（二）身心状况

1. 症状 35%患者无典型症状，常见症状如下。

（1）痛经 为继发性进行性加重。常表现为周期性、下腹正中进行性加重疼痛，多数于经期疼痛。疼痛程度与异位内膜小岛的多少有关。

（2）月经失调　约 50% 的患者出现月经量增多，经期延长。可能与子宫内膜面积增加、子宫内膜增生过长及子宫肌层收缩不良等因素有关。

2. 体征　子宫呈均匀增大，质地较硬，可有压痛，子宫增大一般为妊娠 8 周大小。少数子宫表面不规则，呈结节样突起，可能为局限型腺肌瘤或伴有子宫肌瘤所致。月经期，由于病灶充血、水肿及出血，子宫可增大，质地变软，有压痛或压痛加剧。

3. 辅助检查

（1）超声检查　子宫增大，边界清楚，子宫肌层增厚，回声不均。

（2）CA125 测定　轻度患者 CA125 水平多正常，有子宫内膜异位囊肿、病灶浸润较深、盆腔粘连广泛者血 CA125 多为阳性，一般为轻度增高，多不超过 200U/ml。

（3）腹腔镜或宫腔镜检查　可用于子宫腺肌病的辅助诊断。

（4）活组织病理检查　在腹腔镜下对可疑子宫肌层病变进行活检。

4. 社会心理状况　周期性、进行性加重的痛经，使患者常常恐惧月经的来临，每月月经前期和月经期表现紧张、恐惧、焦虑。同时月经期延长、经量增多也使患者疑虑增加，性生活也因为疾病受到影响。

【护理问题】

1. 疼痛　与月经期或月经前期子宫内膜充血、水肿、出血，位于致密层中的经血潴留小囊腔内压力剧增，刺激周围平滑肌产生痉挛性收缩有关。

2. 恐惧　与害怕月经来潮、越来越重的痛经有关。

【护理目标】

（1）患者建立应对疼痛的办法。

（2）患者能够表达对疼痛的恐惧并采取正向的应对措施。

【护理措施】

1. 心理护理　倾听患者对疼痛的详细描述，引导其自主表达对疼痛的真实感受，耐心细致的进行心理安慰与疏导，缓解和消除患者的焦虑与恐惧。

2. 指导就医　子宫腺肌病药物治疗适应证的患者可试用丙氨瑞林治疗。丙氨瑞林可使疼痛缓解或消失、子宫缩小，但停药后症状可能重复出现，子宫又重新增大；有手术适应证患者可采用全子宫切除术。根据有无病变及患者年龄大小考虑卵巢是否保留。对年轻患者或有生育要求者可行病灶切除术，但术后易复发。经腹腔镜骶前神经切除术和骶骨神经切除术也可治疗痛经，80% 患者术后疼痛消失或缓解。

3. 健康教育　同子宫内膜异位症。

目标检测

选择题

A1/A2 型题

1. 下列有关子宫内膜异位症的说法，错误的是

A. 异位子宫内膜多数位于盆腔内

B. 子宫内膜组织生长在子宫黏膜层

C. 用药物抑制排卵，促进子宫内膜萎缩
D. 人群中约15%的妇女患有子宫内膜异位症
E. 绝经后异位内膜可萎缩

2. 子宫内膜异位症大多位于盆腔内，发生率最高的部位是
A. 直肠子宫陷凹　B. 子宫骶骨韧带
C. 卵巢　D. 腹膜
E. 直肠阴道隔

3. 下列不属于子宫内膜异位症临床表现的是
A. 痛经　B. 性交痛　C. 不孕
D. 慢性宫颈炎　E. 流产率增加

4. 目前确诊子宫内膜异位症的最佳方法是
A. 双合诊检查　B. 阴道B超　C. 腹腔镜检查
D. 分段诊断性刮宫　E. 盆腔X线摄片

5. 子宫内膜异位症发病原因的各种学说中不包括
A. 淋巴及静脉播散　B. 体腔上皮化生学说
C. 子宫内膜种植　D. 前列腺素合成和释放
E. 免疫调节

6. 子宫内膜异位症用性激素抑制治疗的主要目的是
A. 使患者假怀孕　B. 促使排卵　C. 调节月经周期
D. 提高受孕率　E. 减轻腹痛

7. 患者，女，32岁，尚未生育，诊断为子宫内膜异位症，经药物治疗后效果不佳，并且病情加重。首选的手术方式为
A. 宫腔镜手术　B. 腹腔镜手术　C. 根治性手术
D. 保守性手术　E. 保留卵巢功能手术

A3/A4 型题

（8～10题共用题干）

患者，女，35岁，痛经史8年，且逐渐加重，疼痛从经期2～3天开始，直至经期结束才好转。妇科检查，右侧卵巢处可触及较大囊肿，与子宫相连，活动差有轻压痛，阴道后穹隆可看到紫蓝色结节。

8. 该患者可能的诊断是
A. 盆腔脓肿　B. 慢性盆腔炎
C. 子宫内膜异位症　D. 右侧卵巢囊肿
E. 痛经

9. 护士对该患者的下列护理，不妥的是
A. 指导患者经期注意保暖
B. 注意观察药物治疗的效果及副反应
C. 指导患者正确使用避孕药物
D. 指导患者尽早进行宫腔镜手术
E. 告知患者疼痛的原因

10. 为了防止经血逆流，护士应指导患者注意
    A. 经前禁做输卵管通畅检查
    B. 痛经时尽量不服用止痛剂
    C. 经期禁作妇科检查
    D. 严重子宫后倾者不必治疗
    E. 经期避免剧烈运动

X 型题

11. 以下属于子宫内膜异位症主要症状的是
    A. 不孕　　B. 月经异常　　C. 白带增多
    D. 外阴瘙痒　　E. 疼痛
12. 下列关于子宫内膜异位症预防措施的叙述中，不正确的是
    A. 经期避免重力挤压子宫及性生活
    B. 育龄妇女尽量采用宫内节育器避孕，减少使用避孕药物
    C. 有先天生殖道畸形的患者待其生殖器官成熟才可以手术
    D. 使用促排卵药物可促进子宫内膜萎缩，减少子宫内膜异位症的发生
    E. 教育妇女定期体检，尽早发现子宫内膜异位症，早治疗

扫码“练一练”

（高丽玲）

第七章

盆底功能障碍性及生殖器损伤疾病患者的护理

学习目标

知识要点

1. 掌握子宫脱垂、生殖道瘘及压力性尿失禁的概念和护理措施。
2. 熟悉外阴阴道创伤、阴道膨出、子宫脱垂、生殖道瘘与压力性尿失禁的护理评估和常见的护理问题。
3. 了解盆底功能障碍性及生殖器官损伤疾病的病因。

技能要点

1. 能对盆底功能障碍性及生殖器官损伤疾病患者进行适时的护理。
2. 会针对不同盆底功能障碍及生殖器官损伤的患者进行健康指导。

正常盆底功能依赖于完整肌肉、结缔组织和神经分布的复杂相互作用，是一个动态平衡系统，当盆底支持组织因退化、创伤致其支持力变得薄弱，会引发一类疾病即女性盆底功能障碍（pelvic floor dysfunction，PFD），包括子宫脱垂和阴道前后壁膨出等。盆底功能障碍性疾病的治疗与否取决于是否影响患者的生活质量。

当损伤导致女性生殖器官与相邻的泌尿道、肠道出现异常通道时，临床上表现为尿瘘和粪瘘。

第一节　外阴、阴道创伤

> **考点提示**
>
> 外阴阴道创伤发生的主要原因。

导致外阴阴道创伤的主要原因是分娩损伤。也可因意外伤害，如车祸发生或不慎跌倒导致外阴部突然触到有棱角之硬物时，引起外阴创伤，甚至伤及阴道，严重时会损伤尿道、膀胱或直肠。此外，幼女受到强暴致软组织创伤，初次性交导致阴道创伤或伤及阴道后穹隆。由于外阴部皮肤、黏膜下组织较疏松，血管丰富，局部受伤后可导致组织液渗出，血管破裂，血液、组织液在疏松结缔组织中迅速蔓延，形成外阴、阴道水肿或血肿。如不及时治疗，可向上扩散，形成巨大腹部水肿或血肿。

扫码“学一学”

【护理评估】

（一）健康史

了解导致创伤发生的原因，如分娩损伤、外伤、有无遭强暴等病史。了解患者遭到创伤后有无局部疼痛，裂口大小及出血等情况。

（二）身心状况

主要表现为局部肿胀、疼痛、出血，出血量过多，可导致贫血甚或失血性休克。

1. 症状 疼痛为主要症状，轻者自觉症状不明显或出现轻微疼痛，重者疼痛同时还伴有血压下降、脉搏细速等疼痛性休克表现。阴道有创伤时，还可见少量或大量的新鲜血液自阴道流出，患者出血同时还伴有头晕、乏力、心悸等贫血症状，或出现面色苍白、脉搏细速、血压下降等失血性休克表现。

2. 体征 妇科检查时发现外阴和阴道有裂伤、血肿，或有活动性出血；外阴血肿形成时，见外阴部有紫蓝色突起肿物，压痛明显。如伤及阴道前膀胱、尿道，可见尿液自阴道流出；伤及阴道后直肠，则可见外翻的直肠黏膜，还可见粪便自阴道排出。合并感染时，局部出现红、肿、热、痛等表现。

3. 辅助检查 出血多者，红细胞计数、血红蛋白值下降；有感染者可见白细胞数目高于正常值。

4. 社会心理状况 患者及家属常由于突发意外而措手不及，继而引起惊慌、焦虑情绪。创伤部位神经末梢丰富，患者疼痛症状出现较早，由于疼痛继而加重焦虑情绪。创伤涉及患者隐私，因此，症状不是很明显的患者，常因为保护隐私而延误病情。

【护理问题】

1. 恐惧 与突发创伤事件有关。

2. 疼痛 与外阴、阴道创伤有关。

3. 有感染的危险 与伤口受到污染或未得到及时治疗有关。

4. 潜在并发症 失血性休克。

【护理目标】

（1）患者能表达引起恐惧的原因，采取有效措施应对，从而减轻患者恐惧心理。

（2）患者疼痛减轻甚至消失。

（3）患者住院期间感染控制。

（4）患者在治疗未发生失血性休克。

【护理措施】

1. 保持外阴部 清洁、干燥，每日行外阴擦洗 3 次，大便后及时清洁外阴。

2. 治疗配合 根据血肿部位、大小，原则上采取止痛、止血、抗休克、抗感染等保守治疗，必要时采用手术处理。

（1）保守治疗患者的护理 对血肿小，采取保守治疗者，应嘱患者采取正确的体位，避免血肿受压；及时给予止血、止痛药物；24 小时内冷敷，24 小时以后可行热敷。

（2）手术患者的护理

1）术前准备 做好备皮、交叉配血等工作。向患者及家属解释手术的必要性，手术过程及注意事项。

2）术后护理　疼痛明显者，应积极止痛，阴道纱条取出或外阴包扎松解后应密切观察阴道、外阴伤口有无出血；保持外阴清洁、干燥，遵医嘱给予抗生素防治感染。

3. 心理护理　本病由于突然创伤所引起，导致患者及家属恐惧、焦虑发生，护理人员在配合医生对患者进行配合治疗的同时，要做好心理护理工作，用亲切温和的语言安慰患者，鼓励患者面对现实，积极配合治疗、护理工作。

4. 健康教育　该病发生主要原因是分娩损伤，因此，要正确处理产程，避免产程时间异常，保护好会阴，必要时会阴切开术；行阴道助产术时，严格掌握操作规程，避免外阴、阴道的损伤，有产科指征者应及时改变分娩方式而行剖宫产术。

第二节　阴道膨出

扫码“学一学”

由于骨盆底支持结构的损伤或缺陷，阴道前后壁从正常位置沿着阴道下降，严重者会膨出阴道口外。阴道膨出分为阴道前壁膨出和阴道后壁膨出，是中老年女性的常见疾病。阴道膨出常合并有子宫脱垂或压力性尿失禁，严重影响女性生活质量。

一、阴道前壁膨出

阴道前壁膨出常伴有膀胱膨出和尿道膨出，临床上以膀胱膨出居多。阴道前壁膨出可单独存在或合并阴道后壁膨出。

【病因】

由于骨盆底支持结构的损伤和缺陷造成阴道膨出，妊娠和分娩对盆底的损伤是最常见的病因。另外，长期腹压增加（比如慢性咳嗽、长期便秘等）、退行性改变、遗传因素、盆腔肿物压迫、体重指数过大、激素水平影响等均可导致阴道壁膨出的发生。

【发病机制】

阴道前壁主要由耻骨尾骨肌、膀胱宫颈筋膜和尿生殖膈的深筋膜支持。分娩时这些韧带、筋膜和肌肉撕裂，特别是膀胱宫颈筋膜、阴道前壁及其周围的耻骨尾骨肌损伤，产后过早参加体力劳动，前述韧带、筋膜未能很好恢复，使膀胱底部失去支撑，与膀胱紧连的阴道前壁向下膨出，在阴道口或阴道口外即可见到，称为膀胱膨出。若支持尿道的膀胱宫颈筋膜受损严重，尿道紧连的阴道前壁下1/3以尿道口为支点向下膨出，则为尿道膨出。

【护理评估】

（一）健康史

了解分娩过程中有无产程延长、阴道助产、外阴阴道撕裂等病史，盆底肌肉筋膜的损伤、韧带的过度伸展或撕裂，这些都会导致阴道前壁膨出的发生。了解有无分娩时间的延长，尤其是第二产程延长可导致阴道前后壁膨出。

（二）身心状况

1. 症状　轻度多无明显症状。重症者自觉有块状物自阴道脱出，有腰酸、阴道下坠感，长时间站立症状更加明显。若阴道前壁伴膀胱膨出，常出现排尿困难致尿潴留，甚至继发尿路感染；膀胱膨出合并尿道膨出、阴道前壁完全膨出，当患者咳嗽、用力屏气时有尿液溢出，称张力性尿失禁。

2. 体征 根据屏气膨出最大程度，临床上分为三度。

Ⅰ度：膨出的阴道前壁达处女膜缘，但仍位于阴道内。

Ⅱ度：阴道壁展平或消失，部分阴道前壁膨出于阴道口外。

Ⅲ度：阴道前壁完全膨出于阴道口外。

3. 辅助检查 尿道活动性测定，膀胱功能评估，尿动力学检查等，合并输尿管扩张者需要进行影像学检查。

4. 社会心理状况 由于长期的阴道前壁膨出及腰骶部疼痛使患者行动不便，不能从事体力劳动，从而影响患者的工作或生活，严重者性生活受到影响，患者常出现焦虑、情绪低落、不愿与他人交往等状况。

【护理问题】

1. 疼痛 与阴道膨出牵拉韧带、宫颈，阴道壁溃疡有关。

2. 焦虑 与长期的阴道膨出影响正常生活有关。

3. 有感染的危险 与摩擦所致的溃疡有关。

4. 排尿形态改变 与疾病和相关手术有关。

【护理目标】

（1）患者疼痛消失或减轻。

（2）患者能表达引起焦虑的原因，配合护理人员的护理工作，使焦虑消失或减轻。

（3）患者感染控制。

（4）患者排尿正常。

【护理措施】

1. 一般护理 加强营养，注意卧床休息，及早就医，及时将脱出物回纳或手术及时进行阴道壁修补术，避免过久的摩擦。教会患者做增强盆底肌肉恢复的锻炼。

2. 治疗配合 治疗原则为无症状的轻症患者一般不需治疗。有症状但有其他慢性病，暂时不宜手术者，可置子宫托缓解症状。若为中重度脱垂患者，保守治疗失败者，或不愿意保守治疗者选择手术治疗。

3. 心理护理 讲解疾病知识和预后，协助患者早日康复。

4. 健康教育

（1）避免长时间站立、行走、久蹲。产后避免重体力劳动。

（2）保持外阴部的清洁，干燥。每日用清洁水进行外阴冲洗，若出现溃疡，需遵医嘱于冲洗后涂擦溃疡油。在感染时需遵医嘱使用抗生素。

（3）盆底肌肉组织的锻炼。每天2～3次，每次10～15分钟。

（4）积极治疗使腹压增高的慢性疾病，如咳嗽、便秘等。正确处理产程，尤其须避免第二产程延长，发现会阴撕裂应及时缝合；产后避免过早参加体力劳动。

（5）手术治疗后注意3个月内禁止重体力活动或提重物，术后必要时可阴道局部用雌激素以促进伤口愈合。术后一般休息3个月，出院后第1、3个月时进行复查。

二、阴道后壁膨出

阴道后壁膨出常伴有直肠膨出。可单独存在，也常合并阴道前壁膨出。

【病因】

阴道分娩时损伤是其主要原因。术后或老年女性盆底肌肉及肛门内括约肌肌力弱、便秘患者也是本病的发病原因。

【发病机制】

分娩后若受损的耻尾肌、直肠、阴道筋膜或泌尿生殖膈等盆底支持组织未能修复，直肠向阴道后壁中段逐渐膨出，在阴道口能见到膨出的阴道后壁黏膜，称直肠膨出。耻尾肌纤维严重损伤，阴道穹隆处支持组织薄弱可形成直肠子宫陷凹疝，阴道后穹隆向阴道内脱出，甚至脱出至阴道口外，内有小肠，称肠膨出。

【护理评估】

（一）健康史

询问患者有无分娩损伤、慢性咳嗽、长期便秘、痔切除、瘘切除修补术等病史。

（二）身心状况

1. 症状　阴道后壁黏膜在阴道口刚能看到者，多无不适。阴道后壁明显凸出于阴道口外者，有外阴摩擦异物感。部分患者有下坠感、腰酸痛。膨出重者发生排便困难，需用手向上向后推压阴道后壁方能排便。

2. 体征　检查可见阴道后壁黏膜呈球状物膨出，阴道松弛，多伴有陈旧性会阴裂伤。肛门检查手指向前方可触及向阴道突出的直肠，呈盲袋的感觉，可能仅为阴道后壁黏膜膨出。阴道后壁有两个球状凸出时，位于阴道中段的球形膨出为直肠膨出，而位于后穹隆部的球形突出是肠膨出，指诊可触及疝囊内的小肠。

临床上传统分为三度，以屏气下膨出最大程度来判定。

Ⅰ度：阴道后壁达处女膜缘，但仍在阴道内。

Ⅱ度：阴道后壁部分脱出阴道口。

Ⅲ度：阴道后壁全部脱出阴道口外。

Baden—Walker 提出评价盆底器官膨出的阴道半程系统分级法（halfway system），分度如下。

Ⅰ度：阴道后壁的突出部下降到了距处女膜的半程处。

Ⅱ度：阴道后壁突出部位达处女膜。

Ⅲ度：阴道后壁突出部位达处女膜以外。

3. 辅助检查　肠膨出患者必要时可行钡灌肠等检查。

4. 社会心理状况　由于长期的阴道后壁膨出及腰骶部疼痛使患者行动不便，不能从事体力劳动，从而影响患者的工作或生活，严重者性生活受到影响，患者常出现焦虑、情绪低落、不愿与他人交往等状况。

【护理问题】

1. 排便困难　与严重阴道后壁膨出致直肠膨出有关。

2. 焦虑　与长期的阴道膨出影响正常生活有关。

3. 有感染的危险　与摩擦所致的溃疡有关。

【护理目标】

（1）患者排便困难症状消失。

（2）患者能表达引起焦虑的原因，配合护理人员的护理工作，使焦虑消失或减轻。

（3）患者感染控制，溃疡消失。

【护理措施】

1. 一般护理　加强营养，注意多卧床休息。教会患者做增强盆底肌肉、肛门括约肌力的训练。

2. 治疗配合　仅有阴道后壁膨出而无症状者，无须治疗。有症状的阴道后壁膨出伴会阴陈旧性裂伤者，应行阴道后壁及会阴修补术。手术护理同阴式手术的护理。

3. 心理护理　讲解疾病知识和预后，协助患者早日康复。

4. 健康教育　应针对病因，做好妇女“五期”保健。推行计划生育，提高助产技术，加强产后体操锻炼，避免产后重体力劳动。积极预防和治疗使腹压增高的疾病。重度子宫脱垂者在行阴式子宫切除时，应同时盆底重建，以免术后发生穹隆膨出和肠膨出。

第三节　子宫脱垂

扫码“学一学”

扫码“看一看”

子宫脱垂是指子宫从正常位置沿阴道下降或脱出，宫颈外口达到坐骨棘水平以下，甚至子宫全部脱出阴道口以外（图7－1）。子宫脱垂一般伴有阴道前后壁脱垂。

【病因】

分娩损伤是最主要的发病因素。产褥期过早从事重体力劳动，长期腹压增加如长期慢性咳嗽、排便困难、腹腔巨大肿瘤、大量腹水等；盆底组织发育不良、退行性变等均会诱发子宫脱垂。医源性因素，包括没有充分纠正手术所造成的盆腔支持结构的缺损。

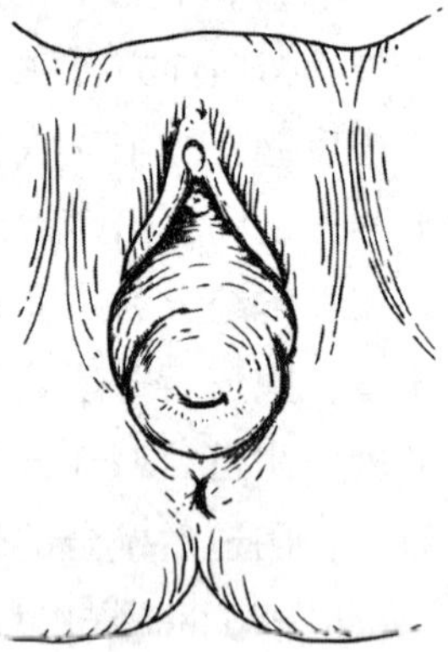

图7－1　子宫脱垂

【临床分度】

检查时以患者平卧最大用力向下屏气时子宫下降的程度，将子宫脱垂分为三度（图7－2）。

Ⅰ度：子宫颈下垂距处女膜 <4cm，但未脱出阴道口外。

轻型：宫颈外口距处女膜缘 <4cm，未达处女膜缘。

重型：宫颈已达处女膜缘，阴道口可见子宫颈。

Ⅱ度：子宫颈及部分子宫体已脱出阴道外口。

轻型：宫颈脱出阴道口，宫体仍在阴道内。

重型：部分宫体脱出阴道口。

Ⅲ度：子宫颈及子宫体全部脱出阴道口外。

> **考点提示**
> 子宫脱垂分度。

【护理评估】

（一）健康史

询问患者有无慢性咳嗽、便秘、盆腔肿瘤等疾病，有无产程过长、阴道助产、盆底组织撕裂等病史，评估产褥期身体活动及复旧情况。

（二）身心状况

1. 症状　Ⅰ度患者一般无自觉症状。Ⅱ、Ⅲ度患者主诉有“肿物”自阴道脱出，行动不便。Ⅱ度以上患者有不同程度的腰骶部酸痛或下坠感，在久站和劳累后加重。重度患者常伴有直肠、膀胱膨出。暴露在外的宫颈多有脓性分泌物。

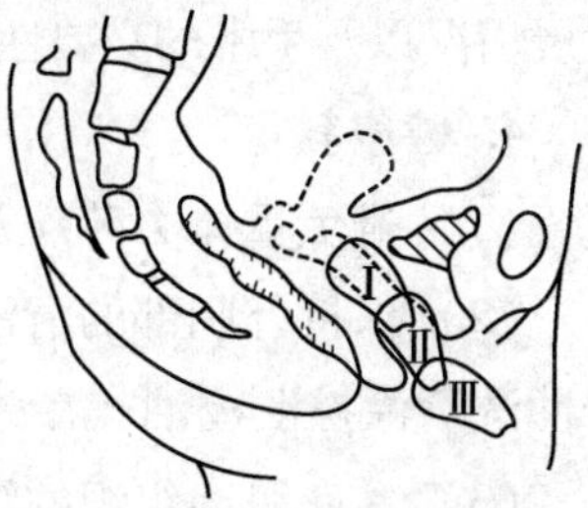

图7－2　子宫脱垂分度

2. 体征　Ⅱ、Ⅲ度患者宫颈及阴道黏膜多明显增厚，宫颈肥大，多数患者宫颈显著延长。由于宫颈、阴道长期暴露于阴道口外，可见宫颈及阴道壁溃疡，并伴有少量出血及脓性分泌物。

3. 社会心理状况　由于长期的子宫脱出及腰骶部疼痛使患者行动不便，不能从事体力劳动，影响患者的工作或生活，严重者性生活受到影响，患者常出现焦虑，情绪低落，因保守治疗效果不佳而悲观失望，不愿与他人交往。

【护理问题】

1. 疼痛　与子宫脱垂牵拉韧带、宫颈，阴道壁溃疡有关。

2. 焦虑　与长期的子宫脱出影响正常生活及不能预料手术效果有关。

3. 组织完整性受损　与子宫颈、宫体及阴道前后壁脱垂后摩擦所致糜烂、溃疡有关。

4. 有感染的危险　与摩擦所致的溃疡有关。

【护理目标】

（1）患者子宫脱垂程度减轻，疼痛消失或减轻。

（2）患者能表达引起焦虑的原因，配合护理人员的护理工作，使焦虑消失或减轻。

（3）患者糜烂处结痂、脱落，局部糜烂、破损组织再生。

（4）患者感染控制，溃疡消失，生命体征、血常规检查正常。

【护理措施】

1. 一般护理　加强营养，积极治疗引起长期腹压增加的疾病。避免重体力劳动，加强盆底肌肉锻炼，减轻子宫脱垂程度。

2. 治疗配合　治疗上以安全、简单、有效为原则。不宜手术者采取子宫托，子宫托是支托子宫和阴道壁，使其维持正常解剖结构而在阴道内不脱出的工具。非手术治疗无效，子宫脱垂Ⅱ、Ⅲ度患者均可进行手术治疗，常见术式有阴道前后壁修补术，阴道前后壁修补、主韧带缩短及宫颈部分切除术（Manchester 手术），经阴道全子宫切除术及阴道前后壁修补术，阴道纵隔形成术，阴道、子宫悬吊术等。

（1）子宫托的应用　指导患者正确使用子宫托，需注意选择合适的型号、学会放置的方法、保持子宫托及阴道的清洁。另外，子宫托应每日早上放入阴道，睡前取出消毒后备用。上托后分别于第1、3、6个月时到医院检查1次。以后每3～4个月到医院检查一次。

（2）手术治疗的护理　围手术期护理同阴式手术护理。此处重点介绍术后护理。术后禁止半卧位。因子宫脱垂术后存在复发的可能，因此患者术后仍需注意休息。预防咳嗽及便秘等使腹压增加的活动及慢性病，术后坚持做肛提肌的锻炼。术后一般休息3个月，出院后第1、3个月时进行复查。

3. 心理护理　患者多为年老妇女，不重视疾病发展过程，担心医疗费用及治疗效果，往往在病情非常严重后就医。护理人员应详细讲解疾病知识和预后，使患者及家属了解疾病的发展情况以及手术的必要性，讲解要切合实际，消除患者紧张情绪，协助患者早日康复。

4. 健康教育

（1）避免重体力劳动及提重物。避免长时间站立、行走、久蹲。

（2）保持外阴部的清洁、干燥。每日用清洁水进行外阴冲洗，若出现溃疡，需遵医嘱于冲洗后涂擦溃疡油。在感染时需遵医嘱使用抗生素。

（3）盆底肌肉组织的锻炼，每天做收缩肛门的运动，用力收缩盆底肌肉 3 秒以上后放松，每天 2～3 次，每次 10～15 分钟。

（4）积极治疗使腹压增高的慢性疾病，如咳嗽、便秘等。

扫码“学一学”

第四节　生殖道瘘

案例

患者，女，35 岁，初产妇。阴道分娩产下一男婴，体重 4000g，第二产程延长。产后 5 天，护士查房，患者自诉阴道有液体流出，不能自控。诊断为尿瘘。

请思考：

1. 症状由何引起？
2. 如何对该患者进行有针对性的护理？

生殖道瘘是指由于各种原因所致生殖器与毗邻器官之间形成的异常通道。临床上又称为泌尿生殖瘘（urogenital fistula），以尿瘘最常见，粪瘘次之，两者混合出现时则为混合性瘘。

一、尿瘘

尿瘘（urinary fistula）即泌尿生殖瘘，是指人体泌尿道与生殖道之间形成的异常通道。患者无法自主排尿，表现为尿液自阴道外流。

【病因】

常见的尿瘘为产伤及盆腔手术损伤所致的膀胱阴道瘘和输尿管阴道瘘。

1. 产伤　产伤曾经作为引起尿瘘的主要原因，如今在发达国家已不存在，现仅发生在医疗条件落后地区。根据发病机制分为坏死型和创伤型尿瘘。

2. 妇科手术损伤　经腹与经阴道手术损伤均可能导致尿瘘。发生原因通常是手术分离组织粘连，伤及膀胱、输尿管；或输尿管末端游离过度，造成膀胱阴道瘘和输尿管阴道瘘。

3. 其他　外伤、放射治疗后、膀胱结核、晚期生殖泌尿道肿瘤、子宫托放置不当、局部药物注射治疗等均能导致尿瘘的发生。

【分类】

根据发生的部位，尿瘘分为膀胱阴道瘘、膀胱宫颈瘘、尿道阴道瘘、膀胱宫颈阴道瘘及输尿管阴道瘘（图 7－3）。以膀胱阴道瘘最多见。

【护理评估】

（一）健康史

了解患者有无肿瘤、结核、接受放射治疗等相关既往病史，有无难产及盆腔手术史。

详细了解尿瘘发生的时间和漏尿时的具体表现，评估患者目前存在的问题。

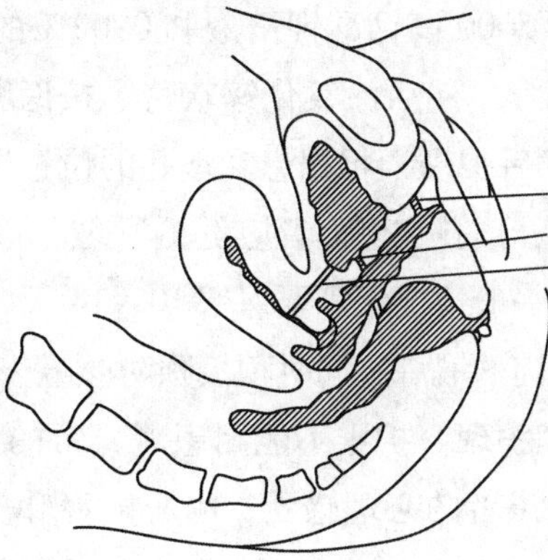

图 7－3 尿瘘

（二）身心状况

1. 身体状况

（1）漏尿 尿液自阴道不断流出而无自主排尿。

（2）外阴皮炎 由于尿液长期刺激，外阴部常出现皮炎，痛痒；继发感染后，患者感外阴灼痛，行动不便。

（3）尿路感染 可出现尿频、尿急、尿痛等感染症状。

（4）闭经或月经稀少 有的患者出现长期闭经或月经减少，原因尚不清，可能与精神创伤有关。

2. 辅助检查

（1）亚甲蓝试验 目的在于鉴别患者为膀胱阴道瘘、膀胱宫颈瘘或输尿管阴道瘘。

（2）靛胭脂试验 靛胭脂试验阳性，确诊为输尿管阴道瘘。

（3）膀胱镜检查 了解瘘孔的位置及数目。必要时进行双侧输尿管插管。

（4）排泄性尿路造影 可了解双侧肾功能及输尿管有无异常，用于诊断输尿管阴道瘘与膀胱阴道瘘。

3. 社会心理状况 由于漏尿，患者不愿意出门、与他人接触减少，常伴有无助感，家属和周围人群的不理解会加重其自卑、失望等心理。

【护理问题】

1. 皮肤完整性受损 与尿液刺激外阴皮肤所致皮炎有关。

2. 社交孤独 与溢尿带来异味不愿与人交往有关。

【护理目标】

（1）患者皮肤炎症得以控制。

（2）患者逐渐恢复正常人际间交往。

【护理措施】

1. 一般护理 多饮水。一般每日入量不要少于 3000ml，必要时按医嘱输液，以保证液体入量，达到稀释尿液，自动冲洗膀胱的目的，减少漏出的尿液对患者皮肤的刺激。对有些妇科手术后所致的小瘘孔，给予保留尿管，并根据瘘孔的位置采用正确的体位，使小瘘孔自行愈合。一般采用使瘘孔高于尿液平面的位置。

2. 治疗配合 手术修补为最主要治疗手段。根据瘘孔的类型及位置选择经阴道，经腹，经阴道、腹部联合手术的方式。非手术治疗仅限于分娩或手术后 1 周内发生的膀胱阴道瘘和输尿管小瘘孔。

（1）术前准备 手术时间的选择应根据病情，器械损伤的新鲜清洁瘘孔一经发现应立即手术修补。坏死型尿瘘或伴感染的应等 3～6 个月，待炎症消除、瘢痕软化、局部血供恢复正常后再行手术。除一般外阴阴道手术前准备外，协助患者每日用低浓度的消毒液坐浴，常用的有1∶5000高锰酸钾溶液和0.02%的碘附等。外阴局部有湿疹的患者，坐浴后进行红外线照射治疗，然后涂氧化锌软膏。按医嘱使用抗生素治疗。

（2）术后护理　根据患者瘘孔的位置选择体位，如膀胱阴道瘘中如瘘孔在膀胱后底部者应取俯卧位；瘘孔在侧面者应健侧卧位，以减少尿液对修补伤口处的浸泡。保留尿管者，保持其通畅。一般情况尿管要保留10～14天，拔管后注意排尿时间，避免膀胱过度膨胀。术后加强盆底肌肉的锻炼，同时积极预防咳嗽、便秘等使腹压增加的因素及避免增加腹压的动作。

3. 心理护理　护士不能因患者异常的气味疏远患者，应该用亲切的语言使患者体会到关爱，了解患者的心理感受；耐心解释和安慰患者，告诉患者此病通过手术治疗可以痊愈。让患者感觉到她、家属、护士在一起共同与疾病做斗争，一起战胜疾病。

4. 健康教育

（1）患者出院后应按医嘱继续服用药物。出院后3个月内禁止性生活及重体力劳动。

（2）如出现咳嗽、便秘等应积极治疗。如再次出现尿瘘要及时到医院就诊。

（3）保持外阴清洁干燥。

二、粪瘘

生殖道与肠道之间形成的异常通道称为粪瘘（fecal fistula）。临床最常见的是直肠阴道瘘。

粪瘘发生的原因基本与尿瘘相同。此外会阴Ⅲ度裂伤，或者行会阴切开术缝合时缝线透过肠黏膜也可导致直肠阴道瘘；发育畸形出现先天性直肠阴道瘘，此时一般合并有肛门闭锁；长期安放子宫托不取，生殖器官恶性肿瘤晚期浸润，盆腔手术损伤等均可导致粪瘘的产生。

【护理评估】

（一）健康史

询问患者有无滞产、产伤、盆腔手术、子宫托治疗等病史。

（二）身心状况

1. 身体状况　本病主要症状为阴道内有粪便排出。根据瘘孔大小，症状轻重不同，瘘孔大者，成形粪便可经阴道排出，稀便则呈持续外流状；瘘孔小者，肠内气体可经瘘孔自阴道排出而无粪便污染，稀便时有粪便自阴道排出现象。若粪瘘与尿瘘同时并存，则漏尿中常夹杂粪便或同时排气。阴道及外阴因常受粪便及带有粪便的分泌物刺激而发生慢性外阴皮炎。

2. 相关检查

（1）妇科检查　大的瘘孔可在阴道窥器暴露下看到或在指诊时触及；瘘孔较小者不易发现，或于阴道后壁仅见到一处鲜红的小肉芽组织。

（2）直肠指诊　右手示指行直肠指诊，可触及瘘孔，若瘘孔极小，则用探针自阴道肉芽组织处向直肠方向探查，同时另一手手指伸入肛门，手指与探针相遇则可明确诊断。

（3）钡剂灌肠　如疑为小肠或结肠阴道瘘，可考虑钡剂灌肠或钡餐透视。

3. 社会心理状况　本病不仅给妇女带来肉体上痛苦，而且使患者害怕与他人接近，常有无助、自卑感，情绪低落，对生活质量造成严重影响。

【护理问题】

1. 皮肤完整性受损　与粪便污染、刺激外阴所致外阴皮肤炎症有关。

2. 社交孤立　与长期阴道粪便排出，产生自卑心理，不愿与人交往有关。

3. 自我形象紊乱　与长期阴道排便，造成身体异味有关。

【护理目标】

（1）患者感染控制，皮损消失。

（2）患者逐渐恢复正常的人际交往。

（3）患者能配合医护人员的治疗，进行合适的护理，身体异味减少，恢复自我形象。

【护理措施】

1. 一般护理　加强营养，随时准备接受手术治疗。

2. 治疗配合　粪瘘的治疗为手术修补，修补效果比尿瘘佳。粪瘘的术前准备及术后处理，对粪瘘修补的愈合关系较大。

（1）术前护理　术前3天严格肠道准备：术前3天半流质饮食；术前2天流质饮食；术前第1天禁食，并口服庆大霉素8万U，每天2次，从流食起每天补液2000ml，术前1天清洁灌肠。

（2）术后护理　术后禁食1~2天后给予无渣半流质饮食，控制排便5天。禁食期间注意营养摄入，以促进伤口愈合，一般给予静脉高营养，16~18小时内均匀输入；同时口服肠蠕动抑制类药物，保持会阴清洁。第5天起，口服药物软化大便，逐渐使患者恢复正常排便。

3. 心理护理　护士应与患者常接触，了解患者的心理感受，不能因为异味而疏远患者。用亲切的语言使患者感受到温暖与关爱。告诉患者及家属，通过手术能使该病痊愈，从而使患者及家属对治疗充满信心，配合手术及一般治疗过程。

4. 健康教育

（1）应正确助产，避免发生重度会阴裂伤；会阴切开缝合时应注意缝线勿穿透直肠黏膜。注意会阴缝合后常规肛诊，发现直肠黏膜有缝线及时拆除。

（2）在缝合盆底腹膜时，注意勿暴露粗糙面，以免肠粘连、感染、坏死，形成生殖道瘘。

（3）出院后遵医嘱继续服用抗生素或激素类药物。

（4）3个月内禁止性生活及重体力劳动。

（5）如手术失败，教会患者外阴清洁的方法，尽量避免对外阴皮肤的刺激。

第五节　压力性尿失禁

扫码“学一学”

压力性尿失禁（stress urinary incontinence，SUI）指由于盆底肌肉筋膜松弛，尿道阻力降低，以致在腹压突然增高时出现尿液不自主地溢出。随着年龄增长，女性尿失禁患病率逐渐增高。2006年中国流行病学调查显示，压力性尿失禁在成年女性的发生率为18.9%，是一个重要的卫生和社会问题。

90%以上压力性尿失禁为盆底组织松弛引起。其主要原因有妊娠与阴道分娩损伤，绝经后雌激素减低，尿道、阴道手术，盆腔巨大肿物、慢性便秘引起腹压慢性增高等。约10%患者为先天发育异常所致。

【护理评估】

（一）健康史

详细了解患者的既往史，如分娩情况、盆腔手术史、盆腔巨大肿物、慢性便秘等，寻找压力性尿失禁的原因。

（二）身心状况

1. 症状 患病初期患者在平日正常活动时无尿液溢出现象，仅在咳嗽、喷嚏、大笑等腹压增加时不自主溢尿。随着病情发展，严重者休息时也会出现不自主尿液溢出现象，但平卧时很少发生。

2. 体征 腹压增加时，能观察到尿液不自主地从尿道流出。

3. 相关检查 患者取膀胱截石位，视诊有无阴道前壁松弛及膀胱尿道膨出现象。嘱患者用力咳嗽，观察是否有尿液自尿道口溢出，再让患者站立行此检测。如发现患者咳嗽时有尿液喷出，再进行指压实验，即检查者用两手指伸入阴道直达膀胱颈部，然后将两指分开，至于尿道两侧，用力将尿道旁组织向耻骨方向托起，从而恢复膀胱和尿道的正常角度，再让患者咳嗽，此时如尿液不再溢出，则为阳性。

4. 社会心理状况 评估患者及患者家属对本病的预防及知晓情况。本病患者不自主溢尿，总觉自身周围随时有尿骚味，不愿与人交往，更不愿前去医院就诊、治疗，造成该病患者就诊时往往疾病已发展至比较严重阶段。

【护理问题】

1. 皮肤完整性受损 与尿液刺激外阴皮肤所致皮炎有关。

2. 社交孤独 与溢尿带来异味不愿与人交往有关。

3. 有感染的危险 与泌尿道感染有关。

4. 排尿形态异常 与疾病及手术有关。

5. 知识缺乏 缺乏疾病知识及手术后的护理知识。

【护理目标】

（1）患者皮肤保持完好，无破损现象。

（2）患者学会应对方式，情绪稳定，愿意与他人交往。

（3）患者感染控制。

（4）患者排尿能力增强。

（5）患者住院期间能够了解疾病相关知识，充分配合治疗及护理。

【护理措施】

1. 一般护理 注意发现和去除增加腹压的诱发因素。

2. 治疗配合 根据患者年龄、对生活质量的要求高低以及临床症状的轻重选择治疗方式。症状轻者选择非手术治疗，即药物合并雌激素治疗，间或进行盆底肌训练疗效较好。对于非手术治疗效果不佳或不能坚持、不能耐受、预期效果不佳的患者，中重度压力性尿失禁、严重影响生活质量的患者，生活质量要求较高的患者，伴有盆腔脏器脱垂等盆底功能病变需行盆底重建者应进行手术治疗，目前经阴道尿道中段吊带术已逐渐取代了传统的开放手术，具有损伤小、疗效好等优点。

（1）药物治疗配合 本病多选用肾上腺素 α 受体药物，常用药物有丙咪嗪、麻黄碱等。此类药物有升高血压的副作用，因此用药时注意随时监测高血压患者及老年患者的血压。

（2）盆底肌锻炼配合　指导患者坚持正确、规则的锻炼。教会患者进行缩肛运动，每收缩5秒钟后放松，反复进行15分钟，每天3次。

3. 健康教育　教育妇女应具有良好生活方式，如戒烟、改变饮食习惯等。肥胖者应适度减肥。本病高发人群为妇女，尤其是经产妇及年老妇女，因此，平时进行盆底肌训练尤为重要。

目标检测

选择题

A1/A2 型题

1. 使用子宫托时，以下注意事项哪个是错误的
   A. 定期复查
   B. 切忌久置不取
   C. 放置前阴道应有一定的雌激素水平
   D. 选择大小合适的子宫托
   E. 以放置后不脱出为原则
2. 外阴、阴道创伤的主要症状是
   A. 疼痛　B. 局部肿胀　C. 水肿
   D. 血肿　E. 外出血
3. 尿瘘最多见
   A. 膀胱阴道瘘　B. 膀胱宫颈瘘　C. 尿道阴道瘘
   D. 膀胱宫颈阴道瘘　E. 输尿管阴道瘘
4. 某女，46岁。孕4产3，诉阴道内有胀感。妇科检查：让患者排尿后平卧位向下屏气用力，发现宫颈外口在处女膜缘，可回纳，诊断其子宫脱垂为
   A. Ⅰ度轻型　B. Ⅰ度重型　C. Ⅱ度轻型
   D. Ⅱ度重型　E. Ⅲ度

X 型题

5. 下列哪些原因会导致外阴阴道创伤
   A. 分娩　B. 性交　C. 外伤
   D. 炎症　E. 手术
6. 有关尿瘘患者的护理措施，下列说法正确的是
   A. 采取适当体位使瘘孔高于尿液平面
   B. 保持外阴清洁
   C. 术后留置尿管10～14天
   D. 积极预防和治疗咳嗽、便秘等增加腹压的动作
   E. 由于漏尿，应限制患者每日饮水量

扫码“练一练”

（石新娣）

第八章

女性生殖器发育异常患者的护理

学习目标

知识要点

1. 掌握女性生殖器发育异常患者的护理措施。
2. 熟悉女性生殖器发育异常患者的护理评估内容。
3. 了解女性生殖器发育异常的发病机制。

技能要点

1. 学会向患者解释疾病发生发展及诊疗过程。
2. 能对生殖器发育异常的女性患者做术前准备和术后护理。
3. 能为生殖器发育异常的女性患者进行心理护理。

第一节　女性性腺与生殖器的发育

扫码“学一学”

女性生殖系统发生过程，包括生殖腺发生、生殖管道发生和外生殖器发生。

一、生殖腺的发生

胚胎第3~4周时，卵黄囊内胚层内，出现原始生殖细胞（primordial germ cell）。胚胎第4~5周时，体腔背面肠系膜基底部两侧出现两个由体腔上皮增生所形成的隆起，为泌尿生殖嵴（urogenital ridge）。外侧的叫中肾，内侧的叫生殖嵴。并在胚胎第4~6周末，沿肠系膜迁移到生殖嵴形成原始生殖腺。原始生殖腺具有向睾丸或卵巢分化的双向潜能，分化结果取决于睾丸决定因子的存在，可能是决定性腺发育的调节基因之一。

二、生殖管道的发生

考点提示

女性生殖管道始基。

生殖嵴外侧的中肾有中肾管、副中肾管两对纵行管道，分别为男、女生殖管道的始基。生殖腺发育为睾丸后，间质细胞产生的睾酮，使同侧中肾管发育为附睾、输精管、精囊；支持细胞的副中肾管抑制因子抑制副中肾管发育，故向男性分化。生殖腺发育为卵巢后，中肾管退化，两侧副中肾管的头段形成输卵管，中段和尾段构成子宫和阴道上段。中隔将子宫分为两个腔，胎儿 12 周末时成为单一内腔。副中肾管尾端与尿生殖窦（urogenital sinus）形成阴道板，其贯通后形成阴道腔。之间的薄膜为处女膜。

三、外生殖器的发生

胚胎初期的泄殖腔分化为后方的直肠和前方的泌尿生殖窦。泌尿生殖窦两侧隆起为泌尿生殖褶（urogenital fold）。褶的前方会合成生殖结节，以后长大成为初阴；褶外侧隆起为左右阴唇阴囊隆起。若生殖腺为卵巢时，第 12 周末生殖结节发育为阴蒂。左右阴唇阴囊隆起发育为大阴唇。两侧的为泌尿生殖褶不闭合，形成小阴唇；尿生殖沟与泌尿生殖窦下段共同形成阴道前庭。若生殖腺为睾丸时，初阴形成阴茎；两侧的尿生殖褶形成尿道海绵体部；左右阴唇阴囊隆起连接呈阴囊。

知识链接

女性生殖器的发生

原始生殖细胞发生于胚胎期卵黄囊，迁移至生殖嵴后分化成原始生殖腺。

当缺失 Y 染色体上的睾丸决定因子时，原始生殖腺向卵巢分化。

副中肾管为女性生殖道的始基，分化成输卵管、子宫和阴道上段；泌尿生殖窦分化为阴道下段。

外生殖器向雌性分化是胚胎发育的自然规律，不需雌激素作用。

第二节　女性生殖器发育异常

案例

患者，23 岁，无月经来潮，每月会出现周期性下腹部疼痛。家人很不放心，陪同她到妇科门诊检查。体格检查：第二性征发育正常，血压 100/70mmHg，心肺未见异常，肝脾未触及。妇科检查：处女膜向外凸，表面呈紫蓝色，无阴道开口。

请思考：

1. 该患者最可能的疾病诊断是什么？
2. 目前该患者主要存在哪些护理问题？
3. 如果该患者因生殖器官发育异常需要手术，如何进行心理护理？

扫码“学一学”

扫码“看一看”

常见的女性发育异常有　①正常管道形成受阻所致异常：处女膜闭锁、阴道横隔、阴道纵隔、阴道闭锁等；②副中肾管衍化物发育不全所致异常：无子宫、无阴道、子宫发育不良、单角子宫、始基子宫等；③副中肾管衍化物融合障碍所致异常：双子宫、双角子宫、弓形子宫、中隔子宫等。胚胎发育过程中，异常因素可导致发育异常。

一、处女膜闭锁

处女膜闭锁（imperforate hymen）又称无孔处女膜，为泌尿生殖窦上皮未能贯穿前庭部所致。新生儿期多无症状。初潮时经血无法经阴道排出，多次月经来潮后，经血积聚，造成子宫、输卵管积血，甚至腹腔内积血。输卵管伞端可因积血而粘连闭锁，因此经血较少进入腹腔。

处女膜闭锁患者临床表现为青春期后出现逐渐加剧的周期性下腹痛，但无经血排出。严重者可伴有尿频、尿潴留、肛门坠胀、便秘等症状。检查时见处女膜向外凸，表面呈紫蓝色，无阴道开口。肛诊检查时，阴道内有球状包块向直肠前壁突出。行肛腹诊检查时，在下腹部扪及位于阴道上方的另一较小包块（为经血潴留的子宫），压痛明显。盆腔B超能发现子宫及阴道内有积液。确诊后应立即手术治疗。先用粗针穿刺处女膜正中膨隆部，抽出褐色积血证实诊断后，即将处女膜做“X”形切开，引流积血。积血大部分排出后，常规检查宫颈是否正常。切除多余的处女膜瓣，缝合切口边缘黏膜，以保持引流通畅和防止创缘粘连。术后留置导尿管1～2天，每天擦洗会阴1～2次直至积血排净为止，外阴部放会阴垫。

二、阴道发育异常

（一）先天性无阴道（congenital absence of vagina）

为双侧副中肾管发育不全或双侧副中肾管尾端发育不良所致。故大多合并无子宫或仅有始基子宫，但卵巢大多正常。15%合并泌尿道畸形。患者青春期后无月经来潮，或婚后性交困难。检查时见外阴和第二性征发育正常，但无阴道口或仅在阴道外口处有一浅凹，有时可见到约2cm短浅阴道盲端。肛诊和盆腔B超检查无子宫。临床上应与完全型雄激素不敏感综合征鉴别。

希望结婚的先天性无阴道患者，有短浅阴道者可先用机械性扩张法，即按顺序由小到大使用阴道模具局部加压扩张，可逐渐加深阴道长度，直至满足性生活要求为止。阴道模型夜间放置日间取出，不影响日常工作和生活。机械扩张无效或不适宜机械扩张者，可行阴道成形术。手术方法多种，采用乙状结肠代阴道效果较好。对于子宫发育正常患者，初潮时即行阴道成形术，同时引流宫腔积血并将人工阴道与子宫相接，以保留生育功能。因宫颈缺如或子宫发育不良无法保留子宫者应予切除术。

（二）阴道闭锁（atresia of vagina）

为尿生殖窦未形成阴道下段。症状与处女膜闭锁相似。检查可见无阴道口，闭锁位于阴道下段，长2～3cm，颜色正常，上方为正常阴道。肛诊检查可扪及自直肠凸向阴道的积血包块。治疗应尽早手术。术时应先切开闭锁段的阴道，并游离积血下段的阴道黏膜，再切开积血包块，排净积血，利用已游离的阴道黏膜覆盖创面。术后定期扩张阴道以防瘢痕挛缩。

（三）阴道横隔（transverse vaginal septum）

为两侧副中肾管会合后的尾端与尿生殖窦相接处未贯通或部分贯通所致。横隔多位于中上段交界处，厚度约为1cm。多数隔的中央或侧方有一小孔，经血可自行排出。横隔位于上端者不影响性生活，常是偶然检查时发现。位置较低者少见，多因性生活不满意而就诊。治疗一般将横隔切开并切除其多余部分，最后缝合切缘以防粘连形成。术后短期内放置模型防止挛缩。若在分娩时发现横隔阻碍胎先露下降，横隔薄者，当胎先露部将横隔鼓起撑得极薄时，将其切开后胎儿即能经阴道娩出；横隔厚者应行剖宫产。

（四）阴道纵隔（longitudinal vaginal septum）

为双侧副中肾管会合后，中隔未消失或未完全消失所致。阴道纵隔分为完全纵隔和不完全纵隔。完全纵隔形成双阴道，常合并双宫颈、双子宫。有时纵隔偏向一侧形成斜隔，导致该侧阴道完全闭锁，出现经血潴留形成包块。绝大多数阴道纵隔无症状，有些是婚后性交困难或潴留在斜隔盲端的积血继发感染后才诊断，应立即将其切除，缝合创面以防粘连；另一些可能晚至分娩时产程进展缓慢才确诊，可沿隔的中部切断，分娩后缝合切缘止血。由于阴道纵隔影响性交导致不孕的患者，可切除纵隔提高受孕概率。

三、子宫发育异常

临床上较常见。常见类型见图 8－1。

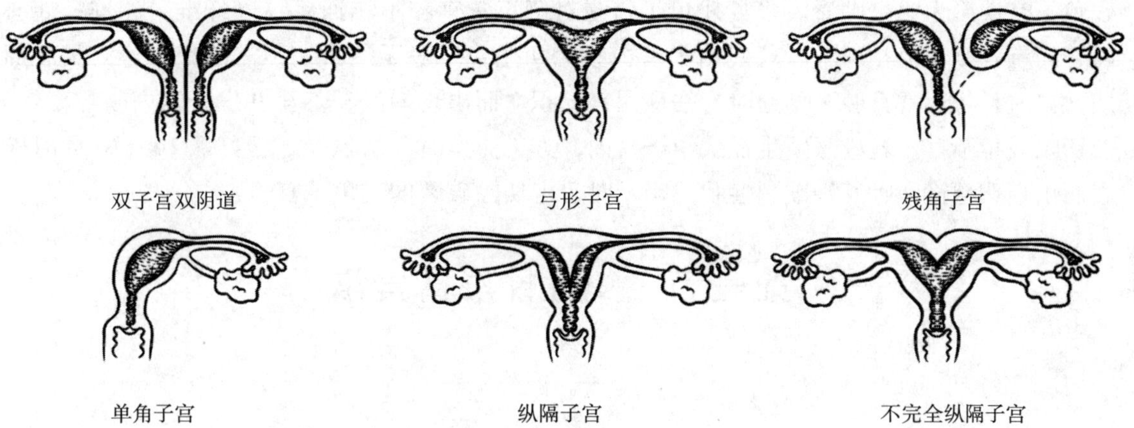

图 8－1　子宫发育异常

（一）先天性无子宫（congenital absence of uterus）

系两侧副中肾管中、尾段未发育，常合并无阴道，但卵巢和第二性征正常。

（二）始基子宫（primordial uterus）

又称痕迹子宫，系两侧副中肾管会合不久后又停止发育。多无阴道，子宫极小，无宫腔，或为一实体肌性子宫。

（三）子宫发育不良（hypoplasia of uterus）

又称幼稚子宫（infantile uterus），系两侧副中肾管会合短期内又停止发育。宫体与宫颈之比 1∶1 或 2∶3。患者经量极少，婚后不孕。直肠－腹部诊可扪及小而活动的子宫。可行雌－孕激素序贯疗法。

（四）双子宫（uterus didephys）

系两侧副中肾管完全未融合，各自形成子宫、宫颈和阴道。每侧子宫均有附件。患者无自觉症状，多在人工流产、产前检查或分娩时发现。早期人工流产时可能误刮未孕侧子宫，以致漏刮胚胎，妊娠继续。妊娠晚期胎位异常率增加，分娩时未孕侧子宫可能阻碍胎先露下降，子宫收缩乏力，剖宫产率增加。偶可见两子宫同时妊娠、各有一胎儿，多属于双卵受精。也有双子宫、单阴道或阴道内有一纵隔者，患者可能因阴道纵隔妨碍性交，出现性交困难或性交痛。

（五）双角子宫（uterus bicornis）和弓形子宫（saddle form uterus）

系宫底部融合不全而呈双角；若宫底部稍下陷称为弓形子宫。临床多无症状，妊娠时易胎位异常。

（六）纵隔子宫（uterus septus）

系两侧副中肾管融合不完全，在宫腔内形成纵隔。分为完全纵隔和不完全纵隔两类。

完全纵隔从宫底至宫颈内口将宫腔完全隔为两部分；不完全纵隔为宫底至宫颈内口仅部分隔开者。纵隔子宫易发生不孕、流产、早产和胎位异常；若胎盘附着在隔上，可出现胎盘滞留。纵隔子宫外形正常，经阴道超声检查是目前最常用的诊断方法。宫腹腔镜联合检查是诊断的“金标准”。对有不孕和反复流产的纵隔子宫患者，可在腹腔镜监视下行宫腔镜手术切除纵隔，术后宫腔内放置金属IUD防止创面粘连，数月后取出IUD。

（七）单角子宫（uterus unicornis）

只有一侧副中肾管发育形成单角子宫。未发育侧的附件和肾多缺如。单角子宫妊娠后，流产、早产较多见。

（八）残角子宫（rudimentary horn of uterus）

系一侧副中肾管发育正常，另一侧发育不全。常伴该侧泌尿道发育畸形。检查时易将残角子宫误诊为卵巢肿瘤。多数残角子宫与对侧正常宫腔不相通，仅以纤维带相连；偶有两者间有狭窄管道相通者。若残角子宫内膜无功能，一般无症状，不需治疗；若内膜有周期性出血且与正常宫腔不相通时，往往因宫腔积血而出现痛经，甚至并发子宫内膜异位症，需切除残角子宫。若妊娠发生在残角子宫内，人工流产时无法探及，至妊娠16～20周时破裂而出现典型输卵管妊娠破裂症状，需及时手术切除破裂的残角子宫。

第三节　女性性发育异常

扫码“学一学”

案例

患者，17岁，女孩，性格外向，经常和男孩一起玩耍，被周围人称为“假小子”，其母亲也骂她不像女孩子。因为没有月经，乳房发育也不好，现在患者也认为自己是男孩。因此到医院去检查。

请思考：

1. 如何确定该患者的性别？
2. 如果她的身体真的出现异常，应该帮助她做些什么？

女性性发育异常（disorders of sex development，DSD）患者，常在性染色体、性腺、外生殖器或性征方面存在一种或多种先天性异常。其临床分类复杂，目前主要依据染色体核型分成3大类，即染色体异常型DSD、（46，XX）型DSD和（46，XY）型DSD。本节根据第二性征与性染色体特征，简要介绍部分性分化异常的常见病变。

一、第二性征发育正常的性发育异常

患者的性染色体为XX型，第二性征发育正常，卵巢功能正常，但内生殖器发育异常，如先天性无阴道。

二、第二性征发育不全的性发育异常

1. 特纳综合征（Turner's syndrome）　最常见的性发育异常，患者染色体型异常，包括（45，XO）、（45，XO）的嵌合型、X短臂和长臂缺失、（47，XXX）等。临床表现为身材矮（不足150cm）；第二性征不发育、子宫发育不良、原发性闭经；体格发育异常，如面容呆板、蹼颈、胸廓桶状或盾形、肘外翻等。特纳综合征治疗原则为促进身高、刺激乳房

与生殖器发育及预防骨质疏松。

2. 46，XY 单纯性腺发育不全　染色体核型为（46,XY），但原始性腺未能分化为睾丸，不产生雄激素，同时副中肾管发育不良，两侧性腺呈条索状，雌激素水平低下。患者常表现为第二性征发育不全与原发性闭经。检查可发现子宫、输卵管发育不良；性腺为条索状或发育不良的睾丸。因条索状性腺易发生肿瘤，应尽早切除性腺。外阴性别模糊者可行女性外阴整形术。患者子宫虽发育不全，若应用雌、孕激素仍可使月经来潮。

三、女性男性化的性发育异常

女性假两性畸形（female pseudohermaphroditism）患者染色体核型为46,XX，生殖腺为卵巢，内生殖器有子宫、宫颈、阴道，但外生殖器男性化。外生殖器男性化程度取决于胚胎和胎儿暴露于高雄激素的时期和雄激素剂量。雄激素过高原因常见为：①先天性肾上腺皮质增生症。为常染色体隐性遗传病，基本病变为胎儿肾上腺合成皮质醇部分酶缺乏，刺激肾上腺增生及雄激素分泌。②妊娠早期服用雄激素作用的药物。

知识链接

性发育异常的分类

46,XX 型 DSD	性腺发育异常性腺发育不全	卵睾型 DSD
		睾丸型 DSD
	雄激素过多	21－羟化酶缺陷
		11β－羟化酶缺陷
		3β－脱氢酶缺陷
		外源性雄激素
	其他	17a－羟化酶缺陷
		先天性低促性腺激素性性腺功能低下
		米勒管发育异常
		尿生殖窦发育异常
46,XY 型 DSD	性腺发育异常性腺发育不全	卵睾型 DSD
		睾丸退化
	雄激素合成异常	5a－还原酶缺陷
		StAR 缺陷
		CYP11A1 缺陷
		3β－HSD 缺陷
		CYP17 缺陷
		17βHSD 缺陷
	雄激素作用异常雄激素不敏感综合征	先天性低促性腺激素性性腺功能低下
	其他米勒管持续存在综合征	环境因素
染色体异常型 DSD	Turner 综合征	
	Klinefelter 综合征	
	（45,X）/（46,XY）综合征	
	染色体为（46，XX）/（46，XY）的卵睾型 DSD	

扫码“学一学”

第四节　女性生殖器发育异常患者的护理

【护理评估】

（一）健康史

了解患者年龄，平素有无周期性下腹部疼痛；有无尿频、便秘、肛门坠胀等症状；性生活是否困难，有无不孕或多次流产史；了解患者生活习惯和穿衣爱好；了解患者母亲在孕期是否服用过雌激素类药物；了解患者的月经史、婚育史；评估家族中有无类似畸形史等。

（二）身心状况

1. 症状　评估患者下腹部疼痛的程度、出现时间、性生活满意度等，有无月经来潮。

2. 体征　应注意第二性征发育情况；妇科检查了解生殖器发育情况，注意阴蒂大小、尿道口位置；观察有无阴道、阴道是否通畅、阴道口处黏膜是否呈紫蓝色膨出或有浅凹陷；有无横隔或纵隔；是否存在两个阴道。注意腹股沟部、大阴唇或阴囊内能否扪及生殖腺。

3. 辅助检查

（1）B超检查　通过B超检查可见盆腔内生殖器的情况，是否有子宫、卵巢及其发育情况，有无增大的子宫及阴道子宫积血等。

（2）实验室检查　染色体核型，血雌激素、雄激素值，血FSH、LH值等。

（3）生殖腺活检　通过腹腔镜或剖腹探查取生殖腺做病理学检查。

4. 社会心理状况　患者因为身体的异常，性格怪异，或沉默寡言、躲躲闪闪，或对询问产生厌恶。常常感到紧张、忧虑，尤其是得知病情能影响生育后，患者更加自卑，对生活失去信心。评估时应注意患者的表现、丈夫的态度和家人的支持情况等。处女膜闭锁患者多为青春期的学生，常因周期性的下腹痛而影响学习，造成情绪不稳定，因对疾病不了解而感到烦恼、恐惧。评估时应注意患者的紧张、羞怯及对处理方案的疑虑等心理反应。

【护理问题】

1. 自尊低下　与身体异常和不能生育有关。

2. 疼痛　与宫腔积血、手术创伤或更换阴道模型有关。

【护理目标】

（1）身体异常改善或恢复，患者能接受不能生育的现实。

（2）手术后患者疼痛减轻并逐渐消失。

【护理措施】

1. 心理护理　患者心情复杂、自卑敏感，既怕别人知道后耻笑自己，又担心婚后不能正常生活。护士应理解同情患者，以热情的态度和亲切的语言，在合适的时间多与患者及家人交流沟通，让他们了解疾病的发生发展、目前该种疾病治疗的成功率，让患者参与治疗方案的制订等。手术后社会性别发生改变的患者，虽然形态和功能有改变，但不能完全正常，应帮助患者认识自己，树立信心，走出阴影，鼓励其重新投入到工作和学习中，展示自己的才能。

2. 治疗配合　根据患者原社会性别、畸形程度及患者本人性别自认确定治疗方案。原则上除阴茎发育良好者外，均宜按女性矫治。

（1）术前特殊护理　需做阴道成形术的患者，应根据患者年龄准备适当型号的阴道模型和丁字带；大腿中部的皮肤剃毛消毒后用无菌治疗巾包裹好备用；乙状结肠阴道成形术者做好肠道准备。两性畸形患者确诊后根据患者原社会性别、本人愿望及畸形程度予以矫正，原则上除阴茎发育良好者外，均宜按女性方向手术。

（3）术后护理　严密观察伤口有无渗血、红肿，有无异常分泌物。处女膜切开术后采取头高脚低或半卧位，利于积血排出；阴道引流应通畅防止创缘粘连。阴道模型每日消毒更换，第一次更换前半小时患者可口服镇痛药减轻疼痛，更换时模型表面涂抹润滑剂。需要教会患者更换阴道模型的方法。乙状结肠阴道成形术后的患者，应观察人工阴道的分泌物量、性状、血运，有无感染。尽量推迟第一次排便时间。

3. 健康教育　术后1个月门诊复查。嘱患者及家属注意下次月经周期的时间，月经流出是否通畅，若有下腹胀痛或肛门坠胀感及时就诊。鼓励患者坚持使用阴道模型，教会患者更换消毒阴道模型的方法。术后去医院复诊，待阴道伤口完全愈合后可以有性生活。

目标检测

选择题

A1/A2 型题

1. 分化发育为子宫的是

A. 副中肾管　　B. 尿生殖窦　　C. 尿生殖褶
D. 生殖结节　　E. 生殖隆突

2. 胚胎在几周前男女生殖嵴相同

A. 4周　　B. 5周　　C. 6周
D. 7周　　E. 8周

3. 关于幼稚子宫，下述健康宣教错误的是

A. 原发不孕　　B. 可给人工周期治疗
C. 月经极少　　D. 多合并无阴道
E. 子宫小于正常

4. 一侧副中肾管未发育的患者，可发生哪种生殖道畸形

A. 先天性无子宫　　B. 先天性无阴道
C. 始基子宫　　D. 一侧输卵管缺失
E. 残角子宫

5. 女性假两性畸形最常见的原因是

A. 性染色体异常
B. 常染色体显性遗传病
C. 先天性肾上腺皮质增生
D. 卵巢卵泡膜细胞瘤
E. 卵巢颗粒细胞瘤

6. 女，13 岁，周期性下腹部疼痛半年，无月经来潮，考虑为处女膜闭锁。下列哪些临床表现与处女膜闭锁不符

A. 处女膜外突呈紫蓝色　　B. 不孕
C. 腹部包块　　D. 直肠前包块
E. 大小便困难

7. 患者，女，28 岁，平常经量极少，婚后 3 年不孕。直肠－腹部诊可扪及小而活动的子宫，宫颈较长。该患者应考虑为

A. 幼稚子宫　　B. 始基子宫　　C. 纵隔子宫
D. 残角子宫　　E. 单角子宫

8. 王某，女，18 岁，因月经迟迟未来潮，来院就诊，医生经过妇科检查考虑为先天无阴道无子宫患者。对于该患者下列处理不恰当的是

A. 诊断后应立即手术
B. 必要时检查染色体核型
C. 应检查骨骼、心血管系统有无异常
D. 常规行泌尿系统检查
E. 手术后应使用模具扩充阴道，防止缩窄

9. 15 岁，女性，原发性闭经，身高 140cm，蹼颈，乳腺未发育，无阴毛、腋毛，外阴少女型，幼稚子宫，双侧附件未触及肿物。最有可能的闭经原因是

A. 子宫性闭经　　B. 卵巢性闭经　　C. 垂体性闭经
D. 下丘脑性闭经　　E. 大脑皮质受抑制所致闭经

10. 女，26 岁，婚后性生活困难 3 个月。询问了解其既往无月经来潮，查体可见阴道口有一浅凹。该患者最可能的诊断是

A. 阴道纵隔　　B. 先天性无阴道　　C. 阴道粘连
D. 处女膜闭锁　　E. 阴道横隔

（李　珍）

扫码“练一练”

第九章

生殖内分泌疾病患者的护理

学习目标

知识要点

1. 掌握异常子宫出血、闭经及绝经综合征的定义、常见的护理问题和护理措施。
2. 熟悉女性生殖内分泌疾病的临床表现和治疗原则。
3. 了解女性生殖内分泌疾病的发病机制。

技能要点

1. 学会基础体温的测定、记录、解读。
2. 能指导患者正确使用性激素治疗。
3. 能为生殖内分泌疾病患者实施整体护理。

第一节　异常子宫出血

扫码“学一学”

案 例

患者，女，45 岁，月经周期紊乱 1 年，阴道流血未净 15 天。在外院行诊刮术，病理结果示：增殖期子宫内膜。现仍阴道流血未净，血量时多时少，质稠、色暗、小腹胀痛，夹有血块。孕 1 产 1 存 1，工具避孕。查体 T 36.5℃，P 68 次/分，R 19 次/分，BP 110/75mmHg。神志清、精神可，营养发育正常，心肺未见异常，腹平软，大小便正常，无压痛、反跳痛等腹膜刺激征象。妇科检查、盆腔 B 超、血常规均未见异常，尿妊娠试验阴性。患者痛苦不已。

请思考：

1. 该患者可能的疾病诊断是什么？
2. 现在主要的护理问题有哪些？请写出对应的护理措施。

异常子宫出血（abnormal uterine bleeding，AUB）是妇科常见的症状和特征，是总的术语，指与正常月经的周期频率、规律性、经期长度、经期出血量中任何 1 项不符、源自子宫腔的异常出血。AUB 限定于育龄期非妊娠妇女，不包括妊娠期、产褥期、青春前和绝经后出血。

AUB病因分为两大类9个类型，按英语首字母缩写为“PALM－COEIN”，“PALM”存在结构性改变、可采用影像学技术和（或）组织病理学方法明确诊断，而“COEIN”无子宫结构性改变。“PALM－COEIN”具体为：子宫内膜息肉所致AUB（AUB－P）、子宫腺肌病所致AUB（AUB－A）、子宫平滑瘤所致AUB（AUB－L）、子宫内膜恶变和不典型增生所致AUB（AUB－M）；全身凝血相关疾病所致AUB（AUB－C）、排卵障碍相关的AUB（AUB－O）、子宫内膜局部异常所致AUB（AUB－E）、医源性AUB（AUB－I）、未分类的AUB（AUB－N）。

既往所称“功能失调性子宫出血”，包括“无排卵功血”和“排卵性月经失调”两类。前者属于AUB－O；后者包括黄体功能不足和子宫内膜不规则脱落等，涉及AUB－O和AUB－E。

一、无排卵性异常子宫出血

【病因及发病机制】

无排卵性AUB约占AUB－O的85%，多发生于青春期和围绝经期妇女，亦可见于育龄期妇女。各时期无排卵性功血的病因和发病机制有所不同。

1. 青春期AUB－O　由于青春期少女下丘脑－垂体－卵巢轴的反馈调节功能尚未成熟，大脑中枢对雌激素的正反馈作用反应低下，FSH持续处于低水平状态，虽然有卵泡生长，但不能发育成熟卵泡；LH不能形成排卵前必需的陡直高峰而至无排卵。此外，青春期少女正处于生理与心理急剧变化期，发育不成熟的下丘脑－垂体－卵巢轴容易受内外环境因素（如精神过度紧张、过度劳累、环境和气候骤变以及体重过重或过轻等）的影响，导致排卵障碍。青春期少女初潮后需要1.5～8年时间（平均4.2年）建立稳定的月经周期性调控机制，青春期功血因此多发生于初潮后的几年内。

2. 绝经过渡期AUB－O　在绝经过渡期，妇女的卵巢功能不断衰退，卵巢对促性腺激素的反应性降低，雌激素分泌减少致卵泡未能发育成熟，雌激素不能形成排卵前高峰，致无排卵。

3. 育龄期AUB－O　育龄期妇女发生无排卵性功血，主要有两类原因。一类是妇女受到内外环境刺激，如劳累、应激、流产、手术、疾病，通过中枢神经系统引起下丘脑－垂体－卵巢轴功能调节异常，引起短暂的无排卵；另一类是妇女因为肥胖、多囊卵巢综合征、高催乳素血症等，引起持续无排卵。

各种原因引起的无排卵都可以导致子宫内膜只受雌激素刺激而缺乏孕酮对抗，进而出现雌激素突破性出血（breakthrough bleeding）或撤退性出血（withdrawal bleeding）。

【病理】

无排卵性AUB患者的子宫内膜，受雌激素持续作用而无孕激素对抗，可发生不同程度的增生性改变。

1. 子宫内膜增生　根据2014年WHO女性生殖系统肿瘤学分类如下。

（1）不伴有不典型增生　指子宫内膜腺体过度增生，大小和形态不规则，腺体和间质比例高于增殖期子宫内膜，但无明显的细胞不典型。是长期雌激素作用而无孕激素拮抗所致，发生子宫内膜癌的风险极低。

（2）不典型增生/子宫内膜上皮内瘤变　指子宫内膜增生伴有细胞不典型。镜下表现为管状或分支腺体排列拥挤，并伴有细胞不典型，包括细胞核增大、多形性、圆形、极性消失；病变区域腺体比例超过间质，腺体拥挤，仅有少量间质分隔。发生子宫内膜癌的风险较高，属于癌前病变，不属 AUB－O 范畴。

2. 增殖期子宫内膜　子宫内膜与正常月经周期中的增殖期内膜相同。无排卵性功血患者，在月经周期的后半期乃至月经期，仍表现为增殖期子宫内膜的形态。

3. 萎缩型子宫内膜　子宫内膜萎缩菲薄，腺体少而小，腺管狭而直，腺上皮为单层立方形或低柱状细胞，间质少而致密，胶原纤维相对增多。

【护理评估】

（一）健康史

询问年龄、婚姻状况、月经史、婚姻史、生育史以及避孕措施等基本信息。了解本次月经异常发生的时间、持续的时间，用药情况、用药后的反应；与本次疾病有关的因素，如精神创伤、营养问题、过度劳累、环境改变；近期有无服用干扰排卵的药物或抗凝药物。了解既往健康情况：有无肝病、血液病、高血压、代谢性疾病等，有无引起月经失调的全身或生殖系统的相关疾病史。

（二）身心状况

1. 症状

（1）子宫不规则出血　多数不排卵妇女表现为月经紊乱，即失去正常周期和出血自限性，出血间隔长短不一，短者几日，长者数月；出血量多少不一，少者只有点滴出血，多着大量出血，不能自止，导致贫血或休克。出血的类型取决于血雌激素水平及其下降速度、雌激素对子宫内膜持续作用的时间以及子宫内膜厚度。

（2）贫血症状　贫血的患者有头晕、乏力、失眠、精神不振、心悸等临床症状。反复出血，个人卫生情况不良可出现生殖系统感染。

2. 体征　出血时间长者多呈贫血貌。妇科检查无明显器质性改变。

3. 辅助检查

（1）诊断性刮宫　简称诊刮，止血的同时能明确子宫内膜病理诊断。为确定卵巢是否排卵和黄体功能，应于经前 1～2 天或月经来潮 6 小时（不超过 12 小时）内刮宫，对不规则阴道流血或大量出血时，可随时诊刮。诊刮时必须搔刮整个宫腔，尤其是两宫角，并注意宫腔大小、形态，宫壁是否平滑，刮出物性质和数量。无排卵功血患者的子宫内膜病理检查可见增殖期变化或不同程度增生改变，无分泌期出现。无性生活患者，若激素治疗无效或疑有器质性病变需进行诊刮时，应经患者或家属知情同意。

（2）盆腔 B 超检查　了解子宫大小、形状、宫腔内有无赘生物及子宫内膜厚度等。

（3）宫腔镜检查　直接观察子宫内膜情况，表面是否光滑，有无组织突起及充血。在宫腔镜直视下选择病变区进行活检，较盲取内膜的诊断价值高。

（4）基础体温测定　无排卵性功血的妇女，基础体温呈单相型（图 9－1）。

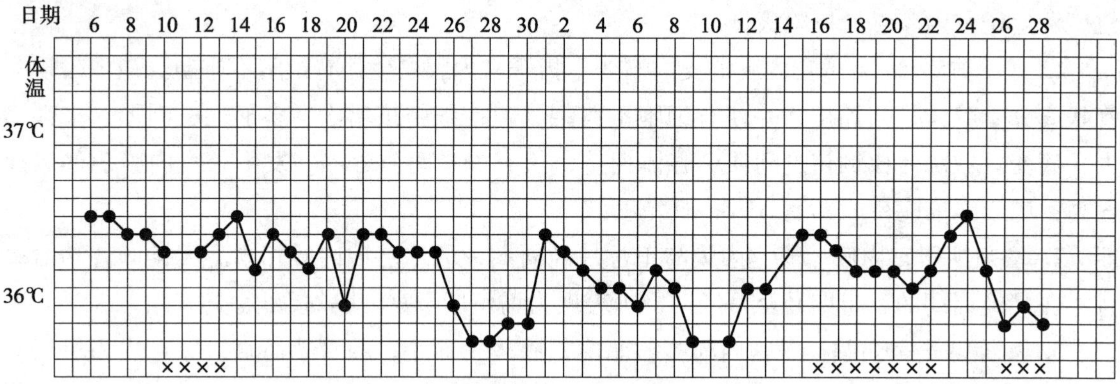

图9-1 基础体温单相型（无排卵性功血）

（5）宫颈黏液结晶检查　经前仍可见羊齿植物叶状结晶提示无排卵。

（6）阴道脱落细胞涂片检查　可间接反映卵巢功能，同时判断雌激素影响程度，一般表现为中、高度雌激素影响。

（7）激素测定　为确定有无排卵和黄体功能，可测定孕酮水平。为排除其他内分泌疾病，可测定血催乳素水平及甲状腺功能。

4. 社会心理状况　异常出血、月经紊乱等，都会造成患者的心理压力。尤其是年轻患者，常常会因为害羞或有其他顾虑而不及时就诊，也不与他人沟通。如果病程长或并发感染或止血效果不佳，更容易产生恐惧和焦虑感。

【护理问题】

1. 活动无耐力　与子宫异常出血导致继发性贫血有关。

2. 有感染的危险　与子宫不规则出血、出血量多导致严重贫血，机体抵抗力下降有关。

3. 焦虑　与反复阴道出血、担心预后有关。

4. 知识缺乏　缺乏正确服用性激素的知识。

【护理目标】

（1）患者能够完成日常生活。

（2）患者住院期间无感染发生。

（3）患者焦虑消失或减轻。

（4）患者能够正确服用性激素。

【护理措施】

1. 一般护理　患者因为出血多，体质较差，每日需要保证充足的睡眠与休息，避免剧烈运动；加强营养以改善全身情况，可补充铁剂、维生素C和蛋白质。向患者推荐含铁较多的食物如猪肝、豆角、蛋黄、胡萝卜、葡萄干，同时，按照患者的饮食习惯，为患者制订适合丁个人的饮食计划，保证患者获得足够的营养。

2. 治疗配合　无排卵性AUB以激素治疗为主。在出血期间应迅速有效止血、纠正贫血。青春期者以止血、调整月经周期为主；生育期者的治疗原则是止血、调整周期、促进排卵；绝经过渡期者的治疗原则是止血、调整周期、减少出血，预防子宫内膜病变。

（1）止血　药物对功血患者的止血治疗有效。根据出血量选择合适的制剂和方法。对少量出血者，使用最低有效量激素，减少药物副反应。对大量出血者，药物止血要求在治疗 8 小时内见效，24～48 小时内出血基本停止。

1）性激素　是止血的重要药物，常用的有孕激素、雌激素、雄激素。用于止血的性激素使用方法有雌孕激素联合用药和单一药物使用两种。①雌孕激素联合用药：联合用药的止血效果优于单一药物。常用口服避孕药治疗青春期和育龄期无排卵性 AUB。目前使用的药物有去氧孕烯炔雌醇片、复方孕二烯酮片或炔雌醇环丙孕酮片等。②单纯雌激素：能使子宫内膜增生，达到内膜修复，这种治疗方法也称“子宫内膜修复法”。适用于出血时间长、量多致血红蛋白 <80g/L 的青春期患者。常用药物有戊酸雌二醇、苯甲酸雌二醇、结合雌激素等，血止 3 天后按每 3 天递减 1/3 量调整。患者采用各种雌激素治疗过程中，当血红蛋白至 90g/L 以上时均必须加使用孕激素，使子宫内膜转化。有血液高凝或血栓性疾病史的患者，应禁忌应用大剂量雌激素止血。③单纯孕激素：使增生的子宫内膜转化为分泌期或促进内膜萎缩，停药后内膜剥落，这种治疗方法也称“子宫内膜脱落法”或“药物刮宫”，一般停药后短期内即有撤退性出血。单纯孕激素治疗，适用于体内已有一定雌激素水平、血红蛋白水平 >80g/L、生命体征稳定的患者。常用药物有甲羟孕酮、甲地孕酮、炔诺酮等。

2）刮宫术　刮宫可迅速止血，也可了解内膜病理，除外其他病变。对于绝经过渡期及病程长的生育期妇女应首先考虑使用刮宫术，对未婚、无性生活史的青少年不轻易选择刮宫术，仅适于大量出血且药物治疗无效需立即止血或需要行子宫内膜组织病理学检查者。术前应征得患者知情同意。

3）辅助治疗　用一般止血药，如氨甲环酸、维生素 K 进行辅助治疗；丙酸睾酮通过对抗雌激素作用，减少盆腔充血，增加子宫血管张力，达到减少子宫出血量的作用；出血严重时补充凝血因子，如纤维蛋白原、血小板；中重度贫血患者给予铁剂和叶酸治疗，必要时输血；出血时间长、贫血严重、抵抗力差及合并感染者，给予抗生素治疗。

（2）调整月经周期　应用上述方法止血后，因病因并未去除，停药后多数患者病情可复发，需采取措施控制周期，防止 AUB－O 再次发生。

1）雌孕激素序贯疗法　即人工周期，为模拟自然月经周期中卵巢的内分泌变化，将雌孕激素序贯应用，使子宫内膜发生相应变化，引起周期性脱落。此法适用于青春期 AUB－O，或育龄期 AUB－O 内源性雌激素水平较低者。常用药物有戊酸雌二醇配伍孕酮或芬吗通。一般连续应用 3 个周期，部分患者能自发排卵。若正常月经仍未建立，可重复上述序贯疗法。

2）雌孕激素合并应用　治疗开始就雌孕激素合并使用。其中孕激素可限制雌激素促内膜生长作用，使撤药性出血逐渐减少，而雌激素可预防治疗过程中孕激素突破性出血。常用的药物为口服避孕药，它可以很好的控制周期，尤其适用于有避孕需求的患者。

3）孕激素法　适用于体内有一定雌激素水平的各年龄患者。于月经周期后半期（撤药性出血的第 16～25 天）服用醋酸甲羟孕酮 10mg，每天 1 次，连用10～14天，酌情应用 5～6 个周期。

（3）促进排卵　功血患者经上述调整周期药物治疗几个疗程后，通过雌、孕激素对中枢的反馈调节作用，部分患者可恢复自发排卵。青春期不应采用促排卵药物，有生育要求的无排卵不孕患者，可针对病因采取促排卵。促排卵治疗可能导致卵巢过度刺激综合征，严重者可危及生命。所以，用促性腺素诱发排卵，必须由有经验的医生在有 B 型超声和激素水平监测的条件下用药。

（4）手术治疗　适用于药物治疗无效或不宜用药、无生育要求的患者，尤其是不易随访的年龄较大者。根据子宫内膜病理结果选择相应术式。

3. 病情观察 重点观察子宫出血量、出血所致贫血及其严重程度、激素止血治疗的效果。嘱患者保留出血期间使用的会阴垫及内裤，准确地估计出血量；观察并记录患者的生命体征。

4. 预防感染 严密观察与感染有关的征象，如体温、脉搏、子宫体压痛，监测白细胞计数，做好会阴护理，保持局部清洁。若有感染征象，及时与医师联系并遵医嘱进行抗生素治疗。

5. 心理护理 鼓励患者表达内心感受，耐心倾听患者的诉说，了解患者的疑虑；向患者解释病情及提供相关信息，帮助患者澄清问题，解除思想顾虑。也可交替使用放松技术，如看电视、听广播、看书以分散患者的注意力。

6. 健康指导 指导患者正确测量基础体温；指导患者在治疗时及治疗后定期随访；对治疗无效者要嘱患者按医嘱进一步检查以排除其他疾病；出血时要注意外阴清洁，勤换内裤及月经垫等卫生用品，千万不能因有出血而不清洗外阴。出血期禁止性生活和盆浴。

二、排卵性异常子宫出血

排卵性月经失调较无排卵性功血少见，多发生于生育年龄的妇女。因为患者有周期性排卵，因此临床上仍有可辨认的月经周期。

【分类】

排卵性月经失调有两种类型，分别为月经过多和月经周期间出血。月经周期间出血又分为黄体功能异常和围排卵期出血。黄体功能异常分为黄体功能不全和子宫内膜不规则脱落两类。排卵性月经失调的简单表达方式如下。

- 排卵性异常子宫出血
  - 子宫内膜局部异常所致异常子宫出血
  - 经间期出血
    - 黄体功能异常
      - 黄体功能不足
      - 子宫内膜不规则脱落
    - 围排卵期出血

【病因和发病机制】

1. 子宫内膜局部异常所致异常子宫出血 是指月经周期规则、经期正常，月经量＞80ml。其发病机制复杂，可能是因子宫内膜纤溶酶活性过高或前列腺素血管舒缩因子分泌比例失调所致，也可能是因为分泌期子宫内膜雌激素受体和孕激素受体高于正常的缘故。

2. 黄体功能不足 是指月经周期中卵泡发育及排卵，但黄体期孕激素分泌不足或黄体过早衰退，导致子宫内膜分泌反应不良和黄体期缩短。黄体功能不足的原因在于患者神经内分泌调节功能紊乱，导致卵泡期 FSH 缺乏，卵泡发育缓慢，雌激素分泌减少，从而对垂体及下丘脑正反馈不足；LH 峰值不高及排卵峰后 LH 低脉冲缺陷，使排卵后黄体发育不全，孕激素分泌减少；卵巢本身发育不良，卵泡期颗粒细胞 LH 受体缺陷，也使排卵后颗粒细胞黄素化不良，孕激素分泌减少，从而使子宫内膜分泌反应不足。另一种情况是黄体分泌功能正常，但维持时间过短。生理性因素如初潮、分娩后、绝经过渡期，以及内分泌疾病、代谢异常、高催乳素血症可导致黄体功能不足。

3. 子宫内膜不规则脱落 指月经周期有排卵，黄体发育良好，但萎缩过程延长，导致子宫内膜不规则脱落。其发病原因是下丘脑－垂体－卵巢轴调节功能紊乱，或溶黄体机制失常，造成黄体萎缩不全，子宫内膜持续受孕激素影响，不能如期完整脱落。

4. 围排卵期出血 是指在两次月经中间的排卵期，由于雌激素水平短暂下降，使子宫内膜失去激素的支持而出现部分子宫内膜脱落引起的有规律性阴道流血。其发生的原因不明，可能与排卵前后激素水平波动有关。

【病理】

1. 子宫内膜局部异常所致异常子宫出血　患者的子宫内膜形态为分泌期内膜，可能存在间质水肿或腺体与间质发育不同步现象。

2. 黄体功能不足　患者子宫内膜形态也表现为分泌期内膜，但腺体分泌不良，间质水肿不明显或间质发育不同步，内膜活检显示分泌反应落后2天。

3. 子宫内膜不规则脱落　患者在月经期第5~6天，仍能见呈分泌反应的子宫内膜，常表现为分泌期内膜和增殖期内膜共存的混合型子宫内膜。

【护理评估】

（一）健康史

询问年龄、婚姻状况、月经史、婚姻史、生育史、避孕措施等信息。了解本次月经异常发生的时间、持续的时间、用药情况、用药后机体反应。了解既往健康情况：有无肝病、血液病、高血压、代谢性疾病等能引起月经失调的全身或生殖系统的相关疾病史。

（二）身心状况

1. 症状　月经过多者表现为周期规则，经期正常，但经量>80ml；黄体功能不足者表现为月经周期缩短；子宫内膜不规则脱落者表现为月经周期正常，但经期长达9~10天，月经量较多；围排卵期出血者有排卵期的规律性阴道流血，时间短于7日，多为1~3天，也可为时有时无。

2. 体征　此类患者的妇科检查无异常改变。

3. 辅助检查

（1）子宫内膜活组织检查　黄体功能不足者显示分泌反应至少落后2天；子宫内膜不规则脱落者在月经期第5~6天的子宫内膜仍有分泌反应。

（2）基础体温测定　黄体功能不足者的基础体温呈双相型，但高温相持续时间小于11天（图9-2）；子宫内膜不规则脱落者的基础体温也呈双相型，但下降缓慢（图9-3）。

4. 社会心理状况　如果因为黄体功能不足引起不孕或妊娠早期流产，患者常有相应的心理压力和反应。

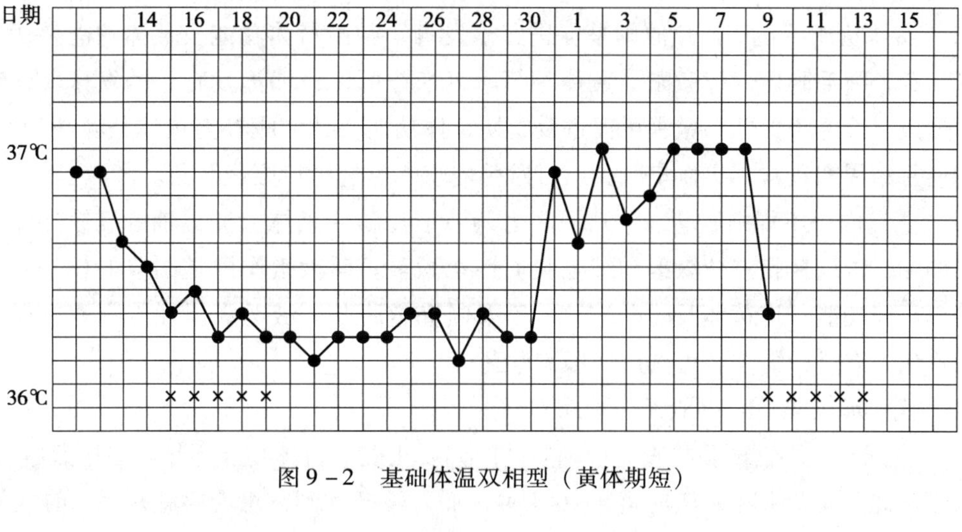

图9-2　基础体温双相型（黄体期短）

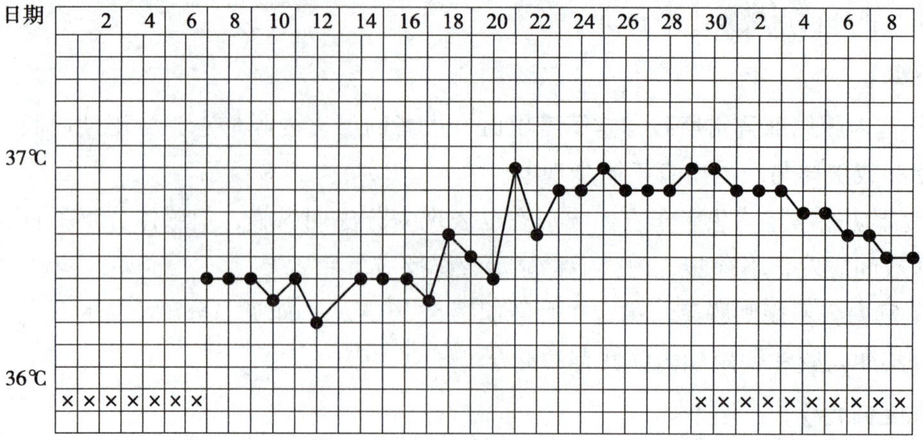

图 9-3　基础体温双相型（子宫内膜不规则脱落）

【护理问题】

1. 舒适度减弱　与经期延长影响工作、学习有关。

2. 焦虑　与病程长、治疗时间长、不孕有关。

【护理目标】

（1）患者能找到增加舒适感的方法。

（2）患者能够表达对疾病的感受。

【护理措施】

1. 一般护理　患者需要保证充足的睡眠与休息，避免剧烈运动。加强营养，特别是贫血的患者，以改善全身情况。出血量多者应额外补充铁。保持会阴部的清洁、干燥。

2. 治疗配合　正确使用性激素：准时、准量给药，保证药物在血中的稳定程度，不得随意停服和漏服，避免因药量不足所致的撤退性出血。

（1）子宫内膜局部异常所致异常子宫出血　治疗原则是止血。推荐治疗顺序为：①左炔诺孕酮宫内孕激素释放治疗，适合于近 1 年以上无生育要求者；②氨甲环酸抗纤溶治疗或非甾体类抗炎药；③短效口服避孕药；④孕激素子宫内膜萎缩治疗。刮宫术仅用于紧急止血及病理检查。对无生育要求者，可考虑保守手术，如子宫内膜切除术。

（2）黄体功能不足　治疗原则是促进卵泡发育、刺激黄体功能及黄体功能替代。分别应用氯米芬、绒毛膜促性腺激素、黄体酮等。氯米芬可促进卵泡发育，诱发排卵，促使正常黄体形成。绒毛膜促性腺激素可促进及支持黄体功能。黄体酮补充黄体分泌孕酮的不足，用药后使月经周期正常，出血量减少。有避孕需求者可选用口服避孕药。

（3）子宫内膜不规则脱落　治疗原则为调节下丘脑－垂体－卵巢轴的反馈功能，使黄体及时萎缩，常用药物有孕激素和绒毛膜促性腺激素。孕激素作用是调节下丘脑－垂体－卵巢轴的反馈功能，使黄体及时萎缩，内膜及时完整脱落。绒毛膜促性腺激素有促进黄体功能的作用。有避孕需求者可选用口服避孕药。

（4）围排卵期出血　一般无须治疗。

3. 检查配合　子宫内膜检查时取内膜的时间要正确。黄体功能不足者在排卵后取内膜；子宫内膜不规则脱落者在月经期第 5～6 天取内膜。诊断性刮宫患者要做好手术前准备。

4. 病情观察　重点观察治疗效果、用药反应。出血多的患者要嘱其保留出血期间使用的会阴垫及内裤，准确地估计出血量。

5. 心理护理　向患者解释病情及提供相关信息，帮助患者澄清问题，解除思想顾虑，积极配合治疗，倾听患者的诉说，改善焦虑“情绪”。

考点提示

子宫内膜不规则脱落者取内膜时间。

6. 健康教育　告知患者遵医嘱使用性激素；指导患者在治疗时及治疗后定期随访。

（1）按时按量正确服用性激素，保持药物在血中的稳定水平，药物减量必须遵医嘱，不得随意增减或停服。

（2）指导患者在治疗期间如出现不规则阴道流血应及时就诊。

第二节　闭　经

扫码“学一学”

案　例

患者，女，29岁。半年前行人工流产后一直未来月经，既往月经规律，患者13岁月经来潮，每次经期3～5天，周期28～30天，量中，无血块，无痛经史，2年前顺产一女婴。追问病史，人工流产后腹痛、发热、阴道分泌物呈脓性。经抗感染治疗15天后好转。患者心情低落，急于知道不来月经的原因，担心自己的生活情况。体格检查血压105/75mmHg，心、肺未见异常，诊断为闭经。

请思考：

1. 闭经按原因分为哪几类？
2. 目前该患者主要存在哪些护理问题？其依据是什么？

闭经（amenorrhea）是妇科常见症状，表现为无月经或月经停止。通常根据既往有无月经来潮将闭经分为原发性和继发性两类。原发性闭经（primary amenorrhea）是指年龄超过13岁，第二性征尚未发育者；或年龄超过15岁，第二性征已发育，月经尚未来潮者。继发性闭经（secondary amenorrhea）是指正常月经建立后，月经停止6个月，或按自身原有月经周期计算停止3个周期以上者。根据其发生原因，闭经又可分为生理性和病理性两大类。青春期前、妊娠期、哺乳期及绝经后的月经不来潮均属生理现象，本节不讨论。

原发性闭经较少见，往往由于遗传学原因或先天性发育缺陷引起，如米勒管发育不全综合征、雄激素不敏感综合征等。

继发性闭经发生率明显高于原发性闭经，病因复杂。下丘脑闭经最常见，依次为垂体、卵巢及子宫性闭经。

一、下丘脑性闭经

下丘脑性闭经是最常见的一类闭经，由中枢神经系统下丘脑功能和器质性疾病引起的闭经。其机制可能与应激状态下下丘脑分泌的促肾上腺皮质激素释放激素和

考点提示

最常见的闭经类型。

皮质激素分泌增加，进而刺激内源性阿片肽分泌，抑制下丘脑分泌促性腺激素释放激素（GnRH）和垂体促性腺激素（Gn）有关，使促卵泡激素（FSH）和黄体生成素（LH）尤其是LH分泌功能低下。临床上按病因分为三大类。

1. 功能性闭经 是因各种应激因素抑制GnRH分泌引起的闭经，如治疗及时，可以逆转。

（1）应激性闭经 精神打击、环境变化等可引起内源性阿片类物质、多巴胺和促肾上腺皮质激素释放激素水平应激性升高，继而抑制下丘脑GnRH的分泌。

（2）运动性闭经 长期剧烈运动如长跑、芭蕾舞、现代舞训练等易致闭经，原因是多方面的。初潮发生和月经的维持有赖于一定比例（17%～20%）的机体脂肪，若运动员机体肌肉/脂肪比率增加或总体脂肪减少，而脂肪是合成甾体激素的原料，故可致月经异常。另外，运动加剧后GnRH释放受到抑制，使LH释放受到抑制也可以引起闭经。中华医学会《闭经诊断和治疗》指南指出若体重减轻10%～15%或体脂丢失30%时将出现闭经。

（3）神经性厌食所致闭经 因过度节食导致体质急剧下降，最终导致下丘脑多种神经内分泌激素分泌水平的降低，引起垂体前叶多种促性腺激素包括LH、FSH、ACTH等分泌水平下降。

（4）营养相关性闭经 慢性消耗性疾病、肠道疾病、营养不良等导致体质量过度降低及消瘦均可引起闭经。

2. 基因缺陷或器质性闭经 因基因缺陷引起的先天性GnRH分泌缺陷，主要存在伴有嗅觉障碍的Kallmann综合征与不伴有嗅觉障碍的特发性低Gn性闭经。导致器质性闭经包括下丘脑肿瘤，还有炎症、创伤、化疗等原因。

3. 药物性闭经 长期使用抑制中枢或下丘脑的药物，如抗抑郁药、抗精神病药、避孕药等可抑制GnRH分泌而致闭经，但一般停药后均可恢复月经。

二、垂体性闭经

闭经的主要病变在垂体。垂体病变或功能失调可影响促性腺激素的分泌，继而影响卵巢功能而引起闭经，如垂体肿瘤、空蝶鞍综合征、先天性垂体病变、Sheehan（希恩）综合征。

三、卵巢性闭经

该型闭经的原因在卵巢。卵巢性激素水平低落，子宫内膜不发生周期性变化而导致闭经，如先天性卵巢发育不全、酶缺陷、卵巢抵抗综合征、卵巢早衰等。

四、子宫性及下生殖道发育异常性闭经

子宫性闭经的原因在子宫。此时月经调节功能正常，第二性征发育也往往正常，但子宫内膜受到破坏或对卵巢激素不能产生正常的反应，从而引起闭经，包括先天性子宫性闭经和获得性子宫性闭经两种。先天性子宫性闭经的病因包括米勒管发育异常；获得性子宫性闭经的病因如感染、创伤导致宫腔粘连引起的闭经。

下生殖道发育异常性闭经包括宫颈闭锁、阴道横隔、阴道闭锁及处女膜闭锁等，经血引流障碍从而导致闭经。

五、其他

1. 雄激素水平升高的疾病　包括多囊卵巢综合征（PCOS）、先天性肾上腺皮质增生症（CAH）、分泌雄激素的肿瘤及卵泡膜细胞增殖症等。

2. 甲状腺疾病　常见的甲状腺疾病为桥本病及毒性弥漫性甲状腺肿（Graves 病）。常因自身免疫抗体引起甲状腺功能减退或亢进，并抑制 GnRH 分泌进而引起闭经；也可因抗体的交叉免疫破坏卵巢组织引起闭经。

【护理评估】

（一）健康史

询问年龄、婚姻状况等信息，回顾患者婴幼儿期生长发育过程，有无先天性缺陷或其他疾病。询问家族中有无相同疾病者。了解本次疾病情况，详细询问月经史，包括初潮年龄、第二性征发育情况、月经周期、经期、经量、有无痛经，了解闭经前月经情况。已婚妇女询问其生育史及产后并发症。此外特别注意询问闭经期限及伴随症状，发病前有无引起闭经的诱因，如精神因素、环境改变、体重增减、剧烈运动、各种疾病及用药影响等。

（二）身心状况

1. 症状　主要表现为无月经或月经停止，同时出现与疾病相关的症状。阴道横隔或无孔处女膜患者可出现周期性下腹痛；嗅觉缺失综合征患者可有嗅觉减退或丧失；卵巢早衰有过早绝经并伴绝经综合征症状；神经性厌食伴有体重急剧下降。

2. 体征　临床评估可发现与疾病相关的体征。嗅觉缺失综合征患者其内外生殖器均有幼稚型；多囊卵巢综合征患者有毛发增多、肥胖、双侧卵巢增大；特纳综合征患者有身体发育异常、第二性征缺失、卵巢不发育等；希恩综合征患者的生殖器官萎缩、阴毛稀少等；先天性下生殖道发育异常可见处女膜闭锁或阴道横隔等。

评估重点为全身发育状况。有无异常，包括智力、身高、体重；第二性征发育情况；有无体格发育畸形；甲状腺有无肿大；乳房有无溢乳；皮肤色泽及毛发分布。计算四肢与躯干比例，观察五官特征。

3. 辅助检查

（1）子宫功能检查　主要了解子宫、子宫内膜状态及功能。

1）诊断性刮宫　适用于已婚妇女，用以了解宫腔浓度和宽度，宫颈管或宫腔有无粘连。刮取子宫内膜做病理学检查，可了解子宫内膜对卵巢激素的反应，确定子宫内膜结核的诊断，刮出物同时可做结核菌培养。

2）子宫输卵管碘油造影　了解宫腔形态、大小及输卵管情况，用以诊断生殖系统发育不良、畸形、结核及宫腔粘连等病变。

3）子宫镜检查　在子宫镜直视下观察子宫腔及内膜有无宫腔粘连、可疑结核病变，常规取材送病理学检查。

4）药物撤退试验　常用孕激素试验和雌、孕激素序贯试验：①孕激素试验用以评估内源性雌激素水平，服用孕激素（黄体酮或醋酸甲羟孕酮）8～10 天，停药 3～7 天后无撤药性出血（阴性反应），说明患者体内雌激素水平低下，对孕激素无反应，应进一步做雌、孕激素序贯试验。②雌激素试验的目的是以雌激素刺激子宫内膜增生，停药后出现撤退性出血，可以了解子宫和下生殖道情况。服用雌激素 20 天，最后 10 天加用孕激素，停药后 3～

7 天发生撤药性出血为阳性，提示子宫内膜功能正常，对甾体类激素有反应，闭经是由于患者体内雌激素水平低落所致，应进一步寻找原因。若无撤药性出血为阴性，可再重复试验一次，若再次试验均阴性，提示子宫内膜有缺陷或被破坏，可诊断为子宫性闭经。

（2）卵巢功能检查

1）基础体温测定　有排卵者的基础体温在正常月经周期中显示双相型，即月经周期后半期的基础体温较前半期上升 0.3 ~0.5℃，则提示卵巢有排卵或黄体形成。

2）阴道脱落细胞检查　涂片见有正常周期性变化，提示闭经原因在子宫。涂片中见中、底层细胞，表层细胞极少或无，无周期性变化，若 FSH 升高，提示病变在卵巢。涂片表现不同程度雌激素低落，或持续轻度影响，若 FSH、LH 均低，提示垂体或以上中枢功能低下引起的闭经。

3）宫颈黏液结晶检查　羊齿状结晶越明显、越粗，提示雌激素作用越显著。若涂片上见成排的椭圆体，提示雌激素作用的基础上已受孕激素影响。

4）血甾体类激素测定　做雌二醇、黄体酮及睾酮的放射免疫测定。若雌、孕激素浓度低，提示卵巢功能不正常或衰竭；若睾酮值高，提示可能为多囊卵巢综合征、卵巢 - 性索 - 间质细胞瘤等。

5）超声监测　从周期第 10 天开始用 B 型超声动态监测卵泡发育及排卵情况。卵泡直径达 18 ~20mm 时为成熟卵泡，估计约在 72 小时内排卵。

6）氯米芬兴奋试验　月经来潮第 5 天开始每天口服氯米芬 50 ~100mg，连续服用 5 天，服药后 LH 可增加 85%，FSH 增加 50%。停药后 LH、FSH 即下降，之后再出现 LH 上升达排卵期水平，诱发排卵为排卵型反应，排卵一般出现在停药后第 5 ~9 天。若停药后 20 天不再出现 LH 上升为无反应。分别在服药第 1、3、5 天测 LH、FSH，第 3 周或经前抽血测孕酮。下丘脑病变时对氯米芬试验无反应。

（3）垂体功能检查　雌激素试验阳性提示患者体内雌激素水平低落，为确定原发病因在卵巢、垂体或下丘脑，需做以下检查。

1）血 PRL、FSH、LH 放射免疫测定　PRL > 25μg/L 时称高催乳素血症，PRL > 100μg/L 时应进一步做垂体 MRI 检查，以排除垂体肿瘤；间隔 1 个月的 2 次基础 FSH > 40IU/L 升高提示卵巢功能衰竭；基础 LH > 25IU/L 升高高度怀疑多囊卵巢征；基础 FSH、LH 均 < 5IU/L，提示病变可能在垂体或下丘脑。

2）垂体兴奋试验　又称 GnRH 刺激试验，用以了解垂体功能减退起因于垂体或下丘脑。静脉注射 LHRH 15 ~60 分钟后 LH 较注射前高 2 ~4 倍以上说明垂体功能正常，病变在下丘脑；若经多次重复试验，LH 值仍无升高或增高不显著，提示引起闭经的病变在垂体。

3）影像学检查　疑有垂体肿瘤时，应做头颅和（或）蝶鞍 CT 或 MRI 检查。疑有子宫畸形、多囊卵巢、肾上腺皮质增生或肿瘤时可做 B 型超声检查。

4）其他检查　疑有先天性畸形者，应做染色体核型分析及分带检查。考虑闭经与甲状腺功能异常有关者应测定 T_3、T_4、TSH。闭经与肾上腺功能有关时可做尿 17 - 酮、17 - 羟类固醇或血皮质醇测定。

4. 社会心理状况　闭经对患者的自我概念会有较大的影响，患者会担心闭经对自己的健康、性生活和生育能力有影响。病程过长及反复治疗效果不佳时会加重患者和家属的心理压力，可表现为情绪低落，对治疗和护理缺失信心，反过来又会加重闭经。

【护理问题】

1. 长期性低自尊　与不能有周期性月经来潮而对女性性别否定有关。

2. 焦虑　与担心疾病对健康、性生活、生育能力的影响有关。

3. 功能障碍性悲哀　与担心丧失女性形象有关。

【护理目标】

（1）患者能够接受闭经的事实，客观地评价自己。

（2）患者能够主动诉说病情及担心。

（3）患者能够主动、积极地配合诊治方案。

【护理措施】

1. 一般护理　给予足够的营养，鼓励患者加强锻炼，保持标准体重，增强体质。

2. 治疗配合　纠正全身健康情况，进行心理和病因治疗，因某种疾病或因素引起的下丘脑－垂体－卵巢轴功能紊乱者，可用性激素替代治疗。

（1）全身治疗　由于闭经的发生多与神经内分泌的调控有关，因此全身体质性治疗在闭经治疗中占有重要地位。急性或慢性疾病引起的闭经首选考虑全身性治疗；单纯性营养不良则需要增加营养保持标准体重；体重过重的肥胖妇女的闭经，大部分并发内分泌失调，需用低热量、富含维生素和矿物质饮食，此外，要经常进行适当体力劳动和锻炼。

（2）心理治疗　在闭经中占重要位置。如精神性闭经应行精神心理疏导疗法，神经性厌食症者应进行精神心理方面的治疗。

（3）病因治疗　闭经若由器质性病变引起，应针对病因治疗。如宫颈－宫腔粘连者可行宫腔镜宫颈－宫腔粘连分离后放置避孕环；先天性畸形处女膜闭锁、阴道横隔或阴道闭锁均可行切开或成形术，使经血畅流；结核性子宫内膜炎者应积极抗结核治疗；卵巢或垂体肿瘤者应制订相应治疗方案。

（4）激素治疗　明确病变环节及病因后给予相应激素治疗以补充体内激素不足或拮抗其过多，达到治疗目的。

1）性激素补充治疗　常用雌激素替代疗法，雌、孕激素序贯疗法和雌、孕激素合并疗法。雌激素可促进或维持生殖器官和第二性征的发育，并对下丘脑和垂体产生反馈而起调节作用。用雌、孕激素做人工周期，模仿自然月经周期进行治疗。雌、孕激素合并治疗可抑制垂体分泌促性腺激素，停药后可能出现反跳作用，使月经恢复并排卵。

2）促排卵　适用于有生育要求的闭经者。对于低促性腺激素水平的患者，在采用雌激素治疗促进生殖器发育，子宫内膜已获得对雌孕激素的反应后，可用尿促性素（hMG）联合绒毛膜促性腺激素（hCG）促进卵泡发育及诱发排卵。但须由有经验的医生在有 B 型超声和激素水平监测的条件下用药；对于 FSH 和 PRL 正常的闭经患者，由于其体内有一定内源性雌激素，可选用氯米芬促排卵；对于 FSH 升高的闭经患者，由于其卵巢功能衰竭，不适合用促排卵药物治疗。

3. 检查配合　做功能试验的检查，要保证患者在正确的时间用正确的药物并随访用药后的反应，如是否有撤药性出血；做激素水平测定，要保证患者在正确的收集检查的样本；做影像学检查，要做好检查前的准备工作和检查后的护理，做宫腔镜和腹腔镜检查，要做好手术前后的护理。

4. 心理护理 心理护理对闭经患者非常重要。要与患者建立良好的护患关系，鼓励患者表达自己的感受，鼓励患者对健康、治疗和预后提出问题。主动向患者提供诊疗信息，帮助患者正确认识闭经与女性特征、生育及健康的关系，帮助其澄清一些观念，减轻或解除疾病对患者的心理影响；促进患者的社交活动，鼓励患者与同伴、亲人交往，参与社会活动，达到减轻心理压力的目的；保持心情舒畅，正确对待疾病。

5. 健康教育 指导合理用药，说明性激素的药理作用、副反应、剂量、具体用药方法、用药时间等；指导患者做好用药和治疗的随访和自我监测；指导患者进行自我心理调节，增强应激能力；指导患者采用适合减轻心理压力的方法。

第三节 痛 经

案 例

扫码“学一学”

患者，女，24 岁，未婚，自诉月经期腹痛剧烈，需服镇痛药并卧床休息。平时月经周期规律，基础体温呈双相型。平素体健，体格检查：血压110/75mmHg。心肺未见异常，肝脾未触及。肛查：子宫前倾前屈位，正常大小、质中，无压痛，双附件（－）。

请思考：

1. 该患者最可能的疾病诊断是什么？
2. 目前该患者主要存在哪些护理问题？其依据是什么？
3. 该患者月经期腹痛的原因可能有哪些？护士如何进行健康教育？

痛经（dysmenorrhea）为妇科最常见的症状之一，是指行经前后或月经期出现下腹疼痛、坠胀、腰酸或合并头痛、乏力、头晕、恶心等其他不适，严重者可影响生活和工作质量。痛经分为原发性和继发性两类，前者指生殖器官无器质性病变的痛经，后者指由于盆腔器质性疾病如子宫内膜异位症、盆腔炎等引起的痛经。本节只叙述原发性痛经。

原发性痛经多见于青少年期，其疼痛与子宫肌肉活动增强所导致的子宫张力增加和过度痉挛性收缩有关。原发性痛经的发生与月经时子宫内膜释放前列腺素（prostaglandin，PG）含量增高有关。痛经患者子宫内膜和月经血中 $PGF_{2\alpha}$ 和 PGE_2 含量较正常妇女明显升高。其中，$PGF_{2\alpha}$ 是造成痛经的主要原因。在月经周期中，分泌期子宫内膜的前列腺素浓度较增生期子宫内膜高，月经期因为溶酶体酶溶解了子宫内膜细胞，使 $PGF_{2\alpha}$ 和 PGE_2 大量释放致其含量增高。$PGF_{2\alpha}$ 含量增高诱发子宫平滑肌过强收缩，血管挛缩，造成子宫呈供血不足，当子宫压力超过平均动脉压时即可引起子宫缺血，刺激子宫自主神经疼痛纤维而发生痛经。无排卵的子宫内膜因无分泌期反应，前列腺素浓度很低，通常不发生痛经。

增多的前列腺素进入血液循环，可引起心血管和消化道等症状。血管加压素、内源性缩宫素等物质的增加也与原发性痛经有关。此外，原发性痛经还受精神、神经因素的影响，精神紧张、焦虑、恐惧、寒冷刺激、经期剧烈运动可通过中枢神经系统刺激盆腔疼痛纤维。疼痛的主观感受与个体痛域的高低有关，应激状态下人体的疼痛阈值降低，易发生痛经。

【护理评估】

（一）健康史

了解年龄、婚姻状况、月经史与生育史，询问与诱发痛经相关的因素，疼痛与月经的关系，疼痛发生的时间、部位、性质及程度。是否服用止痛药缓解疼痛，用药量及持续时间，疼痛时伴随的症状以及自觉最能缓解疼痛的方法和体位。

（二）身心状况

1. 症状 下腹部疼痛是主要症状。疼痛多自月经来潮后开始，最早出现在行经前12小时，月经第1天疼痛最为严重，常呈痉挛性，持续2~3天后缓解；多数人的疼痛位于下腹中线或放射至腰骶部、外阴与肛门，少数的可放射至大腿内侧。可伴有恶心、呕吐、腹泻、头晕、乏力等症状，严重时面色发白、出冷汗。

2. 体征 妇科检查无异常发现，偶可触及子宫呈过度的前倾前屈或过度的后倾后屈位。

3. 辅助检查 目的是排除继发性痛经和其他原因造成的疼痛。可做B超检查、腹腔镜检查、子宫输卵管造影、子宫镜检查，排除子宫内膜异位症、子宫肌瘤、盆腔粘连、炎症、充血等疾病。腹腔镜检查是最有价值的检查方法。

4. 社会心理状况 痛经引起小腹胀痛或腰酸的感觉，影响正常的生活，往往会使患者有意识或无意识地怨恨自己是女性，认为来月经是“倒霉”“痛苦”，甚至出现神经质的性格。

【护理问题】

1. 急性疼痛 与月经期子宫收缩，子宫肌组织缺血缺氧有关。

2. 焦虑 与反复疼痛有关。

3. 睡眠形态紊乱 与痛经有关。

【护理目标】

（1）患者的疼痛症状消失或缓解。

（2）患者月经来潮前及月经期无焦虑感。

（3）患者在月经期得到足够的休息和睡眠。

【护理措施】

1. 一般护理 做好经期卫生，注意休息，适度的锻炼，但避免剧烈运动和劳累；鼓励正常进食和睡眠；保持外阴的清洁干燥；经期禁止性生活。

2. 治疗配合 主要是心理疏导。对疼痛不能忍受者可进行药物的辅助治疗。青春期痛经临床多用前列腺素合成酶抑制剂，如布洛芬、酮洛芬、甲氯芬那酸。月经来潮即开始服用，连服2~3天，有效率约为80%。有避孕要求的痛经妇女可使用口服避孕药，通过抑制排卵减少月经血前列腺素含量减轻疼痛，有效率可达90%以上。腹部局部热敷和进食热的饮料如热汤或热茶可缓解疼痛。

3. 心理护理 是痛经患者护理的重要环节。要向患者说明月经时轻度不适是生理反应，消除其紧张和顾虑。

4. 健康教育 进行月经期保健教育，指导患者使用合适的减轻疼痛的非药物方法，如适当运动、听音乐。

扫码"学一学"

第四节　经前期综合征

经前期综合征（premenstrual syndrome，PMS）又称经前症候群，是指妇女反复在月经周期的黄体期出现生理、精神及行为方面改变，严重者影响学习、工作和生活质量，月经来潮后，症状可自然消失。经前期综合征的发病率为30%～40%，严重者占5%～10%。25～45岁的妇女多见。

目前对引起经前期综合征的原因仍不清楚，可能与卵巢激素比例失调、中枢神经递质异常、缺乏维生素B_6以及精神、社会等因素有关。

【护理评估】

（一）健康史

评估患者生理、心理方面的疾病史，既往妇科、产科等病史；排除精神病及心、肝、肾等疾病引起的浮肿。不在经前期发生但在经前期加重的疾病如偏头痛、子宫内膜异位症等都不属于经前期综合征。

（二）身心状况

1. 症状　有周期性和自止性的特点。症状常出现于月经前1～2周，月经来潮后迅速减轻直至消失。主要症状有3类。

（1）躯体症状　可有头痛、乳房胀痛、腹部胀痛、便秘、肢体水肿、体重增加、运动协调功能减退等。

（2）精神症状　表现为易怒、焦虑、抑郁、情绪不稳定、疲乏及饮食、性欲改变，其中，易怒为主要症状。

（3）行为改变　患者有注意力不集中、工作效率降低、记忆力减退等表现。

2. 体征　全身检查有浮肿体征，但妇科检查无异常。

3. 辅助检查　排除心、肝、肾等疾病引起的水肿。

4. 社会心理状况　评估患者的精神症状，如易怒、焦虑、抑郁、情绪不稳定、疲乏并确定严重的程度。

【护理问题】

1. 焦虑　与黄体期体内内啡肽浓度改变有关。

2. 舒适度减弱　与存在躯体和精神症状有关。

【护理目标】

（1）患者在月经来潮前两周及月经期能够消除焦虑。

（2）患者在月经来潮前两周及月经期自觉有舒适改变。

【护理措施】

1. 一般护理　做好饮食护理。选择高碳水化合物低蛋白饮食，有水肿者限制盐、糖、咖啡因、乙醇等的摄入。补充富含维生素B_6和微量元素镁的食物，如猪肉、牛奶、蛋黄。保证充足的休息和睡眠，避免劳累和精神紧张。加强锻炼和运动，可选择有氧运动，如走路、跳舞、慢跑、游泳，对肌肉张力具有镇定作用。

2. 治疗配合　指导应对压力的技巧，教会患者做一些放松活动，如腹式呼吸、渐进性肌肉松弛。根据患者的用药情况进行相应的护理。抗焦虑药适用于有明显焦虑及易怒的患者；利尿剂适用于月经前体重增加明显（>1.5kg）者；维生素 B_6 调节自主神经系统与下丘脑－垂体－卵巢轴的关系，也可抑制催乳素的合成而改善症状。

3. 心理护理　对患者进行心理安慰与疏导，帮助患者调整心态，认识疾病，建立勇气与信心，重新控制自己的生活与工作。

4. 健康教育　向患者和家属讲解可能造成经前期紧张综合征的原因，有效的处理措施。帮助患者获得家人的支持，增加女性自我控制的能力。

第五节　绝经综合征

扫码"学一学"

案例

患者，女，49岁，主诉近年月经周期紊乱，行经2～3天干净，量较少。时感阵发性潮热，心悸、出汗，偶有眩晕。平素身体健康，体格检查：血压105/70mmHg。心肺未见异常。妇科检查：子宫稍小，余无异常。

请思考：

1. 目前患者主要存在哪些护理问题？
2. 护士如何对其进行健康教育？

绝经综合征（menopause syndrome）是指妇女在绝经前后性激素水平波动或减少，出现的一组躯体、精神心理症状。多发生在45～55岁之间。有人可持续至绝经后2～3年，少数人可持续到绝经后5～10年症状才有所减轻或消失，影响此期妇女的生活质量。

【分类】

绝经分为自然绝经和人工绝经两种。自然绝经是由于卵巢卵泡活动的丧失引起月经永久停止，无明显病理或其他生理原因。临床上，连续12个月无月经后才认为是绝经，实践中将40岁或以后自然绝经归为生理性，40岁以前月经自动停止为过早绝经，视为病理性。人工绝经是手术切除双卵巢或因医源性丧失双卵巢功能（如化学治疗或放射治疗）。人工绝经妇女较自然绝经妇女更易发生绝经综合征。

【病因】

1. 内分泌因素　卵巢功能减退，血中雌－孕激素水平降低，使正常的下丘脑－垂体－卵巢轴之间平衡失调，影响了自主神经中枢及其支配下的各脏器功能，从而出现一系列自主神经功能失调的症状。在卵巢切除或受放疗影响后雌激素急剧下降，症状更为明显，而雌激素补充后可迅速改善。

2. 神经递质　血β－内啡肽及其自身抗体含量明显降低，引起神经内分泌调节功能紊乱。神经递质5－羟色胺（5－HT）水平异常，与情绪变化密切相关。

3. 种族、遗传因素　个体人格特征、神经类型，以及职业、文化水平与绝经综合征的发病及症状严重程度可能有关，但缺乏大样本数据。

【护理评估】

（一）健康史

了解患者年龄、婚姻等信息。了解绝经综合征症状出现的时间、持续的时间及严重程度；了解有绝经综合征症状后是否就医，是否有治疗及疗效等信息；评估月经史、生育史；了解既往健康史，排除器质性病变及精神疾病，如肝病、高血压、糖尿病、冠心病。了解既往有无切除子宫和卵巢手术和是否接受过盆腔放射治疗等。

（二）身心状况

绝经综合征主要有近期症状和远期症状，没有特异性体征。妇科检查仅见内外生殖器萎缩样改变。

1. 近期症状

（1）月经紊乱　是绝经过渡期的常见症状。由于稀发排卵或无排卵，表现为月经周期不规则。如月经稀发（>35 天）或月经频发（<21 天），经期持续时间长，经量增多或减少。

（2）血管舒缩症状　主要表现为潮红、潮热，为最常见且典型的症状，患者时感自胸部向颈及面部扩散的阵阵上涌的热浪，同时上述部位皮肤有弥散性或片状发红，伴有出汗，汗后又有畏寒。持续时间一般 3～5 分钟，一般潮红与潮热同时出现，多在凌晨乍醒时、黄昏或夜间，活动进食、穿衣、盖被过多等热量增加的情况下或情绪激动时容易发作，影响情绪、工作、睡眠，患者感到异常痛苦。此种血管舒缩症状可持续 1～2 年，有时长达 5 年或更长。自然绝经者潮热发生率超过 50%，人工绝经者发生率更高。

（3）自主神经失调症状　常出现心悸、眩晕、头痛、失眠、耳鸣等。

（4）精神神经症状　常表现为注意力不集中，情绪波动大，易激怒，焦虑不安或情绪低落、抑郁，不能自我控制等情绪症状，也常有记忆力减退。

2. 远期症状

（1）泌尿生殖道症状　主要表现为泌尿生殖道萎缩症状，出现阴道干燥、性交困难、反复阴道感染；排尿困难、尿痛、尿急等反复发生的尿路感染。

（2）骨质疏松　绝经后妇女雌激素缺乏使骨质吸收速度快于骨质生成，导致骨量快速丢失而出现骨质疏松。50 岁以上妇女超过 50% 会发生绝经后骨质疏松，一般发生在绝经后 5～10 年内，主要发生在椎体。

（3）阿尔茨海默病　绝经后期妇女比老年男性患病风险率高，可能与绝经后内源性雌激素水平降低有关。

（4）心血管病变　绝经后妇女糖、脂代谢异常增加，动脉硬化、冠心病的发病风险较绝经前明显增加，可能与雌激素水平低下有关。

3. 辅助检查　有相关症状时要进行相应的检查。需要了解卵巢功能时可测定血清 FSH 值及 E_2 值，绝经期过渡期基础血清 FSH > 10U/L，提示卵巢储备功能下降；闭经、FSH > 40U/L 且 E_2 < 10～20pg/ml，提示卵巢功能衰退。

4. 社会心理状况　工作、家庭、社会环境变化可以加重身体与心理的负担，可能诱发和加重绝经综合征的症状。所以，要评估患者近期有关日常生活、工作、学习相关事件，以及对患者的影响。如是否存在子女长大离家、父母年老或去世、丈夫工作地位改变、自己健康与容貌变化、工作责任加重的生活事件，引起心情不愉快，忧虑、多疑、孤独。

【护理问题】

1. 焦虑 与围绝经期内分泌改变、家庭和社会环境改变、个性特点、精神因素有关。

2. 舒适度减弱 与存在血管舒缩症状和自主神经失调症状有关。

3. 知识缺乏 缺乏正确的绝经期生理心理变化和积极应对知识。

【护理目标】

（1）患者能够积极参与社会活动，正确评价自己。

（2）患者能够描述自己的焦虑心态和应对方法。

（3）患者能改善绝经综合征的症状。

【护理措施】

1. 一般护理 帮助患者选择既有营养又符合饮食习惯的食物，以保证足够的营养。可以多吃奶制品，补充钙质；多吃豆制品，因为大豆中含有类雌激素物质。帮助患者选用促进睡眠的方法，必要时选用镇静剂以保证充足的睡眠；加强体育锻炼，保持一定的运动量，可选择散步、太极拳、做操等，增强体质，促进正性心态。帮助患者建立适应围绝经期生理心理变化新的生活形态，安全地度过绝经期。

2. 治疗配合 绝经综合征的处理原则是缓解近期症状，早期发现，有效预防骨质疏松症、动脉硬化等老年性疾病。

（1）一般治疗 绝经过渡期精神症状可因神经类型不稳定或精神状态不健全而加剧，故应进行心理治疗。必要时可选用适量的镇静药以助睡眠，谷维素有助于调节自主神经功能，可以缓解潮热症状。为预防骨质疏松，患者应坚持身体锻炼，增加日晒时间，饮食注意摄取优质蛋白质及含钙丰富食物，并按医嘱补充钙剂。

（2）绝经激素补充治疗（menopausal hormone therapy，MHT） 激素补充治疗是针对绝经相关健康问题而采取的一种医疗措施，可有效缓解绝经相关症状，从而改善生活质量。告知患者必须在医师的指导下用药，使其了解用药的目的、适应证与禁忌证、用药的方法及可能出现的副反应。

1）适应证 ①缓解绝经相关症状：潮热、盗汗、睡眠障碍、疲倦、情绪障碍，如易激动、烦躁、焦虑、紧张或情绪低落等。②泌尿生殖道萎缩相关问题：阴道干燥、疼痛、排尿困难、性交痛、反复发作的阴道炎、反复泌尿系统感染、夜尿多、尿频和尿急。③低骨量及骨质疏松症：有骨质疏松症的危险因素及绝经后期骨质疏松症。

2）禁忌证 ①已知或可疑妊娠；②原因不明的阴道流血；③已知或可疑性激素依赖性肿瘤，如乳腺癌、子宫内膜癌；④近6个月内有活动性静脉或动脉血栓栓塞性疾病；⑤严重的肝、肾功能障碍，胆汁淤积性疾病；⑥血卟啉症和耳硬化症；⑦脑膜瘤（禁用孕激素）。

3）慎用情况 子宫肌瘤、子宫内膜异位症、子宫内膜增生史、没有控制的糖尿病及严重高血压、血栓形成倾向、胆囊疾病、癫痫、偏头痛、哮喘、高催乳素血症、系统性红斑狼疮、乳腺良性疾病、乳腺癌家族史，及已完全缓解的部分妇科恶性肿瘤如宫颈鳞癌、早期子宫内膜癌、卵巢上皮性癌等。

4）制剂及用药途径 主要药物为雌激素，有子宫者需配伍孕激素保护子宫内膜。剂量和用药方案要个性化，严格按照医嘱用药，以最小剂量且有效为最佳。原则上选用天然性激素制剂，性激素可因制剂不同而有不同的使用途径，常用的有口服、经阴道给药、经皮肤给药。

（3）非激素类药物　包括钙剂和维生素 D。维生素 D 适用于绝经期妇女缺少户外活动者，与钙剂合用有利于钙的吸收。

3. 心理护理　与患者建立良好相互信任的关系，帮助患者了解绝经期的生理心理变化，减轻焦虑和恐惧心理；认真倾听患者的述说，让患者表达对疾病的困惑和忧虑；通过语言、表情、态度、行为等，正性影响患者的认知、情绪和行为，使护士和患者双方发挥积极性，相互配合，达到缓解症状的目的；帮助家人特别是身边的亲人，了解绝经期女性的生理和心理变化，了解可能有的症状，以消除家人的恐惧心理，取得家人的理解和配合。

4. 健康教育

（1）提供有关绝经期妇女生理心理变化的知识，使妇女对即将发生的变化有心理准备，使患者减轻由绝经综合征症状引发的焦虑情绪。

（2）介绍绝经前后减轻症状的方法，以及预防绝经期综合征的措施。如适当摄取钙质和维生素 D，可能减少因雌激素降低引起的骨质疏松；规律的运动，如散步、骑自行车可以促进血液循环，维持肌肉良好张力，延缓老化速度，还可以刺激骨细胞的活动，延缓骨质疏松症的发生；关心和指导绝经期性生活；指导骨质疏松症患者预防跌倒。

（3）建议设立护理门诊，提供系统的绝经期护理咨询、指导和知识教育。

第六节　多囊卵巢综合征

扫码“学一学”

多囊卵巢综合征（polycystic ovarian syndrome，PCOS）是一种发病多因性、临床表现呈多态性的内分泌综合征，以雄激素过多和持续无排卵为临床主要特征，是导致生育期妇女月经紊乱最常见的原因之一。因 Stein 和 Leventhal 于 1935 年首先报道，故又称 Stein－Leventhal 综合征。

【病因】

PCOS 的病因至今尚未阐明。一般认为与下丘脑－垂体－卵巢轴功能失常、肾上腺功能紊乱、遗传、代谢等因素有关。少数 PCOS 患者有性染色体或常染色体异常，有些还有家族史。近来发现某些基因（如 *CYP11A*、胰岛素基因 *VNTR*）与 PCOS 发生有关，进一步肯定了遗传因素在 PCOS 发病中的作用。

【病理】

1. 卵巢的变化　双侧卵巢均匀性增大，为正常妇女的 2～5 倍，包膜增厚，呈灰白色，切面可见卵巢白膜均匀性增厚，其下可见许多直径 <1cm 的囊性卵泡。镜下见白膜增厚、硬化，皮质表层纤维化，细胞少，可有显著的血管存在。白膜下含有很多闭锁卵泡和处于不同发育期卵泡及其黄素化，卵巢间质有时可见黄素化间质细胞。但无成熟卵泡生成及排卵迹象。

2. 子宫内膜变化　PCOS 患者因无排卵，子宫内膜长期受雌激素刺激，呈现不同程度的增生。当卵泡发育不良时，子宫内膜呈增生期表现；当卵泡持续分泌雌激素时，子宫内膜呈单纯型或复杂型增生，甚至呈不典型增生；长期持续无排卵增加子宫内膜癌的发生概率。

【护理评估】

（一）健康史

详细询问月经史，包括询问初潮年龄、月经周期、经量等，已婚患者还应了解婚育情况，了解发病前有无体重增加等情况。

（二）身心状况

1. 身体状况

（1）月经失调　为 PCOS 患者主要症状，常表现为闭经或月经稀发，闭经多为继发性，闭经前常有月经稀发或过少。也有少数患者表现为月经过多或不规则出血。

（2）不孕　生育期妇女因排卵障碍而导致不孕。

（3）多毛、痤疮　由高雄激素引起，可出现不同程度的多毛，以性毛为主，阴毛浓密且呈男性型分布。油脂性皮肤及痤疮也常见，与体内雄激素积聚刺激皮脂腺分泌有关。

（4）肥胖　50% 以上 PCOS 患者肥胖（体重指数≥25），常呈腹部肥胖型（腰围/臀围≥0.08）。肥胖与胰岛素抵抗、雄激素过多、未结合睾酮比例增加及雌激素长期刺激有关。

（5）黑棘皮症　由雄激素过多引起，常在阴唇、颈背部、腋下、乳房下和腹股沟等处皮肤出现灰褐色色素沉着，呈对称性，皮肤增厚，质地柔软。

2. 辅助检查

（1）基础体温测定　多表现为单相型。

（2）B 型超声检查　子宫小于正常；双侧卵巢增大，包膜回声增强，轮廓较光滑，间质增生回声增强，可见多个 2～8mm 直径的无回声区围绕卵巢边缘，称为项链征。连续监测未见主导卵泡发育及排卵迹象。

（3）诊断性刮宫　应选择月经前数日或月经来潮 6 小时内进行；表现为子宫内膜呈增生期或不同程度增生，无分泌期变化。对于闭经或月经不规则、病程较长者需考虑行诊刮术。以早期发现子宫内膜不典型增生或子宫内膜癌。

（4）腹腔镜检查　直接窥视，可见卵巢增大，包膜增厚，表面光滑，呈灰白色，有新生血管。包膜下显露多个卵泡，但无排卵征象（排卵孔、血体或黄体）。腹腔镜下取卵巢组织送病理检查，可明确诊断。

（5）激素测定　①血清 FSH、LH 测定：血清 FSH 值正常或偏低，LH 值升高，LH/FSH≥2～3。LH 无周期性排卵前峰值出现。②血清睾酮、双氢睾酮、雄烯二酮浓度测定：睾酮水平通常不超过正常范围上限 2 倍，DHEA、DHEA－S 浓度正常或轻度升高。③尿17－酮类固醇：正常或轻度升高，正常时提示雄激素来源于卵巢，升高时提示肾上腺功能亢进。④血清雌激素测定：雌二醇为正常值或稍增高，其水平恒定，缺乏周期性变化，E_1/E_2 高于正常周期。⑤血清催乳素（PRL）测定：部分患者血清 PRL 轻度增高。⑥其他：PCOS 尤其肥胖患者，应测定空腹血糖、口服葡萄糖耐量试验（OGTT）、空腹胰岛素水平及葡萄糖负荷后血清胰岛素最高浓度。

3. 社会心理状况　青春期患者因肥胖、多毛、痤疮而表现为烦恼、沮丧；已婚者可因月经失调、不孕等心理压力大而紧张、焦虑；或因治疗效果不佳而出现沮丧、情绪低落，对治疗和护理失去信心。

【护理问题】

1. 营养失调：高于机体需要量 与激素水平失调有关。

2. 精神困扰 与肥胖、多毛、痤疮有关。

3. 焦虑 与月经失调、不孕有关。

4. 知识缺乏 缺乏多囊卵巢综合征相关知识。

【护理目标】

（1）患者体重得到控制，并逐渐接近正常。

（2）患者精神困扰消失或减轻。

（3）患者焦虑消失或减轻。

（4）患者能正确认识该疾病的特点，并能与周围人交流心理的困扰。

【护理措施】

1. 心理护理 鼓励患者放松心情，建立治病信心，耐心治疗的。年轻妇女患有本病者而未经治疗，到中、老年时患2型糖尿病的概率很高。

2. 饮食和运动 多食蔬菜、水果，少食肥甘厚味，不宜饮酒，饮食勿过饱。从事日常工作或进行规律锻炼或参加减肥训练，可能有益于长期身体健康、排卵和妊娠。良好的饮食习惯可以促进体重减轻，使妊娠概率增高、治疗费用降低，是一种简单的恢复生育能力的方法。

3. 治疗配合

（1）药物治疗

1）调节月经周期 定期合理应用药物，对抗雄激素作用并控制月经周期非常重要。①口服避孕药：为雌孕激素联合周期疗法。孕激素通过负反馈抑制垂体LH异常高分泌，减少卵巢产生雄激素，并可直接作用于子宫内膜，抑制子宫内膜过度增生和调节月经周期；雌激素可促进肝脏产生性激素结合球蛋白（SHBG），导致游离睾酮减少。常用口服短效避孕药，周期性服用，疗程一般为3～6个月，可重复使用。能有效抑制毛发生长和治疗痤疮。②孕激素后半期疗法：可调节月经并保护子宫内膜。对LH异常分泌同样有抑制作用。亦可达到恢复排卵效果。

2）降低血雄激素水平 ①糖皮质类固醇：适用于多囊卵巢综合征的雄激素过多为肾上腺来源或肾上腺和卵巢混合来源者。常用药物为地塞米松，每晚0.25mg口服，能有效抑制脱氢表雄酮硫酸盐浓度，剂量不宜超过每日0.5mg，以免过度抑制垂体－肾上腺轴功能。②环丙孕酮（CPA）：可合成17－羟孕酮衍生物，具有很强的抗雄激素作用，能抑制垂体促性腺激素的分泌，使体内睾酮水平降低。与炔雌醇组成口服避孕药，对降低高雄激素血症和治疗高雄激素体征有效。③螺内酯：是醛固酮受体的竞争性抑制剂，抗雄激素机制是抑制卵巢和肾上腺合成雄激素，增强雄激素分解，并有在毛囊竞争雄激素受体作用。抗雄激素作用为每日40～200mg，治疗多毛需用药6～9个月。出现月经不规则，可与口服避孕药联合应用。

（2）手术治疗 腹腔镜下卵巢打孔术不常规推荐，主要适用于CC抵抗、来曲唑治疗无效、顽固性LH分泌过多、因其他疾病需腹腔镜检查盆腔以及随诊条件差不能进行促性腺激素治疗监测者。建议选择体质指数（BMI）$\leqslant 34kg/m^2$、基础LH ＞ 10U/L、游离睾酮水平高的患者作为LOD的治疗对象。施行腹腔镜手术同时对多囊卵巢应用电凝或激光技术穿刺打孔，每侧卵巢打孔 4 个为宜。LOD 可能出现的问题：治疗无效、盆腔粘连、卵巢功能不全等。卵巢楔形切除术是将双侧卵巢各楔形切除 1/3，以降低雄激素水平，减轻多毛症状，提高妊娠率。因其对卵巢功能损害大、卵巢周围粘连发生率高，临床几乎不用。

4. 健康教育　指导患者改变生活方式，调整饮食、控制体重，建立治病信心，耐心治疗。关注本病远期并发症如糖尿病、子宫内膜癌、心血管疾病。

第七节　高催乳素血症

扫码“学一学”

高催乳素血症（hyperprolactinemia）是指各种原因导致血清中的催乳素（PRL）水平异常增高 >1.14nmol/L（25μg/L）。过高的催乳素可抑制垂体促性腺激素的分泌而导致不排卵及闭经。闭经伴溢乳者称“闭经溢乳综合征”。垂体病变为最常见的病因，其中垂体催乳素瘤最多见。

【护理评估】

（一）健康史

应详细询问月经史，有无闭经、月经紊乱、不孕；有无溢乳及溢乳开始的时间；有无头痛、视力障碍；有无长期服用抗精神病药、抗抑郁药、氯丙嗪、利血平、避孕药等升高催乳素的药物；有无慢性疾病如甲状腺疾病、肾脏疾病等。

（二）身心状况

1. 身体状况

（1）月经紊乱及不孕　85% 以上患者有月经紊乱。生育年龄患者可不排卵或黄体期缩短，表现为月经少、稀发甚至闭经。青春期前或青春期早期妇女可出现原发性闭经，生育期后多为继发性闭经。无排卵可导致不孕。

（2）溢乳　是本病的特征之一。闭经 - 溢乳患者中约 2/3 存在高催乳素血症，溢乳通常表现为双乳流出或可挤出非血性乳白色或透明液体。

（3）头痛、眼花及视觉障碍　垂体腺瘤增大明显时，由于脑脊液回流障碍及视神经受压，可出现头痛、眼花、呕吐、视野缺损及动眼神经麻痹等症状。

（4）低雌激素症状　由于垂体 LH 与 FSH 分泌受抑制，出现低雌激素状态，表现为阴道壁变薄或萎缩，分泌物减少，性欲减退。

2. 辅助检查

（1）血液学检查　血 PRL >1.14nmol/L（25μg/L）可确认为高催乳素血症。

（2）影像学检查　当外周血 PRL >4.55nmol/L（100μg/L）时，应行蝶鞍 CT 或 MRI 检查，明确是否存在微腺瘤或腺瘤。

（3）眼底检查　由于蝶鞍腺瘤可侵犯（和）或压迫视交叉，因而眼底视野检查可了解垂体腺瘤的大小、部位，是一种简单、低廉、有价值的检查方法。

3. 社会心理状况　患者因溢乳疑有乳腺肿瘤而焦虑、不安；担心闭经、生殖器官萎缩、不孕，心理压力重，常表现为情绪低落、沮丧，对治疗和护理失去信心。

【护理问题】

1. 恐惧　与溢乳疑有乳腺肿瘤有关。

2. 性功能障碍 与体内低雌激素水平所致的阴道壁变薄或萎缩有关。

3. 焦虑 与月经失调、不孕有关。

【护理目标】

（1）患者恐惧情绪消失或有效缓解。

（2）患者生殖道症状得到改善，性生活恢复正常。

（3）患者焦虑消失或减轻。

【护理措施】

1. 协助检查 若需要抽血检查垂体激素者，应严格按照标准送检标本。

2. 监测 PRL 水平 对特发性高催乳素血症、PRL 轻微升高、月经规律、卵巢功能未受影响、无溢乳且未影响正常生活时，可不必治疗，应定期复查，观察临床表现和 PRL 的变化。

3. 治疗配合 高催乳素血症的治疗手段有药物治疗、手术治疗及放射治疗。

（1）药物治疗

1）降催乳素治疗 目前最常用的药物为溴隐亭。溴隐亭是多巴胺受体激动剂，能有效降低催乳素。溴隐亭对功能性或肿瘤引起的 PRL 水平升高均能产生抑制作用。另外溴隐亭治疗后能缩小肿瘤体积，使闭经－溢乳妇女月经和生育能力得以恢复。主要副反应有恶心、头痛、眩晕、疲劳、嗜睡、便秘、直立性低血压等，用药数日后可自行消失。新型溴隐亭长效注射剂（parlodel）可克服口服造成的胃肠功能紊乱。

2）维生素 B_6 和多巴胺受体激动剂同时使用时可产生协同作用。

（2）手术治疗 当垂体肿瘤产生明显压迫及神经系统症状或药物治疗无效时，应考虑手术切除肿瘤。术前先短期服用溴隐亭能使垂体肿瘤缩小、术中出血减少，也有利于手术，可提高治疗效果。

（3）放射治疗 放疗用于不能坚持或耐受药物治疗，不愿手术或不能耐受手术者。放射治疗显效慢，可能引起垂体功能低下、视神经损伤、诱发肿瘤等并发症，不主张单纯放疗。

4. 心理护理 向患者及家庭成员解释疾病的发病原因、治疗方法、怀孕可能性等相关知识和监测 PRL 的临床意义，使患者及家属树立信心，帮助患者解除顾虑，摆脱焦虑，积极配合治疗和护理。

5. 健康教育 已婚妇女每年进行一次健康体检。育龄期妇女若出现继发性闭经，同时伴有溢乳，应及时到医院就诊，排除垂体催乳素腺瘤可能。

目标检测

选择题

A1/A2 型题

1. 无排卵性异常子宫出血常见于

A. 不孕患者　　B. 产后

C. 育龄期　　D. 青春期及围绝经期

E. 流产后

2. 下列不属于绝经综合征的是

A. 生殖器官逐渐萎缩　B. 阴道分泌物增多
C. 尿频、尿失禁　D. 潮红、潮热、出汗
E. 阵发性心动过速

3. 疑子宫内膜不规则脱落，诊刮时间应选在
A. 月经来潮前 1 ~ 2 天　B. 月经来潮之初
C. 月经第 5 ~ 6 天　D. 月经后 5 天
E. 月经来潮 6 小时

4. 受孕激素影响的子宫内膜呈现的变化是
A. 增殖期子宫内膜
B. 子宫内膜单纯性增生
C. 子宫内膜复杂性增生
D. 分泌期子宫内膜
E. 萎缩型子宫内膜

5. 下列哪项结果表示卵巢有排卵
A. 双相型体温
B. 宫颈黏液呈现羊齿植物叶状结晶
C. 阴道脱落细胞涂片可见大量角化
D. 增生期子宫内膜
E. 体内雌激素水平高

6. 下列哪项辅助检查不能测定卵巢功能
A. 基础体温测定　B. 宫颈黏液结晶检查
C. 阴道脱落细胞涂片　D. 输卵管通畅术
E. 诊断性刮宫

7. 青春期异常子宫出血止血最有效的药物是
A. 雌激素　B. 糖皮质激素
C. 绒毛膜促性腺激素　D. 雄激素
E. 前列腺素

8. 以下关于 AUB - O 患者护理措施中，错误的是
A. 加强营养　B. 加强剧烈运动
C. 预防感染　D. 指导性激素的应用
E. 指导患者复诊

9. 下列哪个时期出现闭经属于病理性的
A. 青春期前　B. 妊娠期　C. 绝经期后
D. 生育期　E. 哺乳期

10. 某妇女人流术后出现闭经 2 年，闭经的原因可能属于
A. 子宫性闭经　B. 卵巢性闭经
C. 垂体性闭经　D. 下丘脑性闭经
E. 中枢性闭经

11. 患者，女，27 岁，自诉月经频发，经量正常，婚后 4 年未孕，前来就诊。妇科检

查，子宫正常大小，双附件无异常，基础体温呈双相型，最可能的诊断是

A. 无排卵功血
B. 黄体功能不足
C. 子宫内膜不规则脱落
D. 子宫内膜炎
E. 子宫肌瘤

12. 患者，女，47 岁，G_2P_1，既往月经规律，月经紊乱 6 个月。阴道流血 9 天，量时多时少，无腹痛，其最佳的止血方法为

A. 大剂量雌激素
B. 大剂量孕激素
C. 大剂量雄激素
D. 大量止血药物
E. 诊断性刮宫

13. 某女孩，15 岁，月经来潮有 3 次，月经周期紊乱，经量中等，基础体温呈单相型，最佳治疗方法是

A. 暂不处理
B. 雌激素治疗
C. 孕激素治疗
D. 雌 - 孕激素周期治疗
E. 雄激素治疗

14. 患者，女，17 岁，未婚，诉经期腹痛剧烈，于月经来潮时需服镇痛剂并卧床休息。平时周期规律，基础体温呈双相。肛查：子宫前倾前屈位，常大，质中，无压痛，两侧附件正常，分泌物白色。本病最可能的诊断是

A. 子宫内膜炎
B. 子宫腺肌病
C. 输卵管炎
D. 子宫肌瘤
E. 痛经

15. 患者，女，50 岁。诉近年月经周期不准，行经 2 ~ 3 天干净，量极少，自感阵发性潮热，心悸，出汗，时有眩晕。妇检子宫稍小，余无特殊。护士应向其宣教以下哪项疾病的知识

A. 无排卵性异常子宫出血
B. 绝经综合征
C. 黄体萎缩延迟
D. 黄体发育不全
E. 神经衰弱症

X 型题

16. 绝经后雌激素缺乏引起的远期改变有

A. 可能与早老性痴呆有关
B. 骨质疏松症
C. 易怒
D. 盆底肌肉松弛
E. 血管舒缩功能障碍

17. 下列有关 AUB - O 的治疗，不正确的是

A. 青春期 AUB - O 用雌激素治疗
B. 绝经过渡期 AUB - O 用雄激素止血效果好
C. 调整周期促排卵是青春期功血止血后的措施
D. 绝经过渡期 AUB - O 止血后不需要做调整周期的治疗

E. 绝经过渡期功血用雌激素止血效果好

18. 患者，女，20 岁，原发闭经，身高 170cm，手足稍粗大，乳腺未发育，外阴少女型，幼稚子宫，双附件未及肿物。其闭经可能的原因为

A. 子宫性闭经　　B. 卵巢性闭经　　C. 垂体性闭经

D. 下丘脑性闭经　　E. 下生殖道闭经

19. 绝经后雌激素缺乏引起的近期改变有

A. 性欲减低　　B. 容易摔伤

C. 尿频尿急　　D. 阴道反复感染

E. 血管舒缩功能障碍

（连成瑛）

扫码“练一练”

第十章

不孕症妇女的护理

学习目标

知识要点

1. 掌握不孕症概念、不孕症及辅助生殖技术常见并发症的护理措施。
2. 熟悉不孕症的常见原因、主要的检查方法和治疗原则。
3. 了解辅助生殖技术的常用方法。

技能要点

1. 能综合应用护理程序，为不孕症及卵巢过度刺激综合征的患者提供整体护理。
2. 具有良好的沟通能力，学会尊重患者，保护患者隐私。

第一节　不孕症

扫码“学一学”

扫码“看一看”

案　例

患者，女，28 岁，婚后 2 年不孕。平素月经规则，$14\frac{4\sim5}{28}$，量中等，无痛经，婚后性生活正常。丈夫精液检查未见异常，既往体健，无传染病及手术史。

入院查体：体温 36.8℃，心率 80 次/分，呼吸 20 次/分，血压 120/80mmHg，心肺无异常。妇科检查：外阴已婚未产型，阴道通畅，宫颈光滑，子宫前位，正常大小，质中，活动良好，双侧附件区（－）。

请思考：

1. 该患者应进行哪些常用的辅助检查？若患者连续 3 个月经周期基础体温均有升高，持续 10～12 天，应首选的检查为哪项？

2. 目前该患者主要存在哪些护理问题？其依据是什么？

3. 该患者不孕的原因可能有哪些？

女性无避孕性生活至少 12 个月而未孕，称为不孕症（infertility），对男性则称为不育症。不同国家、民族和地区发病率存在差别，我国不孕症发病率为 7%～10%，近年有上升趋势。

【分类】

按照曾否受孕可分为原发性不孕和继发性不孕，按照不孕是否可以纠正分为绝对不孕和相对不孕。无避孕且从未妊娠者称为原发性不孕；既往有过妊娠史，而后无避孕连续12个月未妊娠者称为继发性不孕。夫妇一方有先天或后天解剖生理方面的缺陷，无法纠正而不能妊娠者称为绝对不孕；夫妇一方因某种因素阻碍受孕，导致暂时不孕，一旦得到纠正仍能受孕者称为相对不孕。

考点提示

不孕症、原发性不孕和继发性不孕的定义。

【病因】

流行病学调查显示，不孕妇女中女方因素占40%～50%，男方因素占25%～40%，男女共同因素占20%～30%，不明原因的约占10%。

1. 女性不孕因素

（1）输卵管因素　最常见，约占女性不孕因素的35%。各种原因引起输卵管炎使输卵管阻塞导致不孕。输卵管发育不良、盆腔炎性疾病、子宫内膜异位症也可导致不孕。任何影响输卵管功能的病变都可导致不孕，如衣原体、淋病奈瑟菌、结核菌、阑尾炎或产后、术后所引起的感染，导致的输卵管粘连、堵塞；子宫内膜异位症（异位内膜种植于输卵管）；先天性发育不良（如输卵管肌层菲薄、纤细、先天性输卵管纤毛运动及管壁蠕动功能丧失）。

考点提示

女性不孕最常见的因素。

（2）卵巢因素　包括排卵因素和内分泌因素。占女性不孕因素的25%～35%。无排卵是最严重的一种导致不孕的原因。引起持续不排卵的因素包括：①卵巢病变，如先天性卵巢发育不全、多囊卵巢综合征、卵巢功能早衰、功能性卵巢肿瘤、卵巢子宫内膜异位囊肿；②下丘脑－垂体－卵巢功能紊乱包括下丘脑性无排卵、垂体功能障碍、希恩综合征引起的无排卵；③全身性因素，如营养不良、压力、肥胖、甲状腺功能异常、肾上腺功能异常、药物副反应等影响卵巢功能导致不排卵。

（3）子宫因素　子宫具有储存和输送精子、孕卵着床及孕育胎儿的功能。子宫先天性畸形及子宫黏膜下肌瘤可造成不孕或孕后流产；子宫内膜分泌反应不良（病因可能在卵巢）、子宫内膜炎等影响精子通过，也可造成不孕。

（4）宫颈因素　宫颈管是精子上行的通道，其解剖结构和宫颈黏液的分泌性状存在着密切关系，直接影响精子上游进入宫腔。宫颈狭窄或先天性宫颈发育异常可以影响精子进入宫颈。宫颈感染可以改变宫颈黏液量和性状，影响精子活力和进入宫腔的数量。宫颈管炎时宫颈黏液变稠，含有大量白细胞，不利于精子的活动和穿透，可影响受孕。

（5）阴道因素　先天性无阴道和阴道损伤后可影响性交并阻碍精子进入。严重阴道炎时，阴道pH发生改变，降低了精子的活力，缩短其存活时间甚至吞噬精子而影响受孕。有些妇女不孕的原因在于体内的免疫因素破坏阴道的精子细胞。

2. 男性不育因素

导致男性不育的因素主要有生精障碍和输精障碍。

（1）精液异常　表现为少精、弱精、无精、畸精等。许多因素可影响精子的数量、结构和功能，导致男性精液异常的诱因包括：①急性或慢性疾病，如腮腺炎并发睾丸炎导致睾丸萎缩，睾丸结核破坏睾丸组织，精索静脉曲张有时影响精子质量，肾功能衰竭；②外生殖器感染，如淋球菌感染；③先天发育异常，如先天性睾丸发育不全不能产生精子，双侧隐睾导致曲细精管萎缩妨碍精子产生；④过多接触化学物质，杀虫剂、铅、砷等；⑤治疗性因素，如化学药物和放射治疗致不孕；⑥酗酒过度；⑦吸毒，包括大麻和可卡因；⑧局部阴囊温度过高，如长期进行桑拿浴。

（2）精子运送受阻　主要原因是输精管阻塞，可因生殖管道感染和生殖管道创伤导致。导致生殖管道感染的主要病原体有淋球菌、梅毒、滴虫、结核病菌和白色假丝酵母菌。睾丸炎和附睾炎可使输精管阻塞，阻碍精子通过。输精管感染，如淋病、上尿路感染，可以导致管道粘连。前列腺感染改变了精液的组成和精子的活力而导致不孕。创伤包括外伤和手术损伤：尿道球部、尿道腹部损伤，造成尿道狭窄和梗阻，精液不能排出；盆腔及腹股沟、会阴部手术容易误伤输精管或精索，导致输精管道阻塞。此外，尿道畸形如尿道下裂、尿道上裂，可以阻碍精子进入宫颈口，过度肥胖同样可以导致精子输送障碍。

（3）免疫因素　在男性生殖道免疫屏障被破坏的情况下，精子、精浆在体内产生对抗自身精子的抗体，可造成男性不育。射出的精子发生自身凝集，而不能穿过女性宫颈黏液。

（4）内分泌因素　男性内分泌受下丘脑－垂体－睾丸轴调节。内分泌因素可能影响精子的产生而引起不育。

（5）勃起异常　勃起异常使精子不能进入女性阴道。勃起受生理和心理因素的影响，生理因素常见的有先天性外生殖器畸形、生殖器炎症、内分泌疾病、慢性肾功能衰竭等；心理因素常见的有精神和情绪异常，以及家庭关系不协调。

3. 男女双方因素

（1）缺乏性生活的基本知识　夫妇双方因为不了解生殖系统的解剖和生理结构，而导致不正确的性生活。

（2）精神因素　夫妇双方过分盼望妊娠，性生活紧张而出现心理压力。此外，工作压力、经济负担、家人患病、抑郁、疲乏等，都可以导致不孕。

（3）免疫因素　有两种免疫情况影响受孕：①同种免疫，精子、精浆或受精卵是抗原物质，被阴道或子宫内膜吸收后，通过免疫反应产生抗体物质，使精子与卵子不能结合或受精卵不能着床；②自身免疫，不孕妇女血清中存在透明带自身抗体，与透明带起反应后可阻止精子穿透卵子，因而影响受孕。

（4）不明原因不孕　指经过不孕症的详细检查，依靠目前的检测手段尚未发现明确病因的不孕症，属于男女双方均可能存在的因素。约占不孕人群的10%。

【护理评估】

对不孕夫妇的检查和判定，首先应将不孕夫妇作为一个整体来考虑，询问病史、身体评估、相关检查等步骤，必不可少。

（一）健康史

应从家庭、社会、性生殖等方面，全面评估男女双方的健康史。双方的健康资料包括年龄、生长发育史、生育史、结婚年龄、同居时间、是否两地分居、性生活情况（性交频次、采用过的避孕措施、有无性交困难）等。近期辅助检查结果和治疗情况。了解个人嗜好、生活习惯，以及工作、生活环境。另外，男方还需询问既往有无影响生育的疾病史、生殖器官外伤史或手术史。如有无生殖器官感染史，包括睾丸炎、腮腺炎、前列腺炎、结核病，手术史包括疝修补术、输精管切除术等病史。女方重点询问年龄、不孕年限、月经史（初潮、经期周期、经量、痛经等），是否有生殖器官炎症（盆腔炎、宫颈炎、阴道炎）及慢性疾病史。对继发不孕者，应了解以往流产或分娩情况，有无感染史等。

（二）身心状况

1. 症状　不孕是患者就诊的主要原因。不同病因导致的不孕症，可伴有相应疾病的临床症状。

2. 体征　夫妇双方均应进行全身检查以除外全身疾病。男方重点检查外生殖器有无畸形或病变，包括阴茎、阴囊、睾丸及前列腺的大小、形状等。女方检查内外生殖器官和第二性征的发育，身高、体重、生长发育，注意有无多毛、溢乳等，尤其注意妇科检查有无处女膜过厚或较坚韧，有无阴道痉挛或横隔、纵隔瘢痕或狭窄，子宫颈或子宫有无异常，子宫附件有无压痛、增厚或包块。

3. 辅助检查

（1）男方精液常规检查　是不孕症夫妇首选的检查方法，初诊时，男方要进行 2～3 次精液检查，以获取基线数据。正常情况下一次射精精液量≥1.5ml，pH≥7.2，精子数≥39×10^6/ml，精子浓度≥15×10^6/ml，前向运动精子率≥32%，精子总活力≥40%，正常形态的精子≥50%，在室温放置 30 分钟内完全液化。精子数目或活动度低于以上指标为异常。

（2）女方检查

1）卵巢功能检查　方法包括基础体温测定、宫颈黏液结晶检查、阴道脱落细胞涂片检查、B 型超声监测卵泡发育、月经来潮前子宫内膜活组织检查、女性激素测定等，了解卵巢有无排卵及黄体功能状态。

2）输卵管功能检查　常用的方法有子宫输卵管通液术、子宫输卵管碘油造影、B 型超声或腹腔镜直视下行输卵管通液术等，有条件者也可采用输卵管镜，了解输卵管通畅情况。输卵管通液术是一种简便价廉的方法，但准确性不高。新型的光纤显微输卵管镜能直视整条输卵管是否有解剖结构的改变，黏膜是否有粘连和损坏，并可进行活检及分离粘连等，能显著改善输卵管性不孕的诊治。

3）宫腔镜检查　了解子宫内膜情况，能发现宫腔粘连、黏膜下肌瘤、内膜息肉、子宫畸形等。

4）腹腔镜检查　可以进一步了解盆腔情况，直接观察子宫、输卵管、卵巢有无病变或粘连，并可结合输卵管通液术，直视下确定输卵管是否通畅，必要时在病变处取活检。

5）免疫检查　判断免疫性不孕的因素是男方的自身抗体因素还是女方的抗精子抗体因素。包括精子抗原、抗精子抗体、抗子宫内膜抗体的检查。

4. 社会心理状况　不孕的诊治过程可能是长期且令人心力交瘁的过程，个人在生理、心理、社会和经济方面都可能遭受压力。相比而言，女性较男性更容易出现心理问题，严重者可导致自我形象紊乱和自尊紊乱。需要酌情同时对夫妇双方或分别评估其心理反应。

（1）心理影响　一旦妇女被确认患有不孕症之后，立刻出现一种“不孕危机”的情绪状态。曼宁（Menning）曾将不孕妇女的心理反应描述为震惊、否认、愤怒、内疚、孤独、悲伤和解脱。

1）震惊　因为生育能力被认为是女性的自然职能，所以对不孕症诊断的第一反应是震惊。以前使用过避孕措施的女性会对此诊断感到惊讶，对自己的生活向来具有控制感的女性，也明显会表示出她们的震惊。

2）否认　这也是不孕妇女经常出现的一种心理反应，特别是被确认为绝对不孕之后妇女的强烈反应。如果否认持续时间过久，将会影响妇女的心理健康，因此，尽量帮助妇女缩短此期反应时间。

3）愤怒　在得到可疑的临床和实验结果时，愤怒可能直接向配偶发泄。尤其在经历过一连串的不孕症检查而未得出异常的诊断结果之后，出现的一种心理反应，检查过程中的挫折感、失望和困窘会同时暴发。

4）内疚和孤独　缺少社会支持者常常出现的一种心理反应。有时内疚感也可能来源于既往的婚前性行为、婚外性行为，使用过避孕措施或流产。为避免让自己陷入不孕的痛苦心理状态中，不孕妇女往往不再和有孩子的朋友、亲戚交往，比男性更多一个人忍受内疚和孤独。这种心理可能导致夫妇缺乏交流，降低性生活的快乐，造成婚姻压力和紧张。

5）悲伤　诊断确定之后妇女的一种明显反应。悲伤源于生活中的丧失：丧失孩子、丧失生育能力等。

6）解脱　解脱并不代表对不孕的接受，而是在检查和治疗过程当中反复忙碌以求结果。此阶段会出现一些负性的心理状态，如挫败、愤怒、自我概念低下、紧张、疲乏、强迫行为、焦虑、歇斯底里、恐惧、抑郁、失望和绝望。

（2）生理的影响　多来源于激素治疗和辅助生殖技术的治疗过程。即使不孕原因在男方，但多数的治疗方案仍由女性承担，女性不断经历着检查、治疗、手术等既费时又痛苦的过程。

（3）社会和宗教的影响　社会和宗教把不孕的责任更多归结为女性因素，即使最后确认不孕的因素是在于男方。更有一些宗教文化因素，使人们认为婚姻的目的就是在于传宗接代。不孕夫妇往往承担来自家族、社会的压力。

（4）经济影响　漫长而繁杂的诊疗过程需要花费许多时间和金钱，也常常带来很多不适，影响不孕夫妇的工作和生活。如果诊疗结果不理想，则更易出现抑郁、丧失自尊、丧失性快感、丧失自信、丧失希望等心理问题。

【护理问题】

1. 知识缺乏　缺乏解剖知识和性生殖知识。

2. 自尊紊乱　与不孕症诊治过程中繁杂的检查、无效的治疗效果有关。

3. 社交孤立　与缺乏家人的支持，不愿与人交流有关。

【护理目标】

（1）患者能了解受孕过程及不孕的相关知识。

（2）患者能客观评价自我能力。

（3）患者能与家庭成员和朋友进行有效沟通。

【护理措施】

1. 一般护理　改善生活方式，注意休息，保持心情轻松愉快，避免过度紧张和劳累。均衡饮食，对体重超重者减轻体重至少5%～10%；对体质瘦弱者纠正营养不良和贫血。戒除不良嗜好，如烟、酒、毒品。

2. 检查配合　指导患者配合相关检查，如：超声监测排卵，一般于月经周期第 10 天开始；月经周期的第 19 ~ 23 天取血检测孕激素，了解排卵情况；监测基础体温通常需要连续进行 3 个月经周期；于月经来潮前及来潮后 6 小时内行诊断性刮宫术，判断有无排卵和子宫内膜情况；输卵管通畅试验在月经干净后 3 ~ 7 天进行。向妇女解释诊断性检查可能引起的不适，如：子宫输卵管碘油造影可能引起腹部痉挛感，在术后持续 1 ~ 2 小时，随后可以在当日或第 2 日返回工作岗位而不留后遗症；腹腔镜手术后 1 ~ 2 小时可能感到一侧或双侧肩部疼痛，可遵医嘱给予药物止痛。

3. 治疗配合　针对不孕症的病因进行处理，必要时根据具体情况选择辅助生殖技术。常用的方法有：①积极治疗盆腔器质性病变；②诱发排卵；③免疫治疗；④辅助生殖技术等。

对于不明原因的不孕症，目前缺乏有效的治疗方法和疗效指标，一般对年轻、卵巢功能良好的夫妇，可行期待治疗，一般不超过 3 年。对年龄越过 30 岁的夫妇慎重选择期待。

（1）指导正确用药　如果妇女服用促排卵药物，护士应告知此类药物的不良反应。较多见的不良反应有经间期下腹一侧疼痛、卵巢囊肿、血管收缩征兆（如潮热）；少见的不良反应如乏力、头昏、抑郁、恶心、呕吐、食欲增加、体重增加、风疹、过敏性皮炎、复视、畏光、视力下降、多胎妊娠、自然流产、乳房不适及可逆性脱发。采取的护理措施包括：①教会妇女在月经周期遵医嘱按时服药；②说明药物的作用及副反应；③提醒妇女及时报告药物的不良反应，如潮热、恶心、呕吐、头痛；④指导妇女在发生妊娠后立即停药。

（2）协助选择人工辅助生殖技术　医护人员要解释各种辅助生殖技术的优缺点及其适应证，以帮助不孕夫妇进行知情选择。例如，配子输卵管内移植（GIFT）、体外受精与胚胎移植（IVF - ET）等，都具有较高的妊娠率，但 GIFT 可导致异位妊娠的发生率升高，并且几乎所有的辅助生殖技术都可能引起多胎妊娠，成为高危妊娠，引起早产、胎盘功能低下等不良妊娠结局，以便不孕夫妇知情选择，合理决策。许多因素会影响不孕夫妻的决定，如：①社会、文化、宗教信仰因素；②治疗的困难程度，包括危险性、不适感等，涉及生理、心理、地理、时间等方面；③妇女的年龄可以影响成功率；④经济问题，繁多的诊疗项目和昂贵的费用，使不孕家庭面临经济困窘，而影响辅助生殖技术选择。

4. 心理护理

（1）减轻患者的心理压力　护士应与患者建立良好的护患关系，用通俗的语言、恰当的方法，向夫妇双方讲解有关生殖方面的解剖生理知识；纠正夫妇关于受孕的一些错误观念和认识，关心、理解、尊重患者，保护患者的隐私；做好家属的解释指导工作，帮助夫妇进行交流，可以使用一些沟通交流的技巧，如倾听、鼓励方法，帮助妇女表达自己的心理感受。同时，鼓励男方讨论他们和女性不同的心理感受，向男方解释妇女面对不孕可能比男性承受更多的压力，如果沟通不畅可能导致误解。

（2）降低妇女的孤独感　和有孩子的女性交往，常常唤起不孕妇女的痛苦，因而，不孕妇女常常远离朋友和家人，导致缺乏社会及家庭的支持。护士应鼓励和帮助不孕妇女和她们的重要亲友进行沟通，提高自我评价。

（3）提高妇女的自我形象　鼓励妇女维持良性的社会活动，如运动、义工。如果妇女存在影响治疗效果的行为也应及时提醒，如节食。每一个人对生育的重要性评价都不同，男性和女性比较也有差异。女性可以公开谈论她们的挫折，而男性往往把情感隐藏起来。

（4）提高妇女的自我控制感　不孕症对于不孕夫妇来说是一个生活危机，将经历一系列的心理反应，不孕的时间越长，夫妇对生活的控制感越差。因此，应采取心理护理措施，帮助他们尽快度过悲伤期。不孕的压力可以引起一些不良心理反应，如焦虑和抑郁，又将进一步影响成功妊娠的概率，因此，护士必须教会妇女进行放松，如练习瑜伽、调整认知、改进表达情绪的方式方法。

（5）正视不孕症治疗的结局　不孕症治疗可能的 3 个结局：①治疗失败，妊娠丧失。如异位妊娠患者往往感到失去了一侧输卵管，进一步影响生育能力，而产生更多的悲伤痛苦和担忧。②治疗成功，发生妊娠。此时期她们的焦虑并没有减少，常常担心在分娩前出现不测，即使娩出健康的新生儿，她们仍需要他人帮助自己确认事实的真实性。③治疗失败，停止治疗。一些不孕夫妇因为经济、年龄、心理压力等因素放弃治疗，可能会领养一个孩子。当多种治疗措施的效果不佳时，护士需帮助夫妇正视诊疗结果，帮助他们选择停止治疗或选择继续治疗，无论不孕夫妇做出何种选择，护士都应给予尊重并提供支持。

5. 健康教育　教会患者提高妊娠率的技巧。①保持健康生活方式：规律生活，劳逸结合，保持良好心态，合理营养，适当体育锻炼，戒除烟、酒等不良嗜好；②与伴侣交流自己的感受和希望，保持愉悦心情；③选择最佳的受孕时机，在排卵期前后增加性交次数，隔日 1 次为宜，采用性交后抬高臀部 20～30 分钟，利于精子进入宫颈管；④性交前后避免阴道灌洗、用药和使用润滑剂。

第二节　辅助生殖技术

扫码“学一学”

辅助生殖技术（assisted reproductive technique，ART）也称医学助孕。是指在体外对配子和胚胎采用显微操作技术，帮助不孕夫妇受孕的一组方法。包括人工授精、体外受精－胚胎移植及在这些技术基础上派生的各种新技术。

【分类】

1. 人工授精（artificial inseminations，AI）　是利用器械将精液注入宫颈管内或宫腔内取代性交使女性妊娠的方法。按精液来源不同分两类：丈夫精液人工授精（artificial insemination with husband，AIH）；供精者精液人工授精（artificial insemination with donor，AID）。按国家法规，目前 AID 精子来源一律由国家卫生健康委员会（卫健委）认定的人类精子库提供和管理。

（1）人工授精的适应证

1）AIH 的适应证　主要适用于：①男性因少精、弱精、液化异常等不育；②宫颈因素不育；③生殖道畸形及心理因素导致性交不能等不育；④免疫性不育；⑤原因不明不育。

2）AID 的适应证　主要适用于：①不可逆的无精子症；②输卵管复通失败；③射精障碍；④男方和（或）家族有不宜生育的严重遗传性疾病；⑤母儿血型不合不能得到存活新生儿。

（2）人工授精的禁忌证　目前尚无统一标准。一般包括：①患有严重全身性疾病或传染病；②严重生殖器官发育不全或畸形；③严重宫颈病变；④输卵管梗阻；⑤无排卵。

（3）人工授精的主要步骤

1）收集及处理精液　用干净无毒精杯经自慰法取精。根据世界卫生组织的标准，在

Makler 精子计数器上计算精子的浓度和活动度。

2）促进排卵和预测自然排卵的规律　排卵障碍者可促排卵治疗，单用或联合用药。预测排卵的方法包括：①月经周期史；②基础体温测定；③宫颈黏液；④B 型超声卵泡监测；⑤实验室生化检查 E_2、LH。

3）选择人工授精时间　受孕的最佳时间是排卵前后的 3～4 天。一般通过宫颈黏液、B 型超声、基础体温等综合判断排卵时间，于排卵前和排卵后各注射 1 次精液为好。

（4）AID 供精者的管理

1）AID 供精者选择　宜选择①智商高，身体素质好，已婚已育的青壮年志愿者；②无遗传性疾病和遗传性疾病家族史；③供、受精双方互相不认识；④供、受精双方血型最好相同；⑤供精者五官端正，外貌最好与受方夫妇相似，体格健壮。

2）AID 的管理　由于供精者精液人工授精实施中存在很多伦理问题，所以卫健委规定实施 AID 的医疗机构需要经过特殊审批后方可实施此项技术；为了防止近亲婚配，严格控制每一位供精者的冷冻精液，最多只能使 5 名妇女受孕。①建立供精者档案；②人工授精前对采集的供精者精液进行常规检查；③取精前禁欲 5～7 天，要求 24 小时内禁饮含乙醇饮料；④供精者泌尿生殖道性病检查；⑤已使受精者受孕达 5 人次时，不能再使用此供精者的精液。

3）AID 的安全性　性传播疾病是 AID 的主要危险。因为沙眼衣原体可以通过 AI 传给受精者而造成许多不良后果，如盆腔炎、异位妊娠或输卵管梗阻性不孕，因此，必须对供精者尿道取材进行沙眼衣原体检查；而 HIV 感染后 3 个月血清才呈阳性反应，故美国生殖学会禁止用新鲜精液而采纳冷冻精子 AI 技术。

2. 体外受精－胚胎移植（in vitro fertilization and embryo transfer，IVF－ET）　即试管婴儿。体外受精指从妇女体内取出卵子，放入试管内培养一个阶段与精子受精后发育成早期胚泡。胚胎移植指将胚泡移植到妇女宫腔内使其着床发育成胎儿的全过程。

（1）体外受精与胚胎移植的适应证

1）输卵管堵塞性不孕症（原发性和继发性）为最主要的适应证。如患有输卵管炎、盆腔炎致使输卵管堵塞、积水等。

2）原因不明的不孕症。

3）子宫内膜异位症经治疗长期不孕者。

4）输卵管结扎术后子女发生意外者或输卵管吻合术失败者。

5）多囊卵巢综合征经保守治疗长期不孕者。

6）其他，如免疫因素不孕者、男性因素不孕者。

（2）术前准备　详细了解和记载月经史及近期月经情况、妇科常规检查，进行盆腔超声检查、诊断性刮宫、输卵管造影、基础体温测定、女性内分泌激素测定、自身抗体检查及抗精子抗体检查、男方精液检查、男女双方染色体检查以及肝脏功能检查、血尿常规检查等。

（3）体外受精与胚胎移植的主要步骤

1）促进与监测卵泡发育　采用药物诱发排卵以获取较多的卵母细胞供使用。采用超声监测卵泡直径及测血 E_2、LH 水平，监测卵泡发育情况。

2）取卵　在卵泡发育成熟而未破裂时，在 B 超引导下经后穹隆或腹腔穿刺取卵。

3）体外受精　将取出的卵母细胞在试管内与优化处理的精子混合受精，体外培养受精卵。

4）胚胎移植　将分裂为 2～8 个细胞的早期囊胚用特殊移植管，经阴道送入宫腔内。

5）移植后处理　移植后休息 24 小时，限制活动 3～4 天，用黄体酮或 hCG 支持黄体功能。移植后 14 天测血或尿 hCG，若为阳性，4～5 周后行超声检查，确定是否宫内妊娠。妊娠成功后按高危妊娠加强监测管理。

3. 卵细胞质内单精子注射（intracytoplasmic sperm injection，ICSI）　是在显微操作系统帮助下，在体外直接将精子注入卵母细胞质内，获得正常卵子受精和卵裂过程，其他技术环节同常规 IVF－ET。主要用于治疗严重少、弱、畸形精子症的男性不育患者，IVF－ET 周期受精失败也是 ICSI 的适应证。

4. 胚胎植入前遗传学诊断（preimplantation genetic diagnosis，PGD）　此方法从体外受精第 3 天的胚胎或第 5 天的囊胚，取 1～2 个卵裂球或部分滋养细胞，进行细胞和分子遗传学检测，检出带致病基因和异常核型的胚胎，将正常基因和核型的胚胎移植，得到健康后代。主要解决有严重遗传性疾病风险和染色体异常夫妇的生育问题。

【常见并发症】

辅助生殖技术的孕产期并发症主要是由于药物刺激超排卵过程所引起，常见的有卵巢过度刺激综合征、卵巢反应不良、多胎妊娠、流产或早产，以及超排卵药物应用与卵巢和乳腺肿瘤的关系。

1. 卵巢过度刺激综合征（ovarion hyperstimulation syndrome，OHSS）　指诱导排卵药物刺激卵巢后，导致多个卵泡发育、雌激素水平过高及颗粒细胞的黄素化，引起全身血流动力学改变的病理情况。在接受促排卵药物的患者中，约 20% 发生卵巢过度刺激综合征。主要表现为腹胀、腹水、尿量减少、血液浓缩、高凝状态、胸水、ARDS、电解质失衡和多器官功能衰竭。卵巢过度刺激综合征的发生，与超排卵药物的种类、剂量、治疗方案、不孕症妇女的内分泌状态、体质以及妊娠等诸多因素有关。

2. 卵巢低反应（poor response）　与 OHSS 相反，卵巢低反应表现为卵巢在诱发超排卵下卵泡发育不良，卵泡数量或大小或生长速率不能达到药物的要求。主要表现为治疗周期应用 hMG 25～45 支，但直径达到 14mm 的卵泡数量 <3 个，血 E_2 水平 <500pg/ml。

3. 多胎妊娠　IVF－ET 后多胎发生率高达 30% 以上。多胎可增加母体孕产期并发症和早产的发生，导致围产儿死亡率增加。若三胎或三胎以上妊娠可早期实施选择性胚胎减灭术。

4. 流产和异位妊娠　IVF－ET 妊娠后流产率为 25%～30%，明显高于自然妊娠流产率，多发生在年龄较大患者中，可能与胚胎质量有关。异位妊娠的发生率约为 3%。

5. 卵巢或乳腺肿瘤　由于使用大剂量的促性腺激素，使不孕症妇女反复大量排卵及较长时间处于高雌激素和孕激素的内分泌环境，有可能导致卵巢和乳腺肿瘤的发生率增加。

6. 疾病传染　辅助生殖技术采用一系列培养液，在制作、运输和操作过程中都有可能造成污染，从而引起疾病传染。污染的血清或培养液有可能造成胚胎、母体以及实验室和临床人员交叉污染。在人工授精与胚胎移植过程中，有可能将男方所患传染病或携带病原传染给女方，如肝炎病毒、人类免疫缺陷病毒、梅毒螺旋体。

知识拓展

试管婴儿的来历

1959 年美籍华裔科学家张明觉教授与科学家 Pincus 合作时，成功地实现了兔子的体外受精和胚胎移植，为人类 IVF－ET 的建立奠定了基础。1978 年 7 月 25 日，英国胚胎学家 Edwards 与妇产科医生 Steptoe 合作，分娩了世界上第一例试管婴儿 Louise Brown，至此人类 IVF－ET 技术正式建立。1985 年 4 月和 1986 年 12 月，我国台湾、香港地区先后诞生了两地的首例试管婴儿。1988 年 3 月 10 日，我国内地的首例试管婴儿也在北京大学第三医院张丽珠教授领导的生殖中心诞生。当今国际上采用的助孕新技术多是从 IVF－ET 衍生出来的。辅助生殖技术因涉及伦理、法规和法律问题，需要严格管理和规范。同时新技术蓬勃发展，例如卵浆置换、核移植、治疗性克隆和胚胎干细胞体外分化，必将面临伦理和法律问题新的约束和挑战。

【护理评估】

详细评估年龄，既往不孕症治疗时的并发症病史，超排卵治疗情况（促性腺激素的剂量、卵泡数量、一次助孕治疗中卵子数量、血清雌二醇峰值、使用 hCG 的日期、取卵的日期、胚胎移植中胚胎的数量），OHSS 的发生、发展及严重程度。必须要询问的表现有腹部症状、胸部症状、消化道症状、尿量、体重，并检查四肢有无凹陷性水肿。

【护理问题】

1. 焦虑　与治疗是否成功、药物对自己和胎儿的影响及治疗费用有关。

2. 知识缺乏　缺乏辅助生育技术和护理的相关知识。

【护理目标】

（1）患者焦虑程度消失或有所减轻。

（2）患者能回答辅助生殖技术相关知识的问题。

【护理措施】

1. 协助完善各项辅助检查　包括血常规、凝血酶原时间、血电解质、肝功能、肾功能、阴道超声检查。如果有气促、胸痛或胸部体检异常，行胸部摄片，如有呼吸症状，必须查氧饱和度。

2. 治疗配合　注意超排卵药物应用的个体化原则，严密监测卵泡的发育，根据卵泡数量适时减少或终止使用 hMG 及 hCG，提前取卵，有 OHSS 倾向者，遵医嘱对中重度 OHSS 住院患者静脉滴注白蛋白、低分子右旋糖酐、前列腺素拮抗剂。必要时可以放弃该周期，取卵后行体外受精，但不行胚胎移植而是将所获早期胚胎进行冷冻保存，待自然周期再行胚胎移植。多胎妊娠者进行选择性胚胎减灭术。

3. 严密观察　中重度 OHSS 住院患者每 4 小时测量生命体征，记录出入量，每天测量体重和腹围，每天监测血细胞比容、白细胞计数、血电解质、肾功能。防止继发于 OHSS 的严重并发症如卵巢破裂或蒂扭转、肝功能损害、肾功能损害甚至衰竭、血栓形成、成人呼吸窘迫综合征等。加强多胎妊娠产前检查的监护，要求提前住院观察，足月后尽早终止妊娠。

4. 心理护理　向患者介绍该技术的适应证、治疗的基本过程，可能出现的并发症以及应对措施，使患者有一定思想准备，消除焦虑、紧张。

5. 健康教育 不能平卧者取半卧位，嘱患者减少活动，避免增加腹压的动作，保持大便通畅，以免腹压增高引起卵巢破裂；进低盐饮食，以免加重水肿。

目标检测

选择题

A1/A2 型题

1. 不孕症的概念是

A. 夫妇同居性生活正常，未避孕 2 年未孕者

B. 夫妇同居性生活正常，未避孕 1 年未孕者

C. 夫妇同居性生活正常，虽第 1 次婚姻曾生育，此后未避孕 2 年未孕者

D. 夫妇同居性生活正常，虽第 1 次婚姻曾生育，此后未避孕 1 年未孕者

E. 夫妇同居婚后 1 年未孕，一方有无法纠正的解剖生理缺陷者

2. 女性不孕最常见的原因为

A. 输卵管因素　　B. 慢性宫颈炎

C. 子宫黏膜下肌瘤　　D. 阴道炎

E. 子宫内膜异位症

3. 正常精液在室温中，完全液化的时间是

A. 1 小时内　　B. 30 分钟内　　C. 15 分钟内

D. 2 小时内　　E. 2～3 小时

4. 人工授精不适用于

A. 男方性功能障碍，治疗无效

B. 男方无精症

C. 男方携有不良遗传基因

D. 女方宫颈狭窄或有抗精子抗体

E. 输卵管结扎术后

5. 患者，女，27 岁，婚后性生活正常，同居 3 年未孕，16 岁初潮，2 个月 1 次，每次 6～8 天，量中等，无痛经，经夫妇双方检查，男方精液常规结果正常，女方阴道通畅，宫颈红，呈颗粒状，宫口见清亮透明状分泌物，宫体后位，大小及活动度正常，附件未见异常，基础体温为单相型。该患者不孕的原因可能为

A. 宫颈炎　　B. 子宫后位　　C. 无排卵

D. 黄体发育不全　　E. 黄体萎缩不全

6. 患者，女，30 岁，婚后 5 年未孕，幼时患过结核性胸膜炎，已治愈，月经欠规则，妇查除子宫稍小外未发现特殊，月经前诊刮为分泌期宫内膜，未见结核，超声检查输卵管通液检查通畅，男方精液常规在正常范围。进一步检查首先应考虑

A. 腹腔镜检　　B. 内分泌检测　　C. X 线腹部平片

D. 性交后试验　　E. 宫腔镜检

7. 患者，女，29 岁，婚后 5 年未孕。夫妇双方生殖器形态学检查未见异常，为监测有无排卵，下列不宜采用的项目是

A. 基础体温测定　　B. 宫颈黏液结晶检查
C. 超声波检查　　D. 经前诊断性刮宫
E. 腹腔镜检查

X 型题

8. 导致男性不育精液异常的诱因包括

A. 腮腺炎并发睾丸炎导致睾丸萎缩
B. 先天性睾丸发育不全
C. 过多接触化学物质
D. 进行化疗和放疗
E. 长期桑拿浴

9. 宫腔镜检查能发现

A. 黄体功能状态　　B. 宫腔粘连　　C. 黏膜下肌瘤
D. 内膜息肉　　E. 子宫畸形

10. 辅助生殖技术导致的常见并发症有

A. 卵巢过度刺激综合征
B. 卵巢反应不良
C. 多胎妊娠
D. 流产或早产
E. 卵巢和乳腺肿瘤

（石新娣）

扫码“练一练”

第十一章

计划生育妇女的护理

学习目标

知识要点

1. 掌握避孕方法及护理。
2. 熟悉人工终止妊娠的方法及护理；各项操作的术前准备、术中配合和术后护理。
3. 了解计划生育的主要内容；女性绝育的方法及护理。

技能要点

1. 能为育龄期妇女提供计划生育指导和各项计划生育手术的护理。
2. 能为实施计划生育的妇女提供良好的整体服务。

计划生育是通过采用科学的方法实施生育调节，控制人口数量，提高人口素质，使人口增长与经济、资源、环境和社会发展计划相适应。科学地控制人口数量、提高人口素质，是我国实行计划生育的一项基本国策。提倡晚婚晚育、开展节育和优生优育有利于这一基本国策的实现。节育的主要措施是避孕和绝育，人工终止妊娠则为避孕或绝育失败的补救措施。

第一节　避孕方法及护理

扫码“学一学”

避孕（contraception）是指通过科学的方法干扰正常妊娠过程中的一个或几个环节，在不妨碍身心健康和正常性生活的情况下，使妇女达到暂时不受孕。现在常用的避孕方法有药物避孕、工具避孕和其他避孕法等。避孕的机制可概括为以下几点：①抑制排卵或生精功能；②阻止精子与卵子相遇或杀死精子；③改变子宫腔内环境，使之不利于受精卵的植入及发育。

一、药物避孕

女用避孕药种类繁多，国内常用的避孕药多为人工合成的甾体激素类药物，其主要成分为雌激素和孕激素。避孕药所含甾体激素主要有三大类：①睾酮类衍生物，如炔诺酮、18－炔诺孕酮、双醋炔诺酮等；②黄体酮类衍生物，如甲地孕酮、氯地孕酮等；③雌激素类衍生物，如炔雌醇、炔雌醚等。药物避孕是目前育龄妇女采取的主要避孕措施之一，其优点是安全、有效、经济、方便。目前避孕药的研发更加关注妇女个体化需求的满足。

（一）避孕原理

通过干扰下丘脑－垂体－卵巢轴的正常生理功能而达到避孕目的。

1. 抑制排卵　避孕药通过激素的反馈作用，抑制下丘脑释放促性腺激素释放激素，从而控制垂体分泌 FSH 和 LH，同时直接影响垂体对 GnRH 的反应，LH 高峰在排卵前不能出现，导致卵泡发育障碍，卵巢不排卵。如短效口服避孕药、长效口服避孕药、长效避孕针剂、紧急避孕药等。

考点提示

药物避孕原理。

2. 改变子宫内膜形态及功能　避孕药中的孕激素使子宫内膜增生不良，提前出现分泌期变化，子宫内膜与受精卵发育不同步，不利于孕卵着床。如探亲避孕药、紧急避孕药等。

3. 改变宫颈黏液性质　避孕药中的孕激素使宫颈黏液量减少且变黏稠，拉丝度降低，不利于精子的通过。

4. 改变输卵管功能　在雌孕激素的作用下，输卵管上皮纤毛功能、肌肉节段运动和输卵管液体分泌均受到影响，改变受精卵在输卵管内正常运动，干扰受精卵着床。

（二）适应证和禁忌证

1. 适应证　健康的已婚育龄妇女、无避孕药禁忌者。

2. 禁忌证

（1）严重心血管疾病、血栓性疾病患者不宜应用，如高血压病、冠心病、静脉栓塞等。

（2）伴急、慢性肝炎或肾炎者。

（3）伴恶性肿瘤、癌前病变者。

（4）伴内分泌疾病者，如糖尿病、甲状腺功能亢进症等。

（5）哺乳期不宜使用复方口服避孕药，因雌激素可抑制乳汁分泌。

（6）年龄>35 岁的吸烟妇女服用避孕药，可增加心血管疾病发病率，不宜长期服用。

（7）精神病患者。

（8）有严重偏头痛，反复发作者。

（三）常用药物及用法

甾体激素避孕药包括口服避孕药、长效避孕针、缓释系统避孕药和避孕贴剂。常用药物种类见表 11－1。

表 11－1　常用甾体激素药种类

类别			名称	成分		剂型	给药途径
				雌激素含量（mg）	孕激素含量（mg）		
口服避孕药	短效片	单相片	复方炔诺酮片（避孕片 1 号）	炔雌醇 0.035	炔诺酮 0.6	薄膜片	口服
			复方甲地孕酮片（避孕片 2 号）	炔雌醇 0.035	甲地孕酮 1.0	片	口服
			复方左炔诺孕酮片	炔雌醇 0.03	左炔诺孕酮 0.15	片	口服
			复方去氧孕烯片（妈富隆）	炔雌醇 0.03	去氧孕烯 0.15	片	口服
			复方孕二烯酮片	炔雌醇 0.03	孕二烯酮 0.075	片	口服
			屈螺酮炔雌醇片	炔雌醇 0.03	屈螺酮 3.0	片	口服
		三相片	左炔诺孕酮三相片			片	口服
			第一相片（1～6 片）	炔雌醇 0.03	左炔诺孕酮 0.05	片	口服
			第二相片（7～11 片）	炔雌醇 0.04	左炔诺孕酮 0.075	片	口服
			第三相片（12～21 片）	炔雌醇 0.03	左炔诺孕酮 0.125	片	口服
	长效片		复方炔雌醚片	炔雌醚 3.0	氯地孕酮 12.0	片	口服
			复方炔诺孕酮二号片（复甲 2 号）	炔雌醚 2.0	炔诺孕酮 10.0	片	口服
			三合一炔雌醚片	炔雌醚 2.0	氯地孕酮 6.0 炔诺孕酮 6.0	片	口服
	探亲避孕药		炔诺酮探亲避孕片		炔诺酮 5.0	片	口服
			甲地孕酮探亲避孕片 1 号		甲地孕酮 2.0	片	口服
			炔诺孕酮探亲避孕片		炔诺孕酮 3.0	片	口服
			双炔失碳酯片（53 号抗孕片）		双炔失碳酯 7.5	片	口服
长效针	单方		庚炔诺酮注射液		庚炔诺酮 200.0	针	肌内注射
			醋酸甲羟孕酮避孕针（迪波普拉维）		甲羟孕酮 150.0	针	肌内注射
			复方己酸孕酮	戊酸雌三醇 2.0	己酸羟孕酮 250.0	针（油剂）	肌内注射
	复方		复方甲地孕酮避孕针	17β－雌二醇 5.0	甲地孕酮 25.0	针(混悬剂)	肌内注射
			复方甲羟孕酮注射针	环戊丙酸雌二醇 5.0	醋酸甲羟孕酮 25.0	针	肌内注射

续表

类别		名称	成分		剂型	给药途径
			雌激素含量（mg）	孕激素含量（mg）		
缓释避孕药	皮下埋植剂	左炔诺孕酮硅胶囊Ⅰ型		左炔诺孕酮36×6		皮下埋植
		左炔诺孕酮硅胶棒Ⅱ型		左炔诺孕酮75×2		皮下埋植
		依托孕烯植入剂		左炔诺孕酮68×1		皮下埋植
	缓释阴道避孕环	甲硅环		甲地孕酮200.0或250.0		阴道放置
	微球或微囊避孕针	庚炔诺酮微球针		庚炔诺酮65.0或100.0	针	皮下注射
		左旋诺孕酮微球针剂		左旋诺孕酮50.0	针	皮下注射
		肟高诺酮微囊针剂		肟高诺酮50.0	针	皮下注射
避孕贴剂		Ortho Evra	炔雌醇0.75	17－去酰炔肟酯6.0	贴片	皮肤外贴

1. 短效避孕药　短效口服避孕药（oral contraceptive，OC）以孕激素为主，辅以雌激素构成的复方制剂，其剂型有片剂、膜剂、滴丸等。雌激素成分为炔雌醇，孕激素成分各不相同。因所含甾体激素的剂量较小、药物代谢和排泄较快，故须每日服用。有研究报道其避孕有效率可达99.9%。

（1）避孕Ⅰ号片、Ⅱ号片和复方炔诺酮　月经来潮第5天开始服药，每天服1片，连服22天，可避孕1个月。若漏服必须次晨（12小时内）补服。一般在停药后2～3天出现撤药性出血，类似月经来潮，于月经第5天按上述方法服用下一个周期药物。若停药7天尚无阴道出血，于当晚或第2天开始服下一个周期药物，若服用两个周期仍无月经来潮，则应该停药，考虑更换避孕药物种类或就医诊治。

考点提示

短效口服避孕药若漏服的补服时间。

（2）复方去氧孕烯片　又称去氧孕烯、妈富隆。该药具有显著的抑制排卵、改变宫颈黏液稠度、抑制子宫内膜发育等作用；研究表明可升高高密度脂蛋白（HDL），有利于脂质代谢，不增加体重。为强效口服孕激素，无雌激素和雄激素活性，其抗雌激素活性亦强于炔诺酮和左炔诺孕酮。

用法及注意事项：从月经来潮第1天开始，每天1片，连服21天后停药7天，第29天开始服用下一个周期的药物。分娩后服药，可在首次月经来潮第1天开始，自然流产或人工流产后应立即开始服用。

（3）左炔诺孕酮三相片　口服，每晚1片，共服21天（第一相1～6天，第二相7～11天，第三相12～21天），停药第8日按上述顺序重复服用。三相片每一相雌、孕激素含量是根据妇女生理周期而制定的不同剂量。突破性出血和闭经发生率显著低于服用单相片者，出现恶心、呕吐等不良反应也少。

2. 长效避孕药

(1) 长效口服避孕药　主要由长效雌激素和人工合成的孕激素配伍制成。胃肠道吸收长效的炔雌醚后，储存在脂肪组织内缓慢释放起长效避孕作用，因不良反应较多，已较少应用。

用法及注意事项：首次最好在月经周期第 5 天服第 1 片，第 10 天服第 2 片；以后按第 1 次服药日期每月服 1 片；或在月经来潮第 5 天服第 1 片，第 25 日服第 2 片，以后每隔 28 天服 1 片。长效避孕药停药时，应在月经周期第 5 天开始服用短效避孕药 3 个月，作为停用长效雌激素的过渡，防止因雌激素蓄积导致月经失调。

(2) 长效避孕针　目前使用的有单纯孕激素及雌、孕激素混合两种剂型。常用雌、孕激素混合型制剂。单纯孕激素类避孕针容易并发月经紊乱，因不含雌激素，适用于哺乳期妇女避孕。

用法及注意事项：首次应于月经来潮第 5 天和第 12 天各深部肌内注射 1 支，第 2 个月起于每次月经周期第 10 ~ 12 天注射 1 支，一般于注射后 12 ~ 16 天来月经，每月注射 1 次，避孕 1 个月，避孕有效率达 98% 以上。如果注射后未来月经，可相隔 28 天后注射 1 次。应用长效避孕针前 3 个月内，可能出现周期不规则或经量过多，可以应用止血药或雌激素或短效口服避孕药调整。月经频发或经量过多者不宜选用长效避孕针。

3. 探亲避孕药　探亲避孕药除 C53 号抗孕药（含双炔失碳酯）外，均为孕激素类制剂或雌、孕激素复合剂。适用于短期探亲夫妇，探亲避孕药不受月经周期和时间的限制，在任何一日开始服用均能发挥避孕作用。

用法及注意事项：①炔诺酮探亲片。若探亲时间在 14 天以内，于性交当晚及以后每晚口服 1 片，若已服 14 天而探亲期未满，可改用口服避孕药 1 号或 2 号至探亲结束。停药后一般 7 天内来月经。②甲地孕酮探亲避孕片 1 号。性交前 8 小时服 1 片，当晚再服 1 片，以后每晚服 1 片，直至探亲结束次晨加服 1 片。③炔诺孕酮探亲避孕片。性交前 1 ~ 2 天开始服用，用法同炔诺酮。④53 号抗孕片。又称事后探亲片。第一次性交后立即服 1 片，次晨加服 1 片。以后每天服 1 片，每月服药总量不少于 12 片，如探亲结束时未服完 12 片，需继续每天服 1 片，直至服完为止；如探亲未结束已服完 12 片，应改服短效避孕药。

4. 缓释避孕药　又称缓释避孕系统，是将避孕药（主要是孕激素）与具备缓释性能的高分子化合物制成多种剂型，在体内持续恒定进行微量释放，起长效避孕作用。临床常用的缓释避孕药有皮下埋植剂、阴道药环、避孕贴片及含药的宫内节育器（详见“宫内节育器”）。

(1) 皮下埋植剂　是一种缓释系统的避孕剂，有效率达 99% 以上。皮下埋植剂不含雌激素，不影响乳汁质量，可用于哺乳期妇女。因能随时取出，使用方便，取出后恢复生育功能迅速（图 11 - 1）。

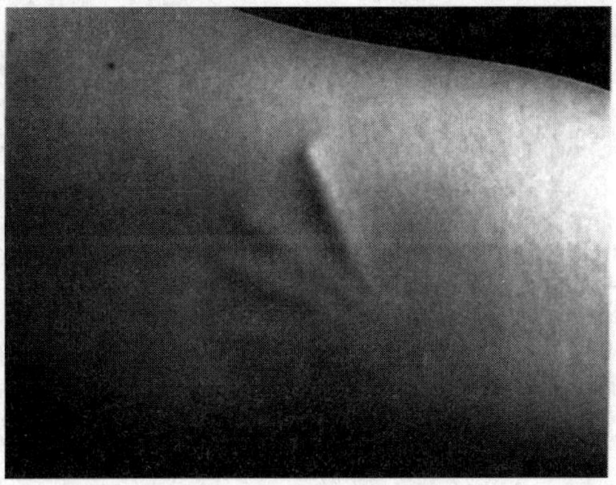

图 11－1　皮下埋植

知识链接

皮下埋植避孕

我国最早的皮下埋植剂于 1987 年由国外引入。国产皮下埋植剂称左炔诺孕酮硅胶棒Ⅰ型和Ⅱ型，Ⅰ型与国外 NoplantⅠ型相同。Ⅱ型两根硅胶棒每根含左炔诺孕酮 75mg，总量 150mg，使用年限 3～5 年。近年来随着皮下埋植的发展，单根埋植剂—依托孕烯植入剂已经在国内上市，内含依托孕烯 68mg，埋植一次放置 3 年。放置方法简单，副反应小，有效率达 99% 以上。

用法：在月经周期开始的 7 天内均可放置，用 10 号套管针将硅胶棒埋入左上臂内侧皮下，呈扇形。放置后 24 小时即可发挥避孕作用。平均年妊娠率为 0.3/100 使用者。副反应主要有不规则阴道少量流血或点滴出血，少数闭经，随放置的时间延长，一般3～6 个月后能够逐渐减轻或消失，一般不需处理，流血时间长而不能耐受者，可给予雌激素治疗，也可采用中药止血。少数妇女可出现一些由于孕激素作用而产生的副反应，如功能性卵巢囊肿、情绪变化、头痛等。

（2）缓释阴道避孕环　以硅胶为载体含孕激素的阴道环。我国研制的硅胶阴道环内含甲地孕酮，称为甲地孕酮硅胶环。通过载体携带甾体激素避孕药，制成环状放入阴道，阴道黏膜上皮直接吸收药物，产生避孕作用。避孕效果好，妊娠率为 0.6/100 使用者。其副反应与其他单孕激素制剂基本相同。

用法：月经干净后将甲地孕酮硅胶环放入阴道后穹隆或套在宫颈上，有效期为 1 年，缓释阴道避孕环具有取、放方便的优点。

（3）避孕贴片　是一种外用的缓释系统避孕药。贴剂中含有人工合成的雌激素及孕激素储药区，粘贴在皮肤上，可按一定的药物浓度和比例每日释放一定剂量避孕药，通过皮肤吸收达到避孕目的。

用法：月经周期第 1 天使用，每周 1 片，使其黏附于皮肤，连用 3 周，停药 1 周，每月共用 3 片。

5. 外用避孕药　外用避孕药中多含有杀精子剂，杀精子剂中的表面活性物质（如壬苯醇醚、烷苯聚醇醚等）破坏精子细胞膜，使精子失去活动力，而其中的惰性物质（如胶冻、发泡剂、成膜剂等）可使杀精剂扩散并覆盖宫颈口，起到防止精子进入宫腔和杀死精子的作用。目前国内已有多种避孕效果良好的外用杀精剂。生育年龄女性除对本品过敏、阴道炎不能耐受药物刺激、子宫脱垂、阴道壁松弛、宫颈严重裂伤等不宜使用外均可使用。

（1）外用避孕片　于性交前3~5分钟放1片于阴道深部，等药片溶化后性交。有效时间为1小时，如超过1小时需再放1片。适宜阴道分泌物较多的妇女使用。

（2）避孕药膜　方法同外用避孕片，男女双方都可使用。注意药膜不能和油脂类物质（如避孕栓等）同时使用。

（3）避孕胶冻　将外用避孕胶冻涂在避孕套的外面或阴道隔膜的宫颈接触面和边缘，宜与外用避孕工具配合使用。

（4）避孕栓　性交前7~10分钟放1枚于阴道深部。属油脂性基质，适宜围绝经期妇女及阴道分泌物较少的妇女。

6. 其他避孕方法

（1）紧急避孕（emergency contraception）　是指在无保护性生活或避孕失败后的3天内，妇女为防止非意愿妊娠而采取的避孕方法。包括放置宫内节育器和口服紧急避孕药。临床上现常通过药物的方法以达避孕的目的。其避孕机制是阻止或延迟排卵、干扰受精或阻止受精卵着床。紧急避孕虽可减少不必要的人工流产率，但其用量明显高于常规的避孕药物，对月经的影响和副作用较为明显，一个月经周期只能用一次，不能将本类药物作为常规避孕药物向妇女推荐。

1）紧急避孕药种类及用法　①雌、孕激素复方制剂：我国现有复方左炔诺孕酮片，在无保护性生活后72小时内即服4片，12小时后再服4片。②单孕激素制剂：左炔诺孕酮片含左炔诺孕酮0.75mg，无保护性生活72小时内服用，12小时重复1片。③抗孕激素制剂：米非司酮片。在无保护性生活120小时之内服用1片米非司酮10mg或25mg，有效率达85%以上。

2）宫内节育器放置　带铜宫内节育器可用于避孕。无保护性生活后5天（120小时）内放入，有效率达95%以上，特别适用于希望长期避孕而且符合放置节育器及对激素应用有禁忌证者。

（2）自然避孕法　也称安全期避孕。是指通过避开易怀孕期性交，不用其他药具而达到避孕目的的方法。精子在女性生殖道内一般可存活2~3天，成熟卵子自卵巢排出后能存活1~2天，而受精能力最强的时间是排卵后24小时内，因此排卵前后4~5天内为易孕期，其余时间可视为安全期。

使用安全期避孕必须准确确定排卵的日期，一般用基础体温测定、宫颈黏液评估的方法测定排卵期。月经周期规律者可通过月经周期推算排卵期。由于影响排卵的因素较多，如情绪、健康状况、性生活及外界环境因素等，可能不易掌握准确的排卵时间，因此，安全期避孕不是绝对可靠、安全的。

（四）副反应及其处理

> **考点提示**
>
> 避孕药物副反应。

1. 类早孕反应　避孕药中所含雌激素可刺激胃黏膜，引起食欲缺乏甚至恶心、呕吐、头晕、乏力等类似妊娠早期的反应。多发生在服药初期，较轻的一般不需处理，坚持服药数个周期后常自行缓解，症状较严重者给予对症处理，按医嘱口服维生素 B_6 20mg、维生素 C 100mg 或甲氧氯普胺 10mg，每天 3 次。对症处理无效需考虑更换制剂或停药改用其他措施。

2. 不规则阴道流血　服药期间阴道流血又称突破性出血。多因药量不足或漏服所致，少数也可见于未漏服者。轻者点滴出血，不用特殊处理，随着服药时间延长而逐渐减少直至停止。若流血量较多，可每晚加服炔雌醇 1 片（0.005mg）与避孕药同时服用至 22 天停药。流血似月经量或流血时间已经近月经期，则停止服药，作为一次月经来潮，在流血第 5 天开始服用下一周期药物，或更换避孕药。

3. 对月经的影响　服短效避孕药后可使经期缩短、经量减少，原有痛经症状减轻。服长效避孕药可使经期延长、经量增多，可考虑月经前 4～5 天服短效避孕药 1～2 片，或用一般的止血剂。避孕药还可使下丘脑－垂体轴抑制过度而出现闭经。如停止使用避孕药 1 周后仍无月经来潮者即为闭经，经查排除妊娠者，于停药后第 7 天开始服下一周期药物，若连续 2～3 个周期仍无月经来潮应停药，以免过度抑制月经分泌轴功能，若停药半年后仍未来月经则按医嘱肌内注射黄体酮 3～5 天，并于月经来潮后第 5 日用枸橼酸氯米芬 50～100 mg/d，连用 5 日以促进排卵。

4. 色素沉着　极少数妇女颜面皮肤出现淡褐色色素沉着，一般不需处理，停药后多可逐渐恢复。

5. 体重增加　早期避孕药中其雄激素活性强，能促进体内合成代谢，加之雌激素使钠水潴留，使体重增加。近年来口服避孕药不断发展，雄激素活性降低，孕激素活性增加，用药量小，副反应也明显降低，而且能改善皮肤痤疮；新一代口服避孕药屈螺酮炔雌醇片有抗盐皮质激素作用，可减少水、钠潴留。

6. 其他　个别可出现服药后头痛、皮疹、复视、乳房腹痛等，可对症处理，必要时需停药做进一步检查。

（五）长期应用甾体激素避孕药对人体的影响

1. 对机体代谢的影响　甾体激素对蛋白质代谢影响较少；个别使用者出现糖耐量异常，但无糖尿病征象，停药后可恢复正常；对脂代谢的影响，目前认为雌激素可降低低密度脂蛋白，使高密度脂蛋白和甘油三酯升高。孕激素可对抗甘油三酯升高，使高密度脂蛋白降低。低密度脂蛋白增高、高密度脂蛋白降低，对心血管不利，因此有长期吸烟史、年龄较大和心血管疾病（如高血压病）等的妇女不宜长期使用甾体激素类避孕药。

2. 对心血管系统的影响　长期使用可增加卒中、心肌梗死的发病概率。目前使用低剂量甾体激素避孕药对疾病的风险明显降低，尤其对低龄（年龄 <35 岁）、无吸烟史、无高血压病史的妇女是安全、有效的。

3. 对凝血功能的影响　雌激素可增加凝血因子含量，大剂量使用雌激素可发生血栓性疾病。目前国内使用的甾体激素类避孕药中雌激素的含量较低（低于 50μg），普遍认为不增加血栓性疾病的概率。

4. 对肿瘤的影响　口服避孕药中的孕激素对子宫内膜有保护作用，可减少子宫内膜癌的发生，长期服用复方口服避孕药可降低卵巢癌的发生。

5. 对子代的影响　一般认为，复方短效口服避孕药停药后妊娠，不增加胎儿畸形的发生率，长效避孕药停药后 6 个月妊娠安全。

【护理评估】

（一）健康史

询问该妇女年龄、婚育史、现病史及既往史，以决定是否适合药物避孕。

（二）身心状况

进行一般情况、精神状态、生殖器官及乳房评估，重点评估有无选择药物避孕的禁忌证。评估该妇女及配偶对药物避孕的认知程度。必要时行血常规及肝肾功能检查。

【护理问题】

1. 知识缺乏 缺乏药物避孕相关知识。

2. 焦虑 与药物副反应、服药后不适，避孕失败有关。

3. 舒适改变 与突破性出血、体重增加有关。

【护理目标】

（1）护理对象能正确叙述药物的使用方法及注意事项。

（2）护理对象能简述药物的不良反应及对策。

（3）护理对象能按医嘱服药，药物的副反应少。

【护理措施】

1. 知情选择 认真做好解释工作，消除其思想顾虑，使育龄妇女在指导和帮助下能自主选择适宜的避孕药，乐于接受和配合。

2. 掌握好适应证和禁忌证 对有禁忌证者耐心说明情况，帮助其选择最为适宜的避孕方法。

3. 做好用药指导 服用避孕药应避免同时服用某些药物，如巴比妥类、抗癫痫类、利福平、苯妥英钠和四环素类抗生素等；避孕药应存放于阴凉干燥处，药物受潮后不宜使用。

> **考点提示**
>
> 使用长效药物避孕停药后改用短效避孕药3个月，要求生育者停药6个月再孕。

4. 确保药物有效剂量 注射长效避孕针时必须将药液吸尽、注完，并做深部肌内注射，减轻局部不良反应。

5. 做好随访 了解用药后情况，及时发现问题并指导解决。

6. 健康教育

（1）长效避孕药一般可连续使用2～3年，短效避孕药可连续使用5～6年，停用长效药时应服用短效避孕药2～3个周期过渡。

（2）有生育要求者，宜停药6个月后再妊娠。

（3）出现严重不良反应，应及时就诊，长期使用药物避孕者应定期进行肝、肾功能检查。

二、工具避孕

利用器具阻止精子与卵子结合或改变宫腔内环境，从而达到避孕目的，称为工具避孕。常用的避孕器具有阴茎套、女用避孕套及宫内节育器。

（一）阴茎套

阴茎套（condom）为男用避孕工具，也称避孕套（图11－2）。性生活前将其套在阴茎上，使精液排在阴茎套内而不能进入宫腔，既可达到避孕目的，又可防止性病传播。

阴茎套是筒状优质薄膜乳胶制品，筒径分别为29、31、33、35mm 4种，其顶端呈小囊状，称储精囊。使用前应选好合适型号，吹气检验证实其无漏孔，拔出小囊内气体后可立即使用。射精后阴茎尚未软缩时即捏住套口与阴茎一起取出。应坚持每次性生活使用并及时更换，如发现阴茎套有破孔，或使用过程中发生滑脱，应立即采取紧急避孕措施。

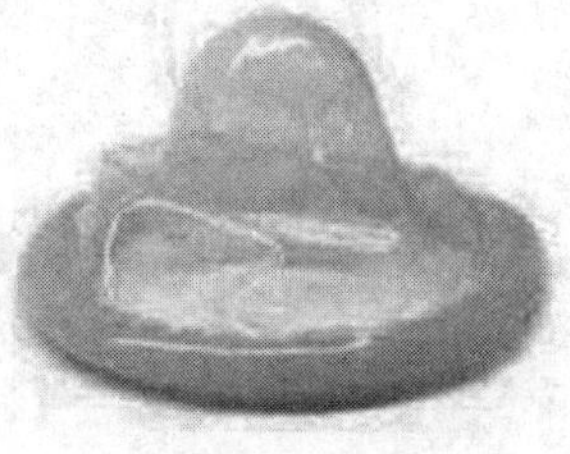

图11－2　阴茎套

（二）女用避孕套

女用避孕套（female condom）是一种由聚氨酯（或乳胶）制成的宽松、柔软袋状物，长15～17cm。开口处连接直径为7cm的柔韧“外环”，套内有一直径6.5cm的游离“内环”，女用避孕套既有避孕作用，又有防止性传播疾病作用。Ⅱ度子宫脱垂及对女用避孕套过敏者不宜应用。

（三）宫内节育器

宫内节育器（intrauterine device，IUD）是一种安全、有效、简便、经济的避孕方法（图11－3）。

1. 种类

（1）惰性宫内节育器（第一代IUD）　由惰性材料如金属、硅胶、塑料等制成，由于金属单环脱落率及带器妊娠率高，故目前较少使用。

（2）活性宫内节育器（第二代IUD）　含有活性物质如铜离子（Cu^{2+}）、激素及药物等，副作用小，避孕效果好，分为含铜IUD和含药IUD两大类。

1）带铜节育器　在宫内持续释放具有生物活性、有较强抗生育能力的铜离子。从形态上分为T形、V形、宫形等多种形态，不同形态的IUD根据含铜表面积不同又分为不同类型，如：TCu－220（T形，含铜表面积220mm^2）、TCu－380A、VCu－200等。其避孕效果与含铜表面积呈正比。避孕有效率均在90%以上。

①带铜T形宫内节育器（TCu－IUD）　T形聚乙烯支架，纵臂或横臂上绕有铜丝或铜套。按带铜面积不同有TCu－200、TCu－220C、TCu－380A等，铜丝易断故一般放置5～7年，含铜套IUD放置时间可达10～15年。优点：适应宫腔形态、不易脱落、放取简单。缺点：子宫出血发生率高。

②带铜V形宫内节育器（VTCu－IUD）　由不锈钢作V形支架，斜臂及横臂上绕有铜丝，按横臂可分为24、26、28三种规格，有尾丝。优点：带器妊娠率低，脱落率低。缺点：术后点滴或不规则阴道出血稍多。年限为5～8年。

③多负荷含铜节育器（MLCu－375）　又称母体乐。以聚乙烯为支架，呈伞状，两弧形臂上各有5个小齿，具有可塑性纵臂绕有铜丝，铜面积375mm^2，按大小及纵臂长短分为大、中、小号。特点：放置、取出方法简便，易于随访，临床效果较好，年限为5～8年。

④宫铜IUD　形态更接近宫腔形状，不锈钢丝呈螺旋状内置铜丝，铜表面积300 mm^2，无尾丝，可放置20年左右。特点：临床脱落率极低，副作用发生率低，使用效果好。

⑤含铜无支架IUD　又称吉妮IUD，系6个铜套串在一个尼龙线上，顶端有小结固定于子宫底部肌层内，使IUD悬挂在宫腔，减少对内膜的压迫及损伤，从而减少出血，放置时间为10年。

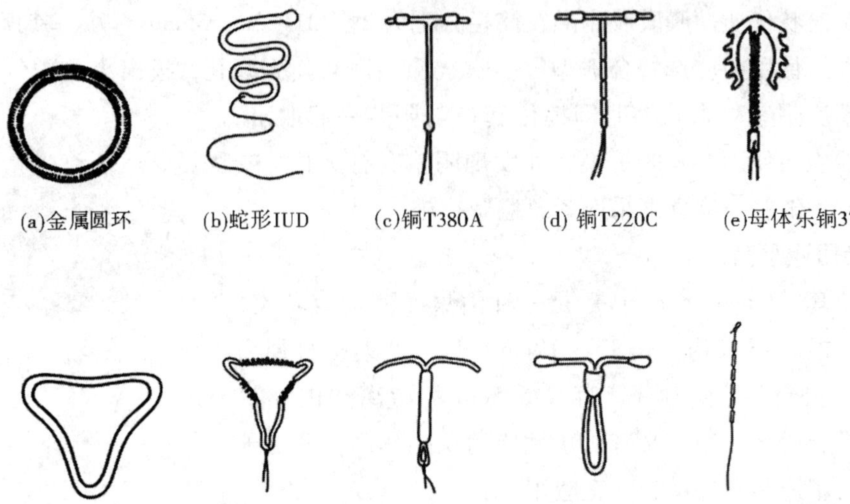

图 11-3　宫内节育器常见类型

2）含药宫内节育器　将药物储存在节育器内，通过每日微量释放这些药物来提高避孕效果，降低副反应。目前我国临床主要应用含孕激素 IUD 和含吲哚美辛 IUD。

①左炔诺孕酮 IUD（LNG-IUD）　又称曼月乐。以聚乙烯作为 T 形支架，将人工合成孕激素左炔诺孕酮储存在纵管内，纵管外包有含聚二甲基硅氧烷的膜来控制药物释放，每日释放左炔诺孕酮 20μg。孕激素有使子宫内膜变化不利于受精卵着床、宫颈黏液变黏稠而不利于精子穿透等作用，避孕有效率达 99% 以上。主要副反应为点滴出血及闭经。有尾丝，可放置 5 年。

②含吲哚美辛 IUD　常用的有宫铜 IUD、活性 γ-IUD、吉妮致美 IUD。通过每日释放吲哚美辛，减少放置 IUD 后引起的月经过多等副反应。

2. 避孕机制　尚未完全阐明，多数学者认为系多机制所致。

（1）子宫内膜变化　宫内节育器引起宫内发生无菌性炎性反应，内膜水肿，白细胞、巨噬细胞浸润，内膜内核苷酸酶、酸性磷酸酶与碱性磷酸酶等活性增加，从而影响精子获能、孕卵着床及发育。

（2）对精子和胚胎的毒性作用　①IUD 由于压迫局部产生炎症反应，分泌的炎性细胞对胚胎有毒性作用。同时产生大量巨噬细胞吞噬精子，其覆盖在子宫内膜影响受精卵着床及胚胎发育；②铜离子具有使精子头尾分离的毒性作用，使精子不能获能。

（3）前列腺素作用　节育器损伤子宫内膜，前列腺素分泌增加，使输卵管蠕动增加，受精卵提前进入宫腔，其发育与内膜发育不同步，从而影响受精卵着床。

（4）免疫作用　放置宫内节育器后，血中免疫球蛋白增高，可能是节育器对抗机体对孕卵着床的耐受性，使囊胚不能着床而崩解，起到抗着床的避孕效果。

（5）活性物质作用　节育器中铜离子、孕激素等活性物质的释放，增加子宫内膜无菌性炎性环境；干扰子宫内膜的正常周期性变化，改变宫颈黏液性状，影响精子获能和受精卵着床。

3. 宫内节育器放置术适应证及禁忌证

（1）适应证　凡已婚妇女自愿采用节育器避孕而无禁忌证者。

（2）禁忌证　①严重全身性疾病。②急性生殖器官炎症。③宫颈内口过松、严重狭窄、重度宫颈裂伤及重度子宫脱垂。④确诊妊娠或可疑妊娠者。⑤月经过多、过频或不规则流血。⑥生殖器官肿瘤。⑦生殖器官畸形。⑧宫腔深度 <5.5cm 或大于 9.0cm（除外足月分娩后、大月份引产后或放置含铜无支架 IUD）。⑨人工流产出血多，怀疑有妊娠组织物残留或伴有感染者；中期妊娠引产、分娩或剖宫产胎盘娩出后子宫收缩不良，有出血或潜在感染可能。⑩有铜过敏史。

4. 放置时间　①月经干净后 3 ~ 7 天，无性交史；②人工流产后立即恢复放置；③产后 42 天恶露已净，会阴伤口愈合，子宫恢复正常；④自然流产于经后放置，药物流产于 2 次正常月经后放置；⑤哺乳期放置应先排除早孕；⑥含孕激素 IUD 在月经第 4 ~ 7 天放置；⑦性交后 5 天内放置为紧急避孕方法之一。

考点提示

宫内节育器放置时间。

5. 放置步骤

（1）排空膀胱，取膀胱截石位。

（2）消毒外阴及阴道。

（3）术者穿清洁工作衣，戴帽子、口罩、无菌手套。

（4）外阴部铺无菌孔巾。行双合诊检查，查明子宫大小、形态和位置。

（5）用阴道窥器扩开阴道暴露宫颈，并固定阴道窥器，阴道内有积液者应擦拭干净。

（6）消毒宫颈及颈管，用 2.5% 碘酊及 75% 乙醇消毒，也可选用其他消毒液。

（7）子宫颈钳夹持宫颈前唇/后唇，轻轻向外牵拉以固定子宫。用子宫探针沿子宫方向探测宫腔形态、大小，测量其深度。

（8）根据宫颈口的松紧情况和宫内节育器的种类和大小，决定是否扩张宫颈口。

（9）将选定的宫内节育器装在放置器上，轻送至宫底。带有尾丝者，距离宫颈外口 1.5 ~ 2cm 处剪断尾丝。

（10）观察有无出血，取出宫颈钳和阴道窥器，填写手术记录。

6. 常见不良反应

（1）月经改变　多表现为月经血量增多，经期延长，或不规则出血，症状轻者不需治疗，2 ~ 3 个月多能自行好转；症状重者可对症处理，无效者可考虑取出宫内节育器。

（2）腰酸腹胀　主要与节育器和宫腔大小及形态不适应有关，轻者无须处理，重者可考虑更换合适的节育器。

（3）白带增多　多因节育器刺激子宫内膜或其产生的机械损伤所致，带尾丝者明显，可考虑行坐浴或中医治疗。

7. 并发症及其防治

（1）感染　放置节育器时未严格执行无菌操作、节育器尾丝过长及生殖道本身存在感染灶，均可导致上行感染，引起宫腔炎症。抗感染治疗，无效者取出宫内节育器。

扫码“看一看”

（2）节育器异位　因手术操作不当造成子宫穿孔，将节育器放到宫腔外；节育器过大、过硬或子宫壁薄而软，子宫收缩造成节育器逐渐移位至宫腔外。确诊后应经腹或腹腔镜下将节育器取出。

（3）节育器嵌顿或断裂　常见的原因有放置节育器时损伤了子宫壁、放置时间过长及绝经后取出节育器过晚，致器体嵌入子宫肌壁或发生断裂，一经确诊，需尽早取出。若取出困难，应在B超、X线直视下或在宫腔镜下取出。

（4）节育器下移或脱落　节育器放置不到位，未达宫底部；节育器过小或形态不符，弹性及支撑力不够；月经过多；宫颈内口过松或子宫过度敏感，常见于放置节育器一年之内。临床上常因避孕失败而发现，术后随访检查有利于发现此情况。

（5）带器妊娠　多见于宫内节育器下移、脱落或异位。一经确诊，行人工流产的同时取出节育器。

8. 宫内节育器取出术

（1）适应证　①计划再生育者；②改用其他避孕措施或绝育者；③放置期限已满需要更换者；④因不良反应治疗无效或出现并发症者；⑤停经1年以上者；⑥带器妊娠者。

（2）禁忌证　①有生殖道炎症时先给予抗感染治疗，治愈后再取出；②全身情况不良或在疾病的急性期，应待病情好转后再取出。

（3）取出时间　①月经干净后3～7天；②带器妊娠可于人工流产手术同时取出节育器；③子宫不规则流血者，随时可取。取器同时需行诊断性刮宫，刮出组织送病理检查，排除子宫内膜病变。

（4）取器方法　①排尿后取膀胱截石位，消毒外阴及阴道，铺无菌孔巾；②戴无菌手套做双合诊检查，查清子宫大小、位置及双附件情况；③放置窥阴器，常规消毒子宫颈，宫颈钳钳夹子宫颈并向外牵引；④用子宫探针探查宫腔深度及方向，探查节育器位置；⑤如为金属节育器，取环钩伸入宫腔，钩住环的下缘轻轻拉出。如为带尾丝节育器，用宫颈钳或长止血钳夹住尾丝向外牵拉，轻轻取出；⑥取环有困难者，可在B超直视下进行操作，必要时在宫腔镜下取出。节育环嵌顿者，可将环拉直剪断，由一端抽出。

（5）术后注意事项　术后休息1～2天，2周内禁止性生活及盆浴。

【护理评估】

（一）健康史

询问年龄、生育史、月经史、末次月经干净的时间，是否自愿放置宫内节育器，有无急性全身性及生殖器官疾病史，有无严重心、肝、肾脏疾病及血液病病史。

（二）身心状况

全身重要器官和妇科检查以评估有无禁忌证，评估妇女本人及配偶对所选择避孕工具的认知程度。进行血常规、阴道分泌物常规检查，必要时行盆腔B超检查。评估受术者是否有焦虑、恐惧的心理。

【护理问题】

1. 知识缺乏　缺乏工具避孕的有关知识。

2. 焦虑　与工具避孕副反应、并发症及担心避孕失败有关。

【护理目标】

（1）护理对象能说出工具避孕的有关知识。

（2）护理对象的不适降到最低，焦虑程度消失或减轻。

【护理措施】

1. 宫内节育器放置术和取出术的护理措施

（1）术前护理　做好心理护理，解除受术者的恐惧心理，协助医生了解有无禁忌证。

（2）术中配合　提醒受术者排空膀胱，摆好膀胱截石位，完成外阴、阴道消毒等术前准备工作；术中注意观察受术者的一般情况，发现异常情况及时报告医生，配合医生完成处理。

（3）术中护理　术后可能有少量阴道出血及下腹不适，2～3月后症状可消失。如有异常随就诊。

2. 健康教育

（1）放置宫内节育器者，术后休息3天，1周内避免重体力劳动，2周内禁止性生活和盆浴，保持外阴清洁。术后出现严重腹痛、发热、出血等应及时就诊。放置节育器后1个月、3个月、半年、1年各复查1次，以后每年检查1次。复查一般安排在月经干净后。

（2）保持外阴清洁，嘱患者如术后有严重不适随时就诊。

（3）做好工具避孕相关知识的宣传，指导夫妇选择适宜的避孕器具及其正确的使用办法。

第二节　女性绝育方法及护理

扫码“学一学”

绝育是用手术或药物等方法，达到永久不孕的目的。女性绝育是指经腹、经阴道或经腹腔镜，阻断输卵管，致使卵子和精子不能相遇而达到绝育的目的。通过切断、结扎、钳夹或粘堵等方法使输卵管不通。目前，国内常用的有经腹输卵管结扎术和经腹腔镜输卵管绝育术。

一、经腹输卵管结扎术

经腹输卵管结扎术是国内最常用的绝育方法，手术具有切口小，组织损伤小且安全、简单、有效、可逆性好等优点。结扎输卵管的方法有近端抽心包埋法、输卵管折叠结扎切除法、输卵管银夹法等。目前国内应用广泛的是近端抽心包埋法，其具有血管损伤少、并发症少、成功率高等优点。

（一）适应证

（1）自愿接受绝育手术而无禁忌证者。

（2）患严重全身疾病不宜生育者，如严重心脏病、肾病、遗传性疾病。

考点提示

结扎输卵管常用近端抽心包埋法，并发症少，成功率高。哺乳期或闭经妇女应排除早孕后，再行绝育手术。

（二）禁忌证

（1）各种疾病的急性期，腹部皮肤有感染灶或急、慢性盆腔感染。

（2）一般状况较差，不能耐受手术者，如心力衰竭、产后失血性休克、肝肾功能不全等。

（3）术前24小时内两次体温测试≥37.5℃者，应暂缓手术。

（4）患严重神经官能症者。

（三）手术时间

非孕妇女一般选择在月经干净后3～4天；人工流产、中期引产或正常分娩后宜在48

小时内施行；哺乳期或闭经妇女应排除早孕后再行绝育术。

（四）手术步骤

（1）排空膀胱，取仰卧位，留置导尿管。

（2）手术野按常规消毒铺巾。

（3）切口下腹正中耻骨联合上两横指（3～4cm）做2cm长纵切口，产后在宫底下2～3cm做纵切口。

（4）寻找提起输卵管，检查卵巢有无异常。

（5）结扎输卵管。

（6）清点敷料及纱布，分层关闭腹腔。

（五）术后并发症及防治

严格遵守手术操作规程，输卵管结扎术一般情况下多无并发症，一旦出现，若能及时发现并正确处理，预后多良好。

1. 出血或血肿 多因手术过程中，过度牵拉、钳夹而损伤输卵管或输卵管系膜，或因手术中创面血管结扎不紧或有残腔而引起。处理：找到出血部位进行止血，余按常规处理。

2. 感染 包括局部感染和全身感染，以腹部伤口感染为多见。感染原因为体内原有感染尚未控制，消毒不严或手术损伤无菌观念不强。处理：术前要严格掌握手术适应证和禁忌证，术中严格执行无菌操作规程。感染早期可先行局部处理，形成脓肿时应及时拆线，每日换药，全身感染用抗生素治疗。

3. 脏器损伤 见于膀胱或肠管损伤。多因解剖关系辨认不清或操作不熟练动作粗暴导致脏器损伤，或因腹膜粘连、术中肠胀气等导致手术困难所致。处理：一旦发生应立即修补，并注意术后观察。

4. 输卵管再通 绝育后再孕的情况偶有发生，见于1%～2%的输卵管再通率。多因绝育方法本身缺陷或技术操作失误所致，要警惕输卵管妊娠的可能。操作时手术者思想高度集中，严防误扎、漏扎输卵管。

二、经腹腔镜输卵管绝育术

经腹腔镜输卵管绝育术包括热损坏输卵管绝育术、内套圈结扎输卵管术、输卵管夹绝育术和输卵管硅胶绝育术。经腹腔镜输卵管绝育术方法简单、安全、创伤小、术后恢复快。

（一）适应证

同经腹输卵管结扎术。

（二）禁忌证

腹腔粘连、心肺功能不全和膈疝者禁用，其余同经腹输卵管结扎术。

（三）操作方法

患者取头低臀高仰卧位，采用局部浸润麻醉、硬膜外麻醉或全身麻醉。常规消毒腹部皮肤，于脐孔下缘行1cm小切口，先用气腹针插入腹腔，充CO_2 2～3L，然后插入套管针放置腹腔镜。在腹腔镜直视下将弹簧夹或硅胶环置于输卵管峡部，以阻断输卵管通道。也可采用双极电凝法烧灼输卵管峡部1～2cm。双极电凝比单极电凝造成的组织损伤范围明显小，经统计各种方法绝育术的失败率，以电凝术再通率最低为1.9‰，硅胶环为3.3‰，弹簧夹较高达到27.1‰。机械性绝育术与电凝术相比，毁损组织少，可能为以后输卵管复通提供更高的成功率。

【护理评估】

（一）健康史

询问受术者的年龄、月经史、婚育史，了解过去和现在有无手术禁忌证，注意了解有无药物过敏史、其他腹腔手术史等。

（二）身心状况

评估生命体征和全身一般情况，了解心、肺、肝和肾等重要器官有无异常。妇科检查注意有无内、外生殖器官及盆腔急、慢性炎症及肿瘤等。进行血、尿常规、出凝血时间、血小板计数、肝肾功能等检查。评估受术者及其配偶对绝育术的认知程度；了解受术者对手术的心理反应，是否担心手术对今后个人生活质量、夫妻生活及家庭生活有负面的影响。

【护理问题】

1. 感染　与手术操作、出血有关。

2. 围术期受伤　与脏器解剖位置及手术者操作水平有关。

3. 恐惧　与缺乏手术相关知识有关。

【护理目标】

（1）护理对象无感染发生。

（2）护理对象术中没有受到意外损伤。

（3）护理对象能简单叙述手术过程及术后注意事项等，恐惧感消失或减轻。

【护理措施】

1. 术前护理

（1）知情选择　详细介绍手术适应证、禁忌证、手术方法及可能发生的并发症、术后康复情况及注意事项等，以便取得受术者及其家属的知情同意。

（2）做好术前准备　协助医生了解有无手术禁忌证，完成各项术前准备工作，如器械、敷料、腹部手术备皮、药物过敏实验等。

（3）做好心理护理　主动与受术者交流，使其消除对手术的恐惧心理，了解手术过程及术后情况，能轻松愉快接受手术，并主动配合。

2. 术中配合　协助受术者摆好手术要求的体位；术中注意观察受术者的生命体征，及时发现异常及时报告，配合医生完成各项处理措施。

3. 术后护理

（1）密切观察各项生命体征是否平稳，有无体温、脉搏变化，有无腹痛及内出血征象等。

（2）观察切口情况，保持敷料干燥清洁，以利于伤口愈合。

（3）鼓励受术者及早下床活动，以免腹腔粘连，术后3~5天拆线。

（4）出院后加强休息和营养，术后休息3~4周，禁止性生活1个月。

扫码"学一学"

第三节　避孕失败的补救措施及护理

采用工具避孕、药物避孕或绝育术均有一定的失败率。避孕失败且不愿生育或患有遗传性疾病、其他严重疾病不宜继续妊娠、检查发现胚胎或胎儿发育异常者，均需要终止妊娠。采取适宜措施做好避孕失败的补救并做好相应护理。

> **考点提示**
> 人工流产是避孕失败的补救措施，避免和减少意外妊娠是计划生育工作的主要目的。

一、早期妊娠终止方法

人工流产（artificial abortion）是指因意外妊娠、疾病等原因而采用人工方法终止妊娠，是终止早期妊娠的常用办法，包括药物流产和手术流产。

（一）药物流产

药物流产（medical abortion or medical termination）　也称药物抗早孕。是用药物而非手术终止早孕的一种方法。具有方法简便、无创伤、高效、副反应少或轻的特点。目前临床应用的药物为米非司酮和米索前列醇。米非司酮是类固醇类的抗孕激素制剂。米索前列醇是前列腺素衍化物，具有兴奋子宫肌、扩张和软化宫颈的作用。两者配伍应用终止早孕完全流产率达90%以上。

1. 适应证

> **考点提示**
> 药物流产适应证。

（1）年龄 <40 岁，妊娠49天之内，本人自愿的健康妇女。

（2）血或尿hCG阳性，超声确诊为宫内妊娠。

（3）手术流产有高危因素者，如哺乳期、瘢痕子宫、宫颈发育不良或严重骨盆畸形。

（4）多次人工流产史，对手术流产有恐惧和顾虑心理者。

2. 禁忌证

（1）有使用米非司酮的禁忌证，如肾上腺及其他内分泌疾病、妊娠期皮肤瘙痒史、血液病、血管栓塞等病史。

（2）有使用前列腺素药物禁忌证，如心血管疾病、青光眼、哮喘、癫痫、结肠炎等。

（3）宫外孕、带器妊娠者。

（4）其他，如过敏体质，妊娠剧吐，长期服用下列药物者：抗结核、抗癫痫、抗抑郁、抗前列腺素药等。

3. 用药方法　有米非司酮分服法和顿服法，每次服药前后至少空腹1小时。

（1）米非司酮分服法　150mg米非司酮分次口服，服药第1天晨服50mg，8～12小时再服25mg；用药第2天早晚各服米非司酮25mg；第3天上午7点再服25mg，1小时后服米索前列醇0.6mg。

> **考点提示**
> 药物流产常将米非司酮和米索前列醇配伍使用。

（2）米非司酮顿服法　是于用药第1天顿服200mg米非司酮，于服药的第3天早上口服米索前列醇。

4. 不良反应　部分服药者有轻度的恶心、呕吐、眩晕、乏力、腹痛、腹泻等胃肠道症状，个别服药者可出现皮疹、潮红等现象，一般不需处理。但出血时间长、出血量较多是药物流产的主要副反应，用药物治疗效果较差。极少数人可大量出血而需急诊刮宫终止妊娠；出血时间长，应用抗生素预防感染；值得注意的是行药物流产前应排除异位妊娠，否则异位妊娠者药物流产可导致失血性休克。药物流产必须在有正规抢救条件的医疗机构进行。

【护理评估】

（一）健康史

询问孕妇的年龄、月经史、婚育史；掌握准确的停经时间及本次妊娠的经过。了解有无服用米非司酮、前列腺素类药物的禁忌证等。

（二）身心状况

评估生命体征和全身一般情况。常规行 B 型超声检查，必要时血常规、出凝血时间等检查。评估孕妇及其配偶对药物流产的认知程度，评估孕妇有无害怕、恐惧等心理。

【护理问题】

1. 有感染的危险　与服药后阴道出血时间长有关。

2. 有组织灌注量改变的危险　与服药后阴道出血有关。

3. 恐惧　与缺乏相关知识，害怕流产失败有关。

【护理目标】

（1）护理对象没有感染发生。

（2）护理对象无组织灌注量不足。

（3）护理对象的恐惧感消失或减轻。

【护理措施】

（1）向孕妇讲解药物流产的过程及可能发生的不良反应，做好心理护理，解除其思想顾虑。

（2）嘱其按医嘱定时定量服药，要求服药的最后一日来院以便观察，确保药物流产的安全性。

（3）告知服药者，一般服用米索前列醇 2 ~4 小时即可排出胚胎。出现阴道流血后宜用便盆，留取排出的组织物送医护人员检查，以便及时发现流产不全。

（4）观察孕妇阴道流血情况，认真检查排出的绒毛情况，以判断是否存在不全流产。若出现持续阴道流血、量多或排出的绒毛与妊娠天数不符，应考虑不全流产的可能，必要时行 B 超检查。一旦诊断明确应积极配合医生及时清宫。

（5）药物流产失败后，配合医生及时采用手术方法终止妊娠。

（6）健康教育

1）加强休息和营养，保持外阴清洁卫生，禁止性生活、盆浴 4 周。

2）嘱服药者观察流血情况，出现阴道流血时间长、出血量减少后又增加、阴道分泌物出现异味或腹痛等情况时均应及时就诊。

3）指导妇女选择正确的避孕或绝育方法，防止意外妊娠。

4）再次妊娠应安排在月经复潮 6 个月后。

（二）手术流产

手术流产（surgical abortion）是指采用手术方法终止妊娠，包括负压吸引术（vacuum aspiration）和钳刮术。

1. 负压吸引术 利用负压吸引原理，将妊娠物从宫腔内吸出，称为负压吸引术。适用于妊娠10周以内者（图11－4）。

（1）适应证 妊娠10周内自愿要求终止妊娠而无禁忌证者，因某种严重疾病不宜继续妊娠者。

（2）禁忌证 生殖器官炎症；全身各种疾病的急性期；全身情况不良，不能耐受手术者；术前测体温，两次达到或超过37.5℃者。

（3）术前准备 ①详细询问病史，进行全身检查及妇科检查；②血或尿hCG测定，超声检查确诊；③实验室检查包括阴道分泌物常规、血常规及凝血方面检测；④术前测量体温、脉搏、血压；⑤解除患者思想顾虑；⑥排空膀胱。

考点提示

负压吸引术适用于妊娠10周以内者。

（4）手术步骤

1）消毒 受术者取膀胱截石位。常规消毒外阴和阴道，铺无菌巾。做双合诊复查子宫位置、大小及附件情况。阴道窥器扩张阴道，消毒阴道和宫颈管，用棉签蘸1%普鲁卡因置于颈管内3～5分钟。

2）探测宫腔 用宫颈钳夹持子宫颈前唇（或后唇），用探针探测宫腔方向及深度，并根据宫腔深度决定吸宫所用吸管的型号。

3）扩张宫颈 以执笔式手法持宫颈扩张器按屈向扩张宫颈，顶端超过宫颈管内口，由小号到大号，循序渐进，自4号起逐步扩张至大于所用吸管半号或1号。

4）吸取宫内物 将吸管连接到负压吸引器上，缓慢送入宫底部，遇到阻力略向后退。按孕周及宫腔大小给予负压，一般控制在400～500mmHg，按顺时针方向吸宫腔1～2圈。感到宫壁粗糙，提示组织物吸净。此时将橡皮管折叠，在不带负压的情况下退出吸管。

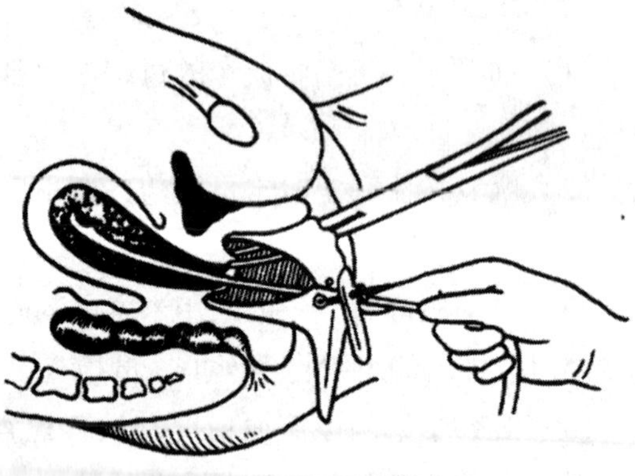

图11－4 负压吸宫术

5）清宫 用小号刮匙轻轻搔刮宫底及两侧宫角。检查宫腔是否吸净。必要时再次用低负压吸宫腔1圈。

6）再次探测宫腔深度，若手术成功，子宫收缩良好，宫腔深度一般应缩短1～2cm。

7）取下宫颈钳，用棉球拭净宫颈外口及阴道内血迹，取出阴道窥器。

8）将吸出物过滤，测量血液量及组织物量，检查有无绒毛。肉眼检查未见绒毛者需送病理检查。

（5）注意事项 ①正确判别子宫大小及方向，动作轻柔，减少损伤。②扩宫颈管时用力均匀，以防宫颈内口撕裂。③严格遵守无菌操作常规。④目前静脉麻醉应用广泛，应由麻醉医师实施和监护，以防麻醉意外。⑤流产后做好避孕宣教，告知流产的利害关系，立即落实避孕措施，避免再次意外妊娠。

2. 常见并发症及防治

（1）人工流产综合反应　手术时疼痛或局部刺激，使受术者在术中或术后出现恶心、呕吐、心动过缓、心律不齐、面色苍白、头昏、胸闷、冷汗，严重者甚至出现血压下降，昏厥、抽搐等迷走神经兴奋症状。这与受术者情绪、身体状况及手术操作有关。发现症状立即停止手术，给予吸氧，一般能自行恢复。防治措施主要有：术前重视精神安慰，术中各种操作要轻柔，扩张宫颈宜缓慢进行，适当降低吸宫压力，减少不必要的反复吸刮。以上措施均能降低人工流产综合反应的发生率。

（2）出血　妊娠月份较大时，因子宫较大，子宫收缩欠佳而出血量多。可在扩张宫颈后注射缩宫素并尽快钳取或吸取胎盘及胎体。若吸管过细、胶管过软或负压不足引起出血，应及时更换吸管和胶管，调整负压。

（3）子宫穿孔　是人工流产术的严重并发症，但发生率低。其发生率与手术者操作技术以及子宫本身情况有关，如哺乳期妊娠子宫、剖宫产后瘢痕子宫再次妊娠、子宫过度倾曲或畸形者、术者未查清子宫位置或技术不熟练，手术器械如探针、吸管、刮匙、子宫颈扩张器及胎盘钳等均可造成子宫穿孔。手术时突然感到无宫底感觉，或手术器械进入深度超过原来所测得深度，提示子宫穿孔，应立即停止手术。处理方法为：穿孔小且无脏器损伤及内出血，手术已完成，可注射子宫收缩剂保守治疗，给予抗生素预防感染，密切观察血压、脉搏等生命体征；若宫内组织未吸净，应由有经验医师避开穿孔部位，也可在B型超声引导下或腹腔镜下完成手术；破口大，有内出血或怀疑脏器损伤，应剖腹探查或腹腔镜检查，根据情况做相应处理。

扫码“看一看”

（4）吸宫不全　手术流产后宫腔内有部分妊娠产物残留，是手术流产常见并发症。与操作者技术不熟练或子宫位置异常有关。术后阴道流血超过10天，血量过多或流血停止后再现多量流血，应考虑吸宫不全，超声检查有助诊断。若无明显感染征象，应尽早行刮宫术，刮出物送病理检查，术后用抗生素预防感染。若同时伴有感染，应控制感染后再行刮宫术。

（5）漏吸或空吸　已确诊为宫内妊娠，但术时未能吸出胚胎或胎盘绒毛称为漏吸。常见于孕周过小、子宫畸形、子宫过度屈曲以及术者技术不熟练等。一旦发现漏吸，应复查子宫位置、大小及形状，并重新探查宫腔再次行负压吸引术。误诊宫内妊娠行人工流产术，称为空吸。术毕刮出物肉眼未见绒毛，要重复妊娠试验及超声检查，宫内未见妊娠囊，诊断为空吸，将吸出组织送病理检查，排除宫外孕可能。

（6）术后感染　多因吸宫不全、术中敷料和器械消毒不严以及术中无菌观念差或术后过早性交所致。可发生急性子宫内膜炎、盆腔炎等，治疗不及时扩散至子宫肌层、附件及盆腔腹膜，严重时可导致败血症。主要表现为发热、下腹痛、白带混浊和不规则阴道流血等。妇科检查时子宫或附件区有压痛。治疗为半卧位休息，全身支持疗法，应用广谱抗生素；术后宫腔内有妊娠产物残留者，应预防性应用抗生素。

（7）羊水栓塞　少见，偶发于钳刮术。常由于宫颈损伤、胎盘剥离使血窦开放，为羊水进入创造条件，此时应用缩宫素便可促进羊水进入母体血液循环而发生羊水栓塞。妊娠早期和中期羊水中有形成分极少，即使发生其症状和严重性也不如晚期妊娠来得凶猛。

（8）远期并发症　有宫颈粘连、宫腔粘连、慢性盆腔炎、月经失调、继发性不孕等。

【护理评估】

（一）健康史

询问受术者年龄、月经史和婚育史，详细询问其停经史及停经后早孕反应，有无阴道流血等；注意询问有无严重心脏病、高血压、血液病或急、慢性肝肾疾病等。

（二）身心状况

检查受术者一般情况及重要脏器功能，仔细检查宫底高度，判断子宫大小是否与孕周相符，评估受术者及其配偶的心理状况，是否对要施行的手术有害怕、恐惧心理。行B型超声检查以明确妊娠诊断，了解胎儿大小、胎盘位置。必要时行血常规、出凝血时间及血小板计数等检查。

【护理问题】

1. 恐惧 与可能的手术疼痛及并发症有关。

2. 知识缺乏 缺乏人工流产的相关知识。

【护理目标】

（1）护理对象恐惧消失或减轻，能积极配合手术。

（2）护理对象获得相关的知识。

【护理措施】

1. 术前护理 协助术者了解有无手术禁忌证；做好受术者的心理护理，解除其对手术的恐惧心理；积极准备好手术环境及手术用物。

2. 术中配合 嘱受术者排空膀胱，协助其摆好膀胱截石位；做好外阴、阴道消毒等；术中对受术者给予耐心的安慰，并注意观察其生命体征及一般情况，配合术者完成手术过程；若发现异常情况应及时报告，配合手术者进行急救处理。

3. 术后护理 术后留观2小时，出血量多，手术时间较长或有异常情况者延长留观时间，观察其生命体征、阴道流血等情况，注意有无腹痛、头晕、恶心、呕吐等，配合术者整理手术用物，及时将需要行病理检查的标本送检。

4. 健康教育

（1）术后休息2周，术后禁止性生活、盆浴1个月。

（2）手术1个月后复诊，术后出现发热、腹痛、阴道流血持续不净或增多者，均应及时就诊。

（3）指导受术者选择适当的避孕方法，防止意外怀孕。

（4）若需再孕，下次妊娠宜安排在月经复潮6个月后。

二、中期妊娠终止方法

妇女患有严重疾病不宜继续妊娠或防止先天性畸形儿出生需要终止中期妊娠，可以采用药物和手术等方法。药物引产有依沙吖啶（利凡诺）、前列腺素、天花粉、缩宫素和黄芫花等，手术引产有水囊引产、插管钳刮和剖宫取胎等。临床常用依沙吖啶引产和水囊引产。

（一）依沙吖啶引产

利凡诺是乳酸依沙吖啶的衍生物，是一种强力杀菌剂，对多种革兰阳性及阴性细菌具有很强的杀灭效果。能直接刺激子宫收缩，其有效剂量安全范围大，剂量在100mg以内安全有效，引产成功率可达98%，感染率低，是国内常用的引产方法（图11－5）。

1. 作用机制　尚未阐明，一般认为系多机制所致。

（1）胎盘组织变性坏死，增加前列腺素合成和释放，促进宫颈软化，诱发子宫收缩。

（2）兴奋子宫肌纤维，据临床研究资料表明妊娠月份越大，子宫对本药的敏感性越大。

（3）蜕膜和绒毛细胞坏死，胎儿缺氧；胎儿吞入含有药物的羊水，导致中毒死亡。

2. 适应证

（1）妊娠14～27周，要求终止妊娠而无禁忌者。一般妊娠14～16周者采用子宫腔内羊膜腔外给药法，妊娠16～27周者采用经腹羊膜腔内注射给药法。

（2）胎儿发育异常或有严重遗传性疾病。

（3）孕妇因疾病不宜继续妊娠者。

3. 禁忌证

（1）有急、慢性全身疾病或肝、肾功能不全者。

（2）各种疾病急性期，如急性传染病、生殖器官炎症或慢性疾病的急性发作期。

（3）子宫因素　剖宫产术或肌瘤挖除术2年内，子宫壁有瘢痕、宫颈有陈旧性裂伤或功能不全者，畸形子宫、子宫发育不良者。

（4）前置胎盘或局部皮肤感染者。

（5）术前24小时内体温两次达到或超过37.5℃。

4. 依沙吖啶羊膜腔内注射给药法

（1）孕妇排空膀胱后仰卧于治疗床上，双腿并拢并伸直，暴露腹部。

（2）确定穿刺点，取宫底下2～3横指下，中线旁开2～3cm，囊性感明显部位处为穿刺点。

（3）以穿刺点为中心进行腹部皮肤的常规消毒，铺无菌孔巾。

（4）穿刺　取腰穿针，垂直刺入腹壁。观察有无羊水溢出，用5ml注射器回抽，抽出羊水即证实穿刺成功。

（5）注药　取依沙吖啶50～100mg，用注射器将其注入羊膜腔内。注射前、后均应再次回抽羊水以证实穿刺针已经达羊膜腔内。

（6）拔针　右手持针芯重新放回腰穿针内，然后拔出腰穿针，用无菌纱布压迫止血。

（7）包扎固定　用2%碘酊消毒穿刺点后用无菌纱布压迫数分钟后包扎，胶布固定。

（8）送受术者回病房休息，注意观察有无阴道流血、腹痛等产兆。一般受术者在注药后24～48小时出现产兆。

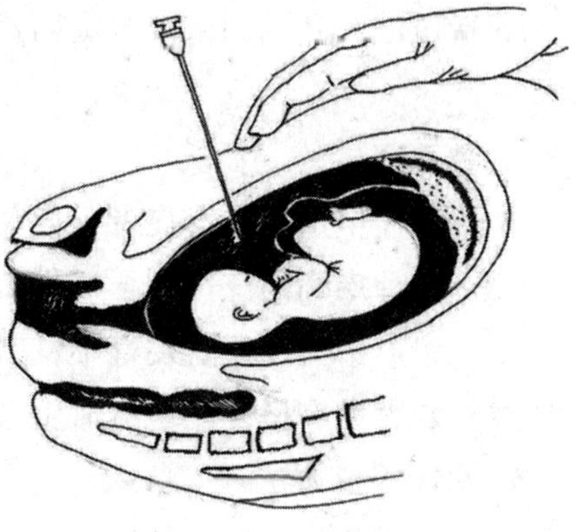

图11－5　经腹羊膜腔注入依沙吖啶

5. 依沙吖啶子宫腔内羊膜腔外用药法

（1）孕妇排空膀胱，取膀胱截石位。

（2）常规消毒外阴、阴道，铺无菌巾。

（3）用阴道窥器暴露阴道和宫颈，消毒阴道、宫颈及宫颈管，用宫颈钳钳夹住宫颈前唇，向外轻轻牵拉固定。

（4）送管　用长镊子将新导尿管或小儿肛管一根，缓慢送入宫腔侧壁内子宫壁与胎膜之间，达宫腔深度的2/3，一般长20～30cm。应根据B型超声检查所确定的胎盘位置，选择避开胎盘的方向进行插管，若遇出血，应改变插入方向。

（5）注药　导管就位后，将准备好的0.2%依沙吖啶药液50ml或0.1%依沙吖啶药液100ml，经导尿管缓慢注入。

（6）结扎导尿管　注完药液后，将导尿管末端折叠，用粗丝线扎紧，防止药液流出。用无菌纱布包裹导尿管，置于阴道穹隆部。

（7）取管　24小时后取出纱布及导尿管。如放置24内，孕妇出现规律宫缩或大量阴道流血，应提早及时取出导尿管，并根据孕妇的宫缩情况考虑是否使用缩宫素静脉滴注。

6. 接产处理　引产成功者，多自然破膜，娩出胎儿及其附属物的过程顺利，产时出血量不多，按正常分娩常规进行接产处理。

7. 常见并发症及防治

（1）全身反应　少数受术者在注药后24～48小时内，可出现体温升高，一般在胎儿排出后体温很快恢复，不能恢复或持续升高则考虑感染，应及时给予抗感染等处理。

（2）产后出血　大约80%的受术者出现阴道流血，出血量一般不超过100ml。出现大量出血应按“产后出血”进行止血、抗感染和防治休克等处理。

（3）胎盘、胎膜残留　发生率低，表现为产后出血量多，检查胎盘胎膜不完整，一旦确诊，应立即行清宫术。

（4）产道裂伤　少数受术者可有不同程度的软产道裂伤。

（5）感染　发生率较低，一旦发现感染征象，应立即处理。预防措施：操作中加强无菌观念，严格操作规程；实施依沙吖啶子宫腔内羊膜腔外给药法放置导尿管时放入宫腔内的导尿管不得接触阴道壁，并注意勿刺破胎膜。

（二）水囊引产

将无菌水囊放置于子宫壁与胎膜之间，囊内注入适量无菌生理盐水，借膨胀的水囊增加宫腔内压力，刺激子宫引起收缩，促使胎儿及其附属物排出（图11－6、图11－7）。水囊引产简便有效，引产时间短，无药物反应及副作用，并发症较少，但须注意无菌操作，预防感染。

1. 适应证　基本同依沙吖啶引产。对患有心、肝、肾疾病稳定期，能胜任手术者，可用本法。

2. 禁忌证

（1）急性生殖器官炎症者，如阴道炎、宫颈炎、盆腔炎症等。

（2）各种疾病的急性期、严重心脏病、贫血、血液病等患者。

（3）瘢痕子宫或子宫发育不良者。

（4）妊娠期有反复阴道流血史者。

3. 水囊放置方法

（1）术前测量体温、脉搏、血压。

（2）孕妇排空膀胱，取膀胱截石位，清洗、消毒外阴及阴道，铺无菌巾。

（3）用阴道窥器扩开阴道，暴露宫颈后消毒阴道和宫颈。后穹隆及阴道后壁放置消毒纱布，以避免水囊碰到阴道壁。

（4）插入水囊　用宫颈钳钳夹宫颈前唇，用宫颈扩张器依顺序扩张宫颈口至8～10号。根据

B超检查结果避开胎盘附着处的方向，用长钳夹住润滑过的水囊中段，沿宫颈管缓慢送入子宫腔，直至水囊全部放进子宫腔内（丝线结扎处），使其置于子宫壁和胎膜之间。

（5）注生理盐水于水囊内　缓慢注入无菌生理盐水，盐水内可滴入数滴亚甲蓝（美蓝），以利于识别羊水或注入液。注入液体量应根据妊娠月份而定。妊娠16周注入400ml，20周注入500ml，但最多不超过500ml，注入液量过少不易诱发良好的宫缩，注入过多可导致宫缩过强、胎盘早剥，甚至子宫破裂。

（6）注液完毕后，将导尿管末端折叠扎紧，用无菌纱布包裹后塞入阴道穹隆部。

（7）手术结束后，测量子宫底高度，观察有无胎盘早剥及内出血征象。

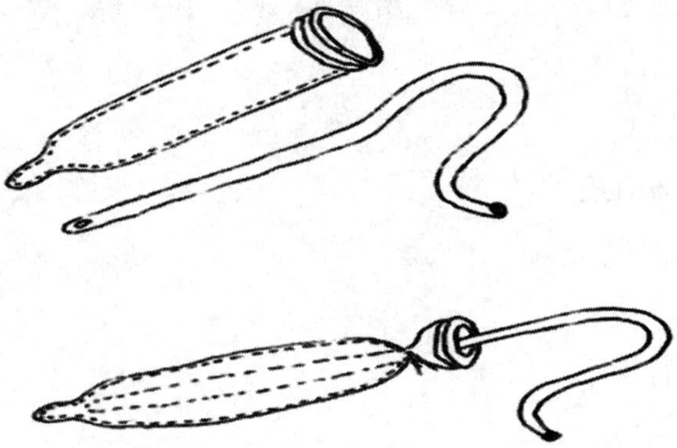

图11－6　水囊制备

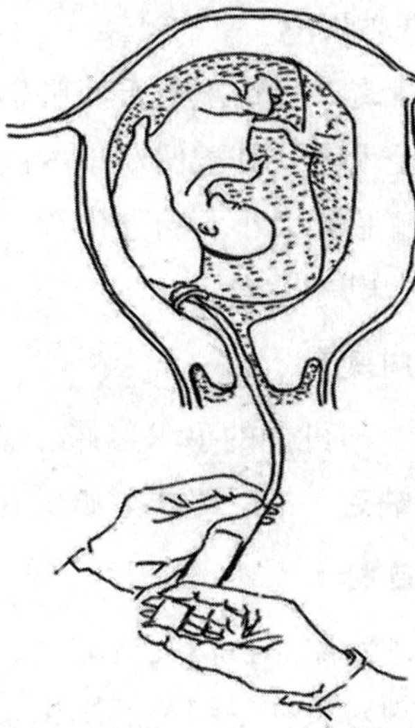

图11－7　水囊注水

4. 术后处理

（1）定时测体温、脉搏、血压　注意观察子宫收缩情况、阴道流血等临产先兆，可鼓励孕妇下床在室内自由活动，以利于宫颈扩张。

（2）取出水囊　常规在水囊放置24小时后取出，不应超过48小时，以防宫内感染发生。先将导尿管末端结扎线打开，放出水囊内生理盐水，然后轻轻向外牵引取出即可。

（3）维持有效宫缩　取水囊前或同时，给予宫缩剂以维持有效宫缩，促进胎儿及其附属物排出。临床上多采用静脉滴注缩宫素以加强宫缩，一般先给予5%葡萄糖液500ml加缩宫素10U静滴，然后再用5%葡萄糖液500ml加缩宫素20U静滴，最后用5%葡萄糖液500ml加缩宫素30U静滴，无效时，可追加缩宫素，但每瓶不宜超过30U，每日问题不超过80U。静脉点滴缩宫素应有专人监护，注意调节滴速，重点观察孕妇宫缩、宫口扩张等产程进展情况，注意受术者血压、脉搏、体温等有无异常，发现异常应及时调节滴速或停止静滴。

（4）接产处理　引产成功者，多自然破膜，娩出胎儿及其附属物的过程顺利，产时出血量不多，按正常分娩常规进行接产处理。

（三）前列腺素引产

前列腺素（PG）药理作用广泛，因具有刺激宫缩、扩张宫颈内口及溶解黄体等作用而广泛应用于妇产科领域。前列腺素用于中期妊娠引产有多种给药途径：口服、阴道置药、羊膜囊内/外给药。目前有关前列腺素制剂用于中期妊娠引产的研究报道结局不尽相同，故国内临床上尚未广泛推广应用。

【护理评估】

（一）健康史

询问受术者年龄、月经史和婚育史，详细询问其本次妊娠经过及停经后早孕反应情况，有无胎动、阴道流血等；注意询问有无严重心脏病、高血压、血液病或急、慢性肝肾疾病等。

（二）身心状况

检查受术者一般情况及重要脏器功能，仔细检查宫底高度，判断子宫大小是否与孕周相符，评估受术者及其配偶对于本次引产有无恐惧等心理反应。行 B 型超声检查以明确妊娠诊断，了解胎儿大小、胎盘位置、羊水量多少等。行血常规、出凝血时间，血小板计数、阴道分泌物常规等检查。

【护理问题】

1. 恐惧 与可能的手术疼痛、副反应及并发症有关。

2. 知识缺乏 缺乏终止妊娠的相关知识。

【护理目标】

（1）护理对象恐惧消失或减轻，能积极配合手术。

（2）护理对象获得相关的知识。

【护理措施】

1. 一般护理 注意休息、加强营养，鼓励受术者保持良好的精力和体力。

2. 加强心理护理 关心尊重受术者，耐心解答其所提出的问题，解除其对中期妊娠引产的恐惧心理，家属签订引产同意书。

3. 术前准备 协助术者了解有无药物或手术引产禁忌证；积极准备好药物及手术环境、手术用物。

4. 术中配合 嘱受术者排空膀胱，协助其摆好膀胱截石位；做好外阴、阴道消毒等；做好术中受术者的心理护理，注意观察其生命体征及一般情况，配合术者完成手术过程。实施引产手术时受术者疼痛一般较轻，但在排出胎儿的过程中将产生较长时间、程度逐渐加强的宫缩痛，加之受术者因引产感到内疚、悲伤等，因此应尽可能床旁陪护，使受术者有被关心和安全感，必要时给予镇痛药物。

5. 术后护理 协助医生完成接产，认真观察受术者一般情况，若发现异常情况应及时报告，配合手术者进行急救处理。

6. 引产回乳护理 部分妊娠月份较大者在引产后可出现乳汁分泌，除积极遵医嘱给予药物退乳治疗外，可嘱引产者少食汤汁类食物，以减少乳汁分泌。

7. 健康教育

（1）术后注意休息，6 周内禁止性生活、盆浴，保持外阴清洁卫生，预防感染。

（2）手术后 1 个月来院复诊，出现发热、腹痛、阴道流血持续不净或增多者，均应及时就诊。

(3) 指导受术者选择适当的避孕方法，防止意外怀孕。

(4) 对有生育要求的妇女，进行优生优育相关知识的宣教，下次妊娠宜安排在月经复潮6个月后。

扫码“学一学”

扫码“看一看”

第四节　计划生育措施的选择

计划生育措施的知情选择是目前我国计划生育优质服务的重要内容。

(一) 避孕方法的选择

通过广泛深入宣传、教育、培训和咨询，使育龄妇女在充分了解国家人口政策和避孕节育知识后，根据自身特点，包括家庭、身体、婚姻状况等，选择合适的安全有效的避孕方法（表11-2）。

表11-2　生育期不同时期避孕方法的选择

不同时期	原则	最佳避孕方法	可以选择的方法	不宜选择的方法	备注
新婚期	使用方便、不影响生育	复方短效口服避孕药 阴茎套	外用药	宫内节育器 安全期避孕法 体外排精法 长效避孕药	
哺乳期	不影响乳汁分泌、乳汁质量和婴儿健康	阴茎套	宫内节育器 单孕激素制剂 长效避孕针	避孕药膜 复合避孕药或避孕针 安全期避孕	哺乳期阴道较干燥，不易放药
生育后期	无禁忌证、长效、安全、可靠	宫内节育器 复合避孕药 复合避孕针 皮下埋植剂 阴茎套		安全期避孕 体外排精法	已生育2个或2个以上孩子女的妇女宜采用绝育术
绝经过渡期	可能仍有排卵，应坚持避孕	阴茎套	避孕药栓 避孕凝胶	外用药膜 复合避孕药 安全期避孕	原有宫内节育器无不良反应可继续使用，绝经后半年取出

(二) 人工终止妊娠方法的选择

妊娠和分娩是人类自我繁衍的自然过程，任何人工终止妊娠的方法都将给孕妇带来生理上和（或）心理上的伤害，因此，人工流产只能作为避孕、节育失败后的主要补救措施，不能将其作为节育的首选方法。较人工流产而言，中期妊娠引产困难，并发症和危险性更大。因此，应尽可能避免意外妊娠，争取对妊娠做到早发现、早处理，避免发展至行中期妊娠引产这一阶段。

目标检测

选择题

A1/A2 型题

1. 服用口服避孕药的妇女，出现以下哪种情况应该停药

A. 色素沉着　B. 突破性出血　C. 体重增加

D. 类早孕反应　E. 闭经

2. 产后 2 个月的哺乳期妇女，首选的避孕方法是

A. 口服避孕药　B. 宫内节育器　C. 安全期避孕

D. 避孕套　E. 可不避孕

3. 下列哪一项不是放置宫内节育器的禁忌证

A. 轻度贫血　B. 急性盆腔炎　C. 月经过频

D. 生殖道肿瘤　E. 宫颈口过松

4. 选择宫内节育器作为长期避孕的适宜对象是

A. 子宫脱垂

B. 剖宫产后半年排除妊娠的健康妇女

C. 双子宫者

D. 子宫肌瘤女性

E. 慢性盆腔炎者

5. 下列哪类可以行输卵管绝育术

A. 急性生殖器炎症　B. 严重的神经官能症

C. 腹部皮肤感染　D. 自愿接受绝育手术者

E. 24 小时内有两次体温超过 38℃

6. 妊娠 120 天需终止妊娠，最常用的方法

A. 负压吸引术　B. 钳刮术

C. 催产素静脉滴注　D. 利凡诺羊膜腔内注射法

E. 催产素肌肉注射

7. 患者，女，32 岁，人工流产术后 12 日仍有较多量阴道流血，其最可能原因是

A. 子宫穿孔　B. 漏吸　C. 吸宫不全

D. 子宫内膜炎　E. 子宫正常复旧

8. 患者，女，35 岁。剖宫产一男婴，现产后 10 周，母乳喂养，乳汁充足，产妇要求对计划生育进行指导，该产妇适宜的避孕方法为

A. 长效口服避孕药　B. 短效口服避孕药　C. 安全期避孕

D. 避孕套　E. 探亲避孕药

9. 患者，女，30 岁，妊娠 48 天行吸宫术，向该女士介绍术后注意事项，正确的是

A. 阴道流血期间每日坐浴

B. 有腹痛或出血多者，应随时就诊

C. 休息 1 个月

D. 1 周内禁止盆浴

E. 2 周内禁止性生活

10. 患者，女，25 岁，已婚，已育有 1 女，有原发性痛经，护士建议她采用可减轻痛经的避孕方法是

A. 口服短效避孕药　B. 安全期避孕法　C. 输卵管结扎术

D. 避孕套　E. 阴道隔膜

X 型题

11. 药物避孕原理正确的是

A. 避孕药可改变宫腔内环境

B. 避孕药可干扰受精卵着床

C. 经阴道给药的外用避孕药杀伤精子

D. 口服避孕药可改变宫颈黏液性状，阻止精子和卵子相遇

E. 药物避孕可阻碍受精，不抑制排卵

12. 患者，女，23 岁，停经 42 天，B 超提示宫内妊娠，要求行药物流产，下列说法正确的是

A. 药物流产安全、方便、可在家中服用药物

B. 空腹温水服用效果较好

C. 出血量多和出血时间长是主要的副作用

D. 绒毛多于服药后 6 小时内排出

E. 流产成功率高

（高丽玲）

扫码“练一练”

第十二章

妇女保健

学习目标

知识要点

1. 掌握职业妇女劳动保护措施，尤其是妇女各生理时期的保护内容。
2. 熟悉妇女保健工作的意义和目的。
3. 了解各种妇女保健统计指标，评价妇女保健工作质量。

技能要点

1. 能应用所学知识，对各阶段妇女进行健康保健指导。
2. 能正确应用孕产期保健质量统计指标，评价围生期妇女保健工作质量。
3. 能为患者提供有价值的妇女保健内容。

妇女保健学是以妇女为对象，运用现代医学和社会科学的基本理论、基本方法和基本技能，研究妇女身体健康、心理行为及生理发育特征的变化及其规律，分析其影响因素，制定有效的保健措施。妇女保健学是一门综合性交叉性边缘学科，该学科涉及女性的青春期、生育期、围产期、绝经过渡期和老年期等各阶段，综合运用临床医学、保健医学、预防医学、心理学、社会学、卫生管理学等多学科的知识和技术，保护和促进妇女身心健康，提高人口素质。

第一节　概　述

扫码“学一学”

一、妇女保健工作的意义

妇女保健是以维护和促进妇女健康为目的，以“保健为中心，临床为基础，保健与临床相结合，以生殖健康为核心，面向基层，面向群体”为工作方针，开展以群体为服务对象，是我国卫生事业的重要组成部分。做好妇女保健工作，保护妇女健康，直接关系到后代的健康和幸福，也关系到整个民族素质的提高，是国富民强的基础工程。

二、妇女保健工作的目的

妇女保健工作的目的在于通过定期进行妇女常见病、多发病的普查普治、预防保健，开展以维护生殖健康为核心的各项保健工作；降低孕产妇和围生儿的死亡率；减少患病率和致残率，控制遗传病的发生，消灭性传播疾病，最终提高妇女的生活质量和整体健康水平。

三、妇女保健的组织机构

（一）行政机构

（1）国家卫生健康委员会设置妇幼健康服务司（简称妇幼司），下设综合处、妇女卫生处、儿童卫生处、计划生育技术服务处、出生缺陷防治处，负责拟定妇幼卫生和计划生育技术服务政策、规划、技术标准和规范，推进妇幼卫生和计划生育技术服务体系建设，指导妇幼卫生、出生缺陷防治、人类辅助生殖技术管理和计划生育技术服务，依法规范计划生育药具管理工作。

（2）省级（自治区、直辖市）卫生和计划生育委员会下设妇幼健康服务处（简称妇幼处）。

（3）市（地）级卫生和计划生育委员会内设妇幼健康科或预防保健科。

（4）县（区）级卫生和计划生育委员会主要设妇幼健康科或预防保健科负责妇幼健康服务工作。

（二）专业机构

包括各级妇幼保健机构、各级妇产科医院、儿童医院（妇女儿童医院）、综合性医院妇产科、儿科、新生儿科、计划生育科、预防保健科，中医医疗机构中的妇产科、儿科，不论其所有制关系如何（全民、集体、个体），均属妇幼健康服务专业机构。各级妇幼健康服务机构情况如下。

（1）国家级　目前由国家疾病预防控制中心妇幼保健中心负责管理。

（2）省级（自治区、直辖市）　由省级（自治区、直辖市）妇幼保健院及高等院校妇幼系、附属医院妇产科等组成。

（3）市（地）级　设市（地）级妇幼保健院。

（4）县（区）级　设县（区）级妇幼保健院（所）。

各级妇幼保健机构（设有正式床位的称为“院”，不设床位但开展门诊业务的称为“所”，既不设床位也不开展门诊业务，仅对基层进行业务指导和管理的称为“站”）均属业务实体，都必须接受同级卫生行政部门的领导，认真贯彻妇幼卫生工作方针。

第二节　妇女保健工作内容

扫码“学一学”

案例

严女士，24岁，与某旅行社签订了为期5年的劳动合同，劳动合同中约定，员工在工作期间不得怀孕、生育，否则合同自行解除。三年后严女士结婚怀孕了。为此，旅行社与严女士解除了劳动合同且不支付任何赔偿金。

请思考：

1. 该旅行社是否有权利与严女士单方解除劳动合同？
2. 对于职业妇女，国家有何特殊保护？

妇女保健工作内容包括妇女各期保健、妇女常见病和恶性肿瘤的普查普治、计划生育技术指导、妇女劳动保护、女性心理保健、社区妇女保健、健康教育与健康促进等。

扫码“看一看”

【妇女各期保健】

（一）青春期保健

青春期保健应重视健康与行为方面的问题，分为三级，以加强一级预防为重点。一级预防为根据青春期女性的生理、心理和社会行为特点，为培养良好的健康行为而给予的健康指导，包括①自我保健：加强健康教育，使青少年了解自己的特点，懂得自爱，学会保护自己，培养良好的个人生活习惯，合理安排生活和学习，注意劳逸结合；②营养指导：提供足够的热量，注意营养成分的搭配，定时定量，三餐有度；③体育锻炼：对身体健康成长十分重要，但应注意运动负荷量，不宜过量，经期应避免剧烈的跑跳动作；④卫生指导：注意经期卫生，正确保护皮肤，保护大脑，开发智力，远离烟酒；⑤性教育：使少女了解基本性生理和性心理卫生知识，正确对待和处理性发育过程中的各种问题，以减少非意愿妊娠率，预防性传播疾病。二级预防包括早期发现疾病和行为偏导以及减少危险因素两个方面，通过学校保健等普及对青少年的体格检查，及早筛查出健康和行为问题。三级预防包括对女青年疾病的治疗与康复。

（二）婚前保健

是为即将婚配的男女双方在结婚登记前所提供的保健服务，包括婚前医学检查、婚前卫生指导和婚前卫生咨询。①婚前医学检查是通过医学检查手段发现有影响结婚和生育的疾病，给予及时治疗，并提出有利于健康和出生子代素质的医学意见。②婚前卫生指导能促进服务对象掌握性保健、生育保健和新婚节育指导，为个人达到生殖健康目的奠定良好基础。③婚前卫生咨询能帮助服务对象改变不利于健康的行为，对促进健康、保障健康生育起到积极的保护作用。

这三类问题需要通过耐心、细致的咨询服务，才能达到保护母婴健康和减少严重遗传性疾病患儿出生的目的。一是“暂缓结婚”，如精神病在发病期间，指定传染病在传染期间，重要脏器疾病伴功能不全，患有生殖器官发育障碍或畸形；二是“不宜结婚”，双方为直系血亲或三代以内旁系血亲；三是“不宜生育”，严重遗传性疾病患者。总之，婚前保健保障个人和家庭幸福，减少遗传病蔓延，为优生优育打下良好基础，也为计划生育提供保证。

（三）生育期保健

主要是维护生殖功能的正常，保证母婴安全，降低孕产妇死亡率和围产儿死亡率，应以加强一级预防为重点。一级预防：普及孕产期保健和计划生育技术指导；二级预防：妇女在生育期因孕育或节育导致的各种疾病，能做到早发现、早防治，提高防治质量；三级预防：提高对高危孕产妇的处理水平，降低孕产妇死亡率和围产儿死亡率。

（四）围产期保健

指一次妊娠从妊娠前、妊娠期、分娩期、产褥期、哺乳期为孕产妇和胎儿及新生儿的健康所进行的一系列保健措施，从而保障母婴安全，降低孕产妇死亡率和围产儿死亡率。

1. 孕前保健 有计划妊娠，选择最佳的受孕时机，减少危险因素和高危妊娠。女性 < 18 岁或超过 35 岁是妊娠危险因素，易造成难产及其他产科并发症，以及胎儿染色体病。①孕前仔细评估既往慢性病史、家族和遗传史，积极治疗对妊娠有影响的疾病，如病毒性肝炎、心脏病等，选择适宜时间受孕，不宜妊娠者应及时告知。②妊娠前保持健康的心理和社会环境，生活中不良事件与妊娠期高血压疾病、产后抑郁症等的发生有关。③戒烟酒，避免接触有毒物质和放射线；使用长效避孕药物避孕者需改为工具避孕半年后再受孕。④

孕前3个月补充叶酸或含叶酸的多种维生素可明显降低胎儿神经管畸形等风险，若前次有不良孕产史者，此次受孕应向医师咨询，做好孕前准备，以减少高危妊娠和高危儿的发生。

2. 妊娠早期保健　妊娠早期是胚胎、胎儿分化发育阶段，受外界因素及孕妇疾病的影响大，易导致胎儿畸形或发生流产，应注意防病、防致畸。①应尽早确诊妊娠，建立孕期保健手册，评估孕前保健情况。②避免接触有害化学制剂和放射线，避免密切接触宠物，避免病毒感染，患病时遵医嘱服药。③做好预防流产相关知识宣教，指导妊娠早期营养和生活方式，保证充足睡眠，适当活动，避免高强度工作、高噪音环境和家庭暴力，避免精神刺激，保持心理健康，预防孕期及产后心理问题的发生。④测量基础血压、体重。⑤进行高危妊娠初筛，了解有无不良孕产史、家族成员有无遗传病史；了解有无慢性高血压、心脏病、糖尿病等慢性病史，不宜继续妊娠者应告知并及时终止妊娠；高危妊娠继续妊娠者，严密观察。

3. 妊娠中期保健　此期胎盘已形成，不易发生流产，妊娠晚期并发症尚未出现，且胎儿生长发育较快。但此阶段应仔细检查妊娠早期各种影响因素对胎儿是否有损伤，开始预防妊娠晚期并发症。①评估首次产检结果。②进行营养、生活方式、妊娠生理知识、早产的认识与预防、妊娠期糖尿病筛查意义等宣教。③行胎儿畸形筛查，对疑有畸形或遗传病及高龄孕妇的胎儿要进一步做产前诊断和产前治疗。④适当补充铁剂和钙剂，监测胎儿生长发育的各项指标，预防和及早发现胎儿发育异常，并预防和治疗生殖道感染，减少妊娠晚期、产时、产后的并发症。

4. 妊娠晚期保健　此期胎儿生长发育最快，体重明显增加。①需进行妊娠晚期营养及生活方式、孕妇自我监护、分娩及产褥期相关知识、母乳喂养、新生儿筛查及预防接种等宣教。②定期行产前检查，监测胎儿生长发育的各项指标，防止妊娠期高血压疾病、胎膜早破、早产等妊娠并发症，及早发现并矫正胎位异常，特别注意胎盘功能和胎儿宫内安危的监护，及时纠正胎儿缺氧，妊娠超过41周需住院。③作好分娩前的心理准备，考虑选择对母儿合适的分娩方式。指导孕妇做好乳房准备，有利于产后哺乳。

5. 分娩期保健　指分娩与接产时的各种保健和处理，这段时间虽短，但很重要且复杂，是保证母儿安全的关键。提倡住院分娩，高危孕妇应提前入院。我国国家卫生行政部门针对分娩期保健提出“五防、一加强”，五防内容是：防出血（及时纠正宫缩乏力，及时娩出胎盘，注意产后2小时的出血量）；防感染（严格执行无菌操作规程，院外未消毒分娩者应注射破伤风抗毒素防新生儿破伤风，防产妇产褥期感染）；防滞产（注意胎儿大小、产道情况、产妇精神状态，密切观察宫缩，定时了解宫颈扩张和胎先露下降情况）；防产伤（尽量减少不必要的干预及不适当操作或暴力，提高接产质量）；防窒息（及时处理胎儿窘迫，接产时作好新生儿抢救准备）；“一加强”是加强产时监护和产程处理。

> **考点提示**
>
> “五防、一加强”的内容。

6. 产褥期保健　目的是预防产后出血、感染等并发症，促进产妇产后生理功能的恢复。由于产后家庭关系改变等因素，使产妇处于一种压力情境中，因此，在产褥期提供相应的身心指导和帮助是非常重要的。

（1）健康指导　居室应安静、舒适；营养合理，防止便秘；指导产妇保持身体尤其是会阴部皮肤和乳房的清洁；经阴道自然分娩的产妇，产后6～12小时可起床轻微活动，动作宜缓慢，避免体位性低血压，坐起后无眩晕感后方可站立行走，产后第2天可在室内随意活动；产后应根据自身情况坚持做产后健身操，因产后健身操有利于体力恢复，能避免和减少血栓性静脉炎的发生，有助于骨盆底肌肉和腹肌张力的恢复；会阴部有切口或剖宫产者，可先行促进血液循环的运动项目如深呼吸，待切口不感觉疼痛时做健身操；运动量应渐进性增加。

（2）家庭适应及产后亲子关系的建立　目的是遵循以家庭为中心的产科护理理念，促进家庭和谐发展。正确评估父母亲角色获得情况，为他们提供机会谈论妊娠分娩的经验；表达对新生儿的看法、鼓励父母亲检查新生儿的身体并与新生儿亲密接触；指导他们与新生儿进行语言交流，表达情感，促进亲子互动；鼓励家人积极参与育婴活动，如沐浴、抚触、喂奶等；因母亲获得家人支持的多少与母性行为的适应成正比，因此，需帮助母亲获得更多的家人支持，促进正向的、积极的亲子互动，建立良好的家庭关系，维护家庭的稳定幸福。

（3）产后检查及计划生育指导　产后检查包括产后访视及产后健康检查。产后访视分别在产后3天内、产后14天、产后28天，共3次，如有必要可酌情增加访视次数。了解产妇子宫复旧、会阴部或剖宫产切口愈合情况，检查乳房、母乳喂养情况及产妇的饮食、休息、婴儿的健康状况等，及时给予正确指导和处理。产褥期内禁止性生活。产妇于产后42日到医院接受全面的健康检查，包括全身检查和妇科检查，同时给予计划生育指导，使夫妇双方知情选择适宜的避孕措施。

7. 哺乳期保健　哺乳期是指产后产妇用自己乳汁喂养婴儿的时期，通常为1年。哺乳期保健的中心任务是保护母婴健康，降低婴幼儿死亡率，保护、促进和支持母乳喂养。

（1）乳房护理　哺乳前按摩乳房以刺激排乳反射；切忌用肥皂或乙醇之类物品擦洗乳房及乳头，宜用含有清洁水的揩乳布清洁乳头和乳晕；哺乳时应注意婴儿是否能将大部分乳晕也吸吮住；哺乳结束时不要强行拉出乳头；应两侧乳房交替哺乳；正确手工挤奶或使用吸奶器排空残乳；穿戴合适的棉质乳罩，以起支托乳房和改善血液循环的作用。

向产妇及家人宣传母乳喂养可促进母婴健康：①母乳是婴儿最理想的营养食品，营养丰富，适合婴儿消化、吸收；②母乳喂养省时、省力，经济又方便；③母乳含丰富抗体和其他免疫活性物质，能增加婴儿抵抗力，预防疾病；④吸吮时的肌肉运动有助于婴儿面部肌肉正常发育，并有利于牙齿的发育，同时吸吮可促进子宫收缩，防止产后出血；⑤通过母乳喂养，母婴皮肤频繁接触，增加母子感情；⑥母乳喂养可降低母亲患乳腺癌、卵巢癌的危险性。

（2）为提高母乳喂养，WHO提出“促进母乳喂养的十项措施”　①向所有卫生保健人员常规传达母乳喂养政策；②培训所有保健人员，执行此方针；③向所有孕妇宣传母乳喂养优点；④协助产妇分娩后半小时内即开始喂奶；⑤指导母亲如何喂奶，以及在必须与婴儿分开的情况下如何保持泌乳；⑥除医疗上需要外，只喂母乳，不给新生儿任何其他食品和饮料；⑦实行母婴同室；⑧按需哺乳；⑨不给婴儿吸橡皮奶嘴；⑩促进母乳喂养支持组织的建立，并将出院的母亲转给妇幼保健组织。

（3）哺乳期保健人员职责　①定期访视，评估母亲身心康复情况；指导母亲饮食、休息、清洁卫生及产后适度运动；评估母亲与婴儿的关系。②评估母乳喂养及婴儿生长发育情况，重点了解哺乳的次数、是否按需哺乳、亲自观察哺乳的姿势并给予正确指导；评估婴儿体重增长、大小便次数及性状、婴儿睡眠、母子情感交流等；改变传统包裹婴儿方法，采用放开四肢，穿连裤衣衫的新方法，正确养育婴儿。③指导母亲在哺乳期合理用药及采取正确的避孕措施，如工具避孕或产后3～6个月放置宫内节育器，不宜采取药物避孕和延长哺乳期的方法。④评估家庭支持系统，完善家庭功能。

（五）绝经过渡期保健

绝经过渡期是指妇女40岁左右开始出现内分泌、生物学变化与临床表现直至绝经。此阶段的主要生理特点是卵巢功能逐渐衰退，性激素水平降低，从而引发一系列躯体和精神心理症状。因此，绝经过渡期保健的主要目的是提高绝经过渡期妇女的自我保健意识和生活质量。

1. 建立健康的生活习惯　由于雌激素水平降低对人体新陈代谢产生一定影响，绝经过渡期妇女饮食上要注意低能量、低脂肪、低盐，并注意增加钙与维生素D的摄入量。适当运动，维持正常体重，每晚睡眠7～8小时，提高免疫力，增强自身抵御疾病的能力。

2. 注意个人卫生与锻炼　保持外阴部清洁，勤换内裤，预防萎缩的生殖器发生感染。重视绝经过渡期不规则阴道流血，特别是绝经后阴道流血，应及时就医，明确诊断。由于体内支持组织和韧带松弛，容易发生压力性尿失禁、子宫脱垂等现象，应指导妇女进行肛提肌锻炼，如收缩肛门括约肌的动作，每天2次，每次15分钟。

3. 心理保健　由于机体内分泌功能变化，绝经过渡期妇女可经常处于焦虑与悲观的心态之中，要重视心理保健，教会其保持良好情绪、进行情绪调整的方法，保持心情愉悦。

4. 定期体检　绝经过渡期是妇科肿瘤的好发年龄，应每年定期妇科检查，进行妇科常见疾病和肿瘤的筛查工作。另外，应指导此期妇女避孕至停经12个月之后。

5. 服从医师指导　在医师指导下，必要时采用激素补充治疗、补充钙剂等方法防治绝经综合征、骨质疏松症、心血管等疾病的发生。

（六）老年期保健

国际老年学会规定，65岁以后即进入老年期。老年期是一生中生理和心理上一个重大转折点，由于生理方面的明显变化所带来心理及生活的巨大变化，处于老年期的妇女较易患各种身心疾病，如萎缩性阴道炎、子宫脱垂和膀胱膨出、妇科肿瘤、脂代谢紊乱、阿尔茨海默病（Alzheimer disease，AD）等疾病。应定期体格检查，加强身体锻炼，合理应用激素类药物，以利于健康长寿。

【妇女常见病和恶性肿瘤的普查普治】

国家卫健委关于《贯彻2011－2020年中国妇女儿童发展纲要实施方案》中提出，对妇女开展疾病防治行动，加强对乳腺癌、宫颈癌、贫血等重大疾病的防治。继续实施并逐步扩大农村妇女乳腺癌、宫颈癌检查及预防艾滋病、梅毒和乙肝母婴传播等重大公共卫生服务项目。

健全妇女保健网络，定期对育龄妇女进行妇女常见病及良恶性肿瘤的普查普治工作。35岁以上妇女，每1～2年普查一次，中老年妇女以防癌为重点，做到早期发现、早期诊断及早期治疗，提高妇女生命质量。针对普查结果，制定预防措施，降低发病率，提高治愈率，维护妇女健康。

普查工作具体要求：①普查人员应掌握妇科常见病诊断治疗的基本知识和技术，并在普查前接受必要的业务培训；②普查对象的确定，已婚妇女、未婚大龄妇女或有性生活的女青年均应定期参加体检，一般每2年普查一次；③普查场所应选在各级医疗保健机构内，或在普查单位的卫生所。

普查的内容和方法：①以健康教育的方式向普查对象宣传妇女保健知识、妇女病普查目的和意义等；②询问病史，包括月经史、孕产史、既往史、家族史；③妇科检查，阴道分泌物检查及宫颈细胞学检查；④进行常规乳房检查，并教会妇女自我检查乳腺的方法，有助于乳腺癌的早期发现；⑤对妇科检查可疑者应行 B 型超声检查，有条件地区可定期检查。

【计划生育技术指导】

开展计划生育技术咨询，普及节育科学知识，以妇女为中心，大力推广以避孕为主的综合节育措施。指导育龄夫妇选择安全有效的节育方法，以降低非意愿妊娠，而且屏障式避孕措施还能预防性病的传播。人工流产只能作为避孕失败后的最后补救手段，不应作为避孕措施。保证和提高节育手术质量，减少和防止手术并发症的发生，确保手术者安全与健康。

【妇女劳动保护】

（一）基本任务与主要内容

我国政府十分重视保护职业妇女的健康。在职业性有害因素作用下，妇女的生殖器官与生殖功能均可能受到影响，并可通过妊娠、哺乳等方式影响胎儿、婴儿的健康。目前，我国已建立较为完善的职业妇女劳动保护的法律法规，如 1988 年颁布实施《女职工劳动保护规定》，1990 年颁布与之配套的《女职工禁忌劳动范围规定》，1992 年与 1995 年又相继出台《中华人民共和国妇女权益保障法》与《中华人民共和国母婴保健法》等多部法律，标志着我国职业妇女劳动保护工作已进入了法治阶段。

职业妇女劳动保护的基本任务是：防止职业性有害因素对女工健康的危害，尤其是对生殖健康的负面影响，保障女工健康、高效地从事劳动工作并孕育健康的后代。

职业妇女劳动保护的主要内容有：根据妇女生理特点合理安排妇女劳动；改善劳动环境，为妇女参加各项劳动创造条件；确定女工特殊生理时期具体的保护措施；宣传和普及妇女劳动保护知识等。

（二）职业妇女劳动保护措施

由于女性机体的生理解剖特点，对某些职业性有害因素具有更强的敏感性。另外，女性在特殊的生理时期，如月经期、孕期、产期、哺乳期及绝经过渡期时，由于机体生理功能发生改变，对一些有害因素的敏感性增强，职业性损害相对加重。因此，除了一般的劳动保护措施外，按照法律规定，还需采取一些特殊的劳动保护措施。

1. 合理安排劳动　组织劳动时应考虑到男女性别差异，有些工种不适宜于女性。1990 年，我国原劳动部颁布《女职工禁忌劳动范围的规定》，明确规定全体女职工禁忌参加的劳动有：矿山井下作业（不包括临时性的工作，如下矿井进行治疗和抢救等），森林业伐木、运送及流放木材的作业，连续负重（指每小时负重次数在 6 次以上）每次超过 20kg；间断负重每次超过 25kg 的作业等。另外，应分别制定劳动考核指标，做到男女分工合理。

2. 妇女各期的劳动保健

（1）月经期　女职工在月经期不得从事重体力劳动及高空、高温、冷水、野外作业以及接触有毒物质而无防护措施的作业。对经期痛经严重者和经量过多或过少者，经医生诊断可给予 1～2 天的假期。

（2）孕前期与妊娠期 ①对已婚待育的女职工禁忌从事接触高浓度铅、汞、苯、镉的作业。②对已确定妊娠者，禁忌从事以下工作：工作中接触具有胚胎毒性作用及致癌作用的化学物质，强烈的全身震动或放射线工作，接触有毒物质浓度超过国家卫生标准的作业。③对怀孕满7个月后应适当减轻工作量，且不得安排夜班劳动，不能胜任原劳动的，要予以减轻或安排其他岗位。④任何单位不得在女职工妊娠期、分娩期、哺乳期降低或停发其基本工资，更无权解除劳动合同；⑤对有两次以上自然流产史、现又无子女的女职工，应暂时调离可能引起流产的岗位。

（3）产期 女职工顺产假为98天，其中产前休假15天，难产者增加产假15天；生育多胞胎者，每多生育一个婴儿，增加产假15天；产假是按自然天数计算，包括法定节假日；休产假不能提前或推后；女职工执行计划生育者，可按本地区规定适当延长产假。

（4）哺乳期 绝大多数化学物质可经乳汁排泄，故哺乳期女工不得从事接触有害化学物质的工作。哺乳时间为1年，期间不得安排夜班及加班；用人单位应当在每日的劳动时间内为哺乳期女职工安排1小时哺乳时间；多胎生育的，每多哺乳一个婴儿，每日多增加1小时哺乳时间。

（5）流产后 《女职工劳动保护规定》第8条第1款规定："女职工怀孕流产的，其所在单位应当根据医务部门的证明，给予一定时间的产假。"具体时间可根据各地各行业规定或由所在单位酌情考虑。原劳动部《关于女职工生育待遇若干问题的通知》中规定：女职工怀孕未满4个月流产时，享受15天产假；怀孕满4个月以流产时，给予42天产假。

（6）节育手术后 原卫生部颁布《关于检发"节育手术常规"的通知》国卫字（1984）1号文件规定：①放置宫内节育器，自手术之日起休息2天，手术后一周不做重体力劳动；②取宫内节育器，当日休息1天；③单纯输卵管结扎，休息21天。

考点提示

妇女劳动保护内容。

知识链接

女性医务人员的职业危害

近年来，在麻醉性气体对医务人员健康的影响方面进行了大量的流行病学调查研究。最常用的麻醉性气体有氧化亚氮（笑气）、氟烷，少数使用氨氟醚。调查结果表明，接触麻醉性气体的女医务人员有不孕、自然流产增加的趋势，并且其子女先天性畸形发生率也高。此外，麻醉师及麻醉护士的新生儿出生体重低、性比异常（女婴较多）和围产期死亡增加。就目前的资料还不能下肯定的结论，但损害的趋势是存在的。

接触抗癌药，如环磷酰胺、长春新碱、多柔比星（阿霉素）、博来霉素、达卡巴嗪和洛莫司汀的医务人员，外周血淋巴细胞姐妹染色单体交换发生率和染色体异常的发生率增加。接触消毒剂（甲醛）、抗生素和汞（牙科医护人员）可引起接触性皮炎。此外，医务人员接触风疹病毒、巨细胞病毒、单纯疱疹病毒以及肝炎、腮腺炎、麻疹的机会多，这些均可通过胎盘造成先天感染。

【女性心理保健】

健康的心理对妇女的身心健康有不可忽视的意义，尤其对女性度过一生中几个特定的时期更重要。

（一）月经期心理卫生

月经初潮来临，生理发生的巨大变化会造成少女困惑、焦虑和烦躁，这需要对少女进行适当的性教育。月经周期中激素水平变化可能和相应的情绪变化有关，在经前期雌激素水平低时，情绪常消极；经期前后的乏力、烦躁不安、嗜睡、少动为常见的心理行为症状，需适当运动加以放松。另外，生活方式改变、环境变迁、工作紧张等引起的情绪障碍，也可导致月经周期混乱和闭经。

（二）妊娠期和分娩期心理卫生

孕妇最常见心理问题为焦虑或抑郁状态（对妊娠、分娩、胎儿和产后等方面的关系或担心），这时的心理卫生保健重点是充分休息，进行心理咨询和心理疏导。

分娩期常见的心理问题是不适应心理（对于环境陌生和对分娩的紧张），紧张、焦虑心理（担心新生儿有缺陷、分娩不顺利），恐惧心理，依赖心理。因此，在分娩过程中，医护人员要耐心安慰产妇，提倡开展家庭式产室，有丈夫或家人陪伴，以消除产妇的焦虑和恐惧。

（三）产褥期心理卫生

产妇在产后两周内特别敏感，情绪不稳定，具有易受暗示和依赖性强等特点。常见的心理问题是焦虑和产后抑郁，而心理因素可直接兴奋或抑制大脑皮质，刺激或抑制催乳素及缩宫素释放，影响母乳喂养。此期的心理保健要依靠家人和社区妇幼保健人员及时了解产妇的心理需要和心理问题，鼓励进行母乳喂养和产后锻炼，并进行心理疏导。

（四）辅助生育技术相关的心理卫生

人工授精解决男性不育问题，其中使用供体的精子前需经已婚夫妻双方同意，要求他们签署知情同意书。孩子出生后，应保护妇女和孩子的利益，不得歧视他们。体外受精解决妇女因输卵管堵塞而引起的不育问题，体外受精的成功率目前仍较低，可能导致多胎妊娠，导致孕妇的病患率和死亡率增加，而且这些妇女还承受着为丈夫传宗接代的心理压力，所以要密切观察她们的身心健康。

（五）绝经过渡期及老年期心理卫生

绝经过渡期及老年期妇女雌激素水平显著降低，易引起神经体液调节紊乱，导致绝经前后的心理障碍。主要表现为抑郁、焦虑及情绪不稳定、身心疲劳、孤独、个性行为改变，随着机体逐步适应，内分泌环境重新建立平衡，这些心理反应也会逐渐消失。必要时加强心理咨询、健康教育和激素替代疗法，并鼓励从事力所能及的工作，增加社会文体活动。

（六）与妇科手术有关的心理问题

1. 行子宫、卵巢切除手术的心理问题 由于受术者对卵巢、子宫的功能认识不足，当因病需切除子宫和（或）卵巢时容易产生许多顾虑，担心自己女性形象受损，自我完整感丧失，担心会影响夫妻性生活等，患者会表现出情绪低落、苦闷、抑郁。对受术者应重视术前心理咨询，向患者说明手术的必要性及方法，告知术后不会影响夫妻生活，也不会改变妇女形象，可定期补充适当的性激素类药物，还要做好患者丈夫和家属的工作，多方面减轻患者的压力和精神负担。

2. 行输卵管结扎术的心理问题 绝育手术是通过结扎输卵管，使卵子和精子无法相遇，达到永久性避孕的目的，并不影响卵巢功能和夫妻间的性生活。但行绝育手术的女性多为健康个体，对手术容易产生恐惧、疼痛、怕出现手术后遗症的心理。因此，术前应仔细检查受术者有无神经衰弱、癔症等心理疾病，并告知手术原理，缓解其不良心理反应。

【生殖健康与妇女保健】

（一）生殖健康的概念

生殖健康（reproductive health）的概念在 1994 年 4 月由世界卫生组织正式定义，于 1994 年 9 月在埃及开罗召开的国际人口与发展大会（ICPD）上获得通过，并将生殖健康的概念写入该会通过的行动纲领中。WHO 给予生殖健康的概念为：在生命所有各个阶段的生殖功能和生命全过程中，身体、心理和社会适应的完好状态，而不仅是没有疾病和虚弱。

生殖健康的要点包括：①以人为中心，生殖健康把保护妇女健康提到人权水平，把提高妇女地位作为先决条件；②以服务对象的需求为评价标准，保健工作不是单纯通过生物医学等技术手段，而是通过增强妇女权利和提高妇女地位，最终达到降低死亡率和人口出生率的目标；③强调安全和满意的性生活；④强调社会参与和政府责任，生殖健康的落实需要人们的广泛参与，需要社会各团体、各部门的协调，政府要给予政策支持和保证；⑤涉及学科广，包括生物医学、心理学、社会学、人类学、伦理学等学科领域。

（二）生殖健康与妇女保健

妇女承担着繁衍后代的重要任务，生殖系统功能较复杂，且受社会文化、习俗等诸多因素影响，在生殖健康方面承担的风险和责任要比男性大得多。具体表现在以下方面。

（1）妇女承担着生殖过程的最大负担，生殖系统患病的概率远高于男性。主要由于：①妇女生殖系统的解剖和生理特点，使其易发生妇科疾病；且性交时生殖道黏膜暴露面大，更易患性传播疾病；②妇女是计划生育措施的主要对象，要承担这些措施带来的副作用和并发症；③如不避孕或避孕失败，妇女将承受意外妊娠和流产（包括不安全流产）造成的后果；④妇女在妊娠和分娩后易发生并发症。

（2）在某些地区，妇女社会地位低下，在两性问题上常处于被动地位，患病后，特别是生殖系统的疾病，较少能够及时治疗。

（3）许多传统陋习，如早婚、早育及非洲流行的女阴环切术等，均严重损害妇女的生殖健康。

妇女的生殖健康强调通过加大妇女权力、提高妇女地位，以达到保护人类生殖健康、降低人口死亡率的目标。在维护生殖健康的目标下，做好生育调节和安全顺利地完成生育任务，提供妇女一生各个阶段的身体、心理、社会等方面的保健服务。

（三）妇女生殖健康基本范畴

从生殖健康的定义和内容可以看出，生殖健康已不仅是生物医学的概念，而是扩大到了社会科学的范畴。生殖保健服务是实现生殖健康的手段，强调服务对象的需求、参与、选择和责任是生殖健康的特点。

妇女生殖健康基本保健范畴为：计划生育技术指导；产前与产后保健、安全分娩的教育与服务；不孕症与人工流产的预防和治疗；生殖系统感染、性传播疾病等生殖健康问题的治疗；关于性行为、生殖健康的教育和咨询；对妊娠、分娩、流产并发症、生殖系统癌症、乳腺癌及性传播疾病的诊断和治疗。

随着生殖健康概念的提出，要求在生命所有各个阶段的生殖功能和生命全过程中，身体、心理、社会适应的完好状态，这就要求妇女生殖健康的内容不应局限在育龄期妇女，而应扩展到女性成长的各个阶段。

扫码“学一学”

第三节　妇女保健统计指标

妇女保健统计指标能够客观反映妇幼保健工作的水平，评价保健工作的质量和效果，同时也为进一步制定妇女保健工作计划、指导妇女保健工作的实施和科研提供科学依据。

（一）妇女常见病筛查的常用统计指标

（1）妇女常见病筛查率 $= \dfrac{\text{该年该地区妇女常见病实查人数}}{\text{某年某地区妇女常见病应查人数}} \times 100\%$

（2）妇女常见病患病率 $= \dfrac{\text{该年该地区妇女常见病患病总人数}}{\text{某年某地区妇女常见病实查人数}} \times 10\text{ 万}/10\text{ 万}$

（3）妇女病治愈率 $= \dfrac{\text{治愈例数}}{\text{患妇女病总例数}} \times 100\%$

（二）孕产期保健指标

1. 孕产期保健工作统计指标

（1）早孕建册率 $= \dfrac{\text{辖区内孕 13 周之前建册并进行第一次产前检查的孕妇人数}}{\text{该地该时间段内活产数总数}} \times 100\%$

（2）产前检查率 $= \dfrac{\text{期内产前检查总人数}}{\text{期内活产总数}} \times 100\%$

（3）产后访视率 $= \dfrac{\text{期内接受产后访视的产妇数}}{\text{期内活产总数}} \times 100\%$

（4）住院分娩率 $= \dfrac{\text{期内住院分娩活产数}}{\text{期内活产总数}} \times 100\%$

2. 孕产期保健质量指标

（1）高危孕妇发生率 $= \dfrac{\text{期内高危孕妇数}}{\text{期内孕（产）妇总数}} \times 100\%$

（2）产后出血率 $= \dfrac{\text{期内产后出血人数}}{\text{期内产妇总数}} \times 100\%$

（3）产褥感染率 $= \dfrac{\text{期内产褥感染人数}}{\text{期内产妇总数}} \times 100\%$

（4）剖宫产率 $= \dfrac{\text{期内剖宫产活产数}}{\text{期内活产总数}} \times 100\%$

（5）会阴侧切率 $= \dfrac{\text{期内会阴侧切产妇人数}}{\text{期内阴道分娩产妇总数}} \times 100\%$

3. 孕产期保健效果指标

（1）孕产妇死亡率 $= \dfrac{\text{年内孕产妇死亡数}}{\text{年内活产总数}} \times 10\text{ 万}/10\text{ 万}$

（2）围产儿死亡率 $= \dfrac{\text{孕 28 足周以上死胎数} + \text{生后 7 天内新生儿死亡数}}{\text{孕 28 足周以上死胎数} + \text{活产数}} \times 1000‰$

（3）新生儿死亡率 $= \dfrac{\text{期内出生后 28 天内新生儿死亡数}}{\text{期内活产数}} \times 1000‰$

（4）早期新生儿死亡率 $=\frac{\text{期内出生后 7 天内新生儿死亡数}}{\text{期内活产数}}\times 1000‰$

（三）计划生育技术统计指标

（1）人口出生率 $=\frac{\text{某年出生人数}}{\text{该年平均人口数}}\times 1000‰$

（2）人口死亡率 $=\frac{\text{某年死亡人数}}{\text{该年平均人口数}}\times 1000‰$

（3）人口自然增长率 $=\frac{\text{年内人口自然增长数}}{\text{同年平均人口数}}\times 1000‰$

（4）出生人口性别比 $=\frac{\text{出生男婴数}}{\text{出生女婴数}}$

（5）出生人流比 $=\frac{\text{期内人工流产总例数}}{\text{同期活产总数}}$

（6）计划生育手术并发症发生率 $=\frac{\text{期内该项计划生育手术并发症发生例数}}{\text{同期某项计划生育手术总例数}}\times 100\%$

目标检测

选择题

A1/A2 型题

1. 我国原劳动部颁布的《职工禁忌劳动范围》中明确规定了全体女职工禁忌参加的劳动工种，下列不属于其范围的是

A. 矿山井下作业

B. 森林业伐木、运送及流放木材的作业

C. 连续负重每次超过 20kg 的作业

D. 间断负重每次超过 25kg 的作业

E. 下矿井进行治疗和抢救的护士

2. 关于孕期的劳动保护，下列正确的是

A. 妊娠满 7 个月后，不得安排夜班劳动

B. 妊娠满 6 个月后，不得安排夜班劳动

C. 临近预产期时，不得安排夜班劳动

D. 妊娠满 8 个月后，不得安排夜班劳动

E. 妊娠期不得安排夜班劳动

3. 以下说法正确的是

A. 产假是按自然天数计算，不包括法定节假日

B. 女职工的产假为 100 天，其中产前休假 15 天

C. 难产者增加产假 15 天，多胎生育者，每多生育一个婴儿，增加产假 15 天

D. 怀孕不满 4 个月流产时，给予一周的产假

E. 怀孕满 4 个月以上流产时，给予一个月的产假

4. 下列选项不属于妇女保健行政组织机构的是

A. 中国疾病预防控制中心妇幼保健中心

B. 国家卫生健康委员会设置妇幼健康服务司（简称妇幼司）

C. 省级（直辖市、自治区）卫生和计划生育委员会下设妇幼健康服务处（简称妇幼处）

D. 市（地）级卫生和计划生育委员会内设妇幼健康科或预防保健科

E. 县（市）级卫生和计划生育委员会设有妇幼健康科或预防保健科

A3/A4 型题

（5～7 题共用题干）

患者，女，26 岁，在药厂工作，婚后半年，一直坚持用避孕套，于 4 月 25 日套破，造成精神紧张，害怕意外怀孕。现已停经 50 天，尿妊娠试验阳性，要求人流。丈夫体健，每日抽烟 3 包。

5. 对于新婚不久的王女士，不宜采用的避孕措施有

A. 口服避孕药　　B. 输卵管结扎术　　C. 男性避孕套

D. 女性避孕套　　E. 自然避孕法

6. 下列有关人流的说法，正确的是

A. 按照国家规定，王女士可享有 15 天的产假

B. 按照国家规定，王女士可享有 42 天的产假

C. 人流是一种有效的避孕方法

D. 根据停经周数，应对王女士采用钳刮术进行人流

E. 根据停经周数，可对王女士进行药物流产

7. 半年后，王女士准备怀孕，前来咨询，下列说法不正确的是

A. 首先对王女士及大夫进行身体检查

B. 建议王女士的大夫戒烟、戒酒，锻炼身体

C. 建议王女士调换到对身体影响相对较小的岗位

D. 确定怀孕，即可调离夜班岗位

E. 注意外阴部的清洁，尤其是性生活前

X 型题

8. 国家卫生行政部门针对分娩期保健提出“五防、一加强”，“五防”指的是

A. 防出血　　B. 防感染　　C. 防滞产

D. 防产伤　　E. 防窒息

9. 为提高母乳喂养，WHO 提出促进母乳喂养的措施中，包括以下哪几项

A. 向所有卫生保健人员常规传达母乳喂养政策

B. 向所有孕妇宣传母乳喂养优点

C. 协助产妇分娩后半小时内即开始喂奶

D. 除医疗上需要外，只喂母乳，不给新生儿任何其他食品和饮料

E. 实行母婴同室

（张　露）

扫码“练一练”

第十三章

妇科手术患者的护理

学习目标

知识要点

1. 掌握妇科手术患者术前和术后的护理措施。
2. 熟悉妇科手术患者术前和术后护理评估的内容。

技能要点

1. 能指导患者正确配合术前各项准备及术后护理。
2. 能为患者进行术前术后的健康宣教。

手术对于妇科疾病的治疗非常重要。妇科手术依据手术途径可分为妇科腹部手术与外阴、阴道手术；根据手术急缓程度可分为择期手术、限期手术、急症手术。近年来，随着科技的发展，宫腔镜和腹腔镜凭借其创伤小、恢复快的优点，已逐渐被广大妇科医生和患者接受。不管是传统的手术还是腔镜手术，充分的术前准备可以最大限度地保证手术安全，让患者能以最好的状态迎接手术；精心的术后护理可以减轻患者的痛苦与不适，防止术后并发症的发生，利于患者早日康复。

第一节　妇科手术前的护理

扫码"学一学"

案例

患者，女性，49岁，以"经期延长2年，反复排尿困难半年"为主诉入院。临床表现：入院前2年无明显诱因出现经期延长，由原来的7天延长至10～15天，月经周期、经量无明显改变，半年前出现排尿困难，伴尿频、尿急，需按压腹部方可排出。查体：T 36.2℃，P 80次/分，R 18次/分，Bp 145/92mmHg，辅助检查彩超提示子宫增大，大小109mm×90mm×92mm，肌层内见稍低回声结节77mm×87mm×76mm。入院后完善相关检查，诊断为：子宫肌瘤。因患者无生育要求，且无明显手术禁忌，拟明日上午行"开腹子宫次全切除术＋双侧输卵管切除术"。

请思考：

1. 如何为该患者实施术前护理？
2. 该患者术后的护理要点是什么？

【护理评估】

1. 健康史 了解患者年龄、民族等一般情况、月经史、婚育史、药物过敏史、既往疾病史、手术史、饮食习惯以及近期有无月经来潮，评估其对手术的影响。了解本次发病的时间、病情变化、既往治疗方法和效果、可能的手术名称和患者目前需要解决的主要问题。

2. 身心状况

（1）身体评估 测量患者的生命体征，评估患者的一般状况、营养状况及心、肝、肾、肺等重要脏器的功能，评估这些因素对手术的影响。

（2）辅助检查 行血、尿、粪常规检查，凝血功能，肝肾功能、激素水平测定，血型、血交叉试验，心电图，腹部B超、妇科彩超等检查；评估患者心、肺、肝、肾等重要器官的功能。

（3）社会心理状况 一般而言，患者会因担心手术风险及术后效果产生焦虑、恐惧、无助的心理。如一些患者会担心术后性生活满意度下降、夫妻关系紧张、丧失女性特征等。此外，外阴、阴道手术的患者由于手术部位涉及其隐私，易出现害羞的心理（未婚女性更为明显），相对腹部手术患者有更多顾虑。

【护理问题】

1. 焦虑 与住院、担心手术能否顺利及术后康复有关。

2. 知识缺乏 缺乏疾病、手术、术后相关知识。

【护理目标】

（1）患者焦虑消失或程度减轻。

（2）患者对疾病相关知识、手术前后护理配合有一定了解，可以很好配合术前准备，可正常进行手术。

【护理措施】

扫码“看一看”

1. 术前准备

（1）完善术前检查 遵医嘱完善术前必要的检查如血、尿常规，肝功能，肾功能，出凝血时间、血型、血交叉等。遵医嘱进行药物敏感试验，并在病历上做好记录，如有阳性应及时报告医生。术前1天测量体温、脉搏、呼吸4次，如果患者出现发热、脉搏或血压异常和月经来潮等情况应及时报告医生。如需推迟手术，应向患者及家属说明原因，取得患者及家属的理解。

（2）肠道准备 根据手术方式遵医嘱在术前1天或3天进行肠道准备。主要目的是：①让肠道空虚、利于暴露手术视野、减轻或防止术后肠胀气；②防止手术时麻醉药物松弛肛门括约肌致粪便污染手术台；③为可能涉及肠道的手术做好准备。

1）一般手术 如子宫全切、附件切除等手术，术前1天进食易消化的食物，术前8小时禁食，4小时禁饮。术前1天灌肠1～2次或用缓泻剂，待患者排出清水样便即可。若怀疑异位妊娠者，术前禁止灌肠，可用开塞露纳肛。

2）可能涉及肠道的手术 如卵巢癌有肠道转移行肿瘤减灭术者，术前3天进食无渣半流质饮食，并按医嘱给肠道抗生素。术前1天进食流质饮食，并行清洁灌肠，直至排出的灌肠液中无大便残渣，或以口服缓泻剂代替灌肠，老年、体弱者要根据个体反应性，选择用量，防止脱水。

（3）皮肤准备　术前1天应沐浴、更衣、剪指（趾）甲、去化妆品等。

1）妇科腹部手术区域的备皮范围　上自剑突下，两侧至腋中线，下达两大腿上1/3处以及外阴部的皮肤，尤其要注意脐孔要彻底清洁，可用液体石蜡或过氧化氢仔细擦洗脐孔后再用酒精擦净。

2）外阴、阴道手术区域的备皮范围　上至耻骨联合上10cm，下至肛门以下10cm，包括腹股沟、外阴和大腿上1/3处。

（4）阴道准备　对于子宫全切的患者，为了防止病原体经阴道侵入手术部位，术前三天需用消毒液进行阴道冲洗，每天1～2次。阴道出血者改用消毒液擦洗阴道，每天1次。手术晨再用消毒液行阴道消毒，特别注意宫颈和穹隆部位的消毒，消毒后用大棉签蘸干。

（5）膀胱准备　妇科腹部手术时为避免术中损伤充盈的膀胱，术前放留置尿管并保持引流通畅。外阴、阴道手术的患者在去手术室前嘱患者排空膀胱；手术中膀胱充盈时随时导尿，术毕按需要安放留置导尿管。

（6）休息与镇静　为患者提供安静、舒适的环境，保证患者休息。术前1天，夜班护士巡视病房时应了解患者的睡眠情况，按医嘱予镇静药物。

（7）术前交接　①术前一天将手术通知单和麻醉通知单送交手术室；②术晨检查患者的活动义齿、发夹、首饰等是否已取下，了解患者皮肤情况；③认真核对患者病历资料和手术标记，备好患者去手术室携带的物品，如病历，术中用药等；④送患者至手术室，与手术护士核对交接。

（8）根据患者手术种类和麻醉方式，铺好麻醉床，准备好心电监护仪，负压吸引器及各种急救物品。

2. 心理护理　热情接待入院患者，做好入院宣教，介绍负责患者的医生和责任护士，及时解答患者的疑问。用浅显易懂的言语、资料或图片介绍相关疾病的医学知识，纠正错误观念，让患者了解手术目的、手术前后的注意事项，尽可能地满足或给予比较满意的解释。同时，在不影响治疗护理的前提下，尊重患者的信仰和习惯，鼓励患者说出自己的感受，及时充分了解患者的担忧和需要，共同探讨适合于个体的缓解心理应激的方法，从而减轻患者的心理应激。此外，向家属进行健康宣传，争取他们的支持和配合。

3. 健康教育　术后患者常因切口疼痛不愿意咳嗽和翻身，因此，术前要指导患者进行适应性功能锻炼，教会患者胸式深呼吸运动和有效的咳嗽方法。指导患者双手按住切口两侧，限制腹部活动的幅度，以胸式呼吸用力咳嗽，让患者反复练习，直到掌握为止；教会患者在别人的协助下床上翻身、肢体运动的方法，以利于术后的康复。教会患者在床上使用便器，以免术后因不习惯床上排尿而发生排尿困难。根据患者手术方式，讲解术后可能出现的不适、恢复时间、应对措施及注意事项。教患者一些行为应对策略，以应对术后疼痛，如放松练习，注意力分散技术。

知识拓展

妇科手术备皮

手术患者不必常规去除毛发，除非毛发密集在切口或周围干扰手术进行时需要。尽可能用无损伤性剃毛刀备皮，建议采用脱毛剂或剪毛器去除毛发，以免刮毛、剃毛时损伤皮肤，增加感染机会。此外，有资料显示备皮时间离手术时间越近，感染率越低，术前即刻备皮者的伤口感染率明显低于术前 24 小时备皮者。

第二节　妇科手术后的护理

扫码“学一学”

【护理评估】

1. 健康史　当患者术后返回病房，责任护士应与麻醉师认真交接。了解患者手术过程中的情况，有无特殊表现，并详细阅读手术记录；了解手术种类和范围，麻醉方式及效果，患者在手术过程中生命体征，有无输血、用药、出现并发症等。

2. 身心状况

（1）身体评估　评估患者生命体征：血压状况，应与术前、术中比较；呼吸的频率、深度；脉搏的节律和力度；体温的变化。观察患者的神志及麻醉恢复的情况。评估皮肤的颜色和温度。评估患者术后疼痛的部位、性质、程度，给予针对性的护理。了解引流管的放置部位和作用，观察引流管是否固定、通畅，评估引流液的质、色和量，是否有异味等。了解手术中是否有腹腔内用药。

（2）辅助检查　血常规、尿常规、B 型超声等相应术后必要的检查。

（3）社会心理状况　了解患者对术后的感觉，评估患者有无出现紧张、焦虑的情绪，了解患者有无家属或丈夫陪伴。

【护理问题】

1. 疼痛　与手术创伤有关。

2. 自理能力缺陷　与手术及术后输液、安置各种引流管有关。

3. 潜在并发症　感染、出血。

【护理目标】

（1）患者疼痛消失或缓解。

（2）患者自理能力逐渐恢复。

（3）患者术后未出现感染、出血等并发症。

【护理措施】

1. 一般护理

（1）营养及饮食　一般手术后的患者，术毕返回病房，观察 6 小时后可进流质饮食，但要避免产气食物如豆浆、牛奶，待肛门排气以后，改流质为半流质饮食，以后逐步过渡到普通饮食。食物的选择尽量进食营养丰富、易消化、高热量以及富含维生素的食物。不能进食或进食不足期间，应静脉补充液体和电解质，必要时给静脉营养支持。

（2）休息与活动 为患者提供安静、舒适、空气清新的休息环境。每2小时协助卧床患者翻身1次，生命体征平稳后按循序渐进的原则，鼓励患者进行活动。活动时注意防止患者尤其是老年患者发生体位性低血压而导致跌倒。

（3）排便护理 经外阴或阴道手术后的患者，为了预防伤口感染和促进伤口愈合会延迟术后首次排便的时间，一般术后5天内进少渣半流质饮食，按医嘱口服抗生素和服用复方樟脑酊，以抑制肠蠕动、控制大便，保证5天内无大便。术后第5天即可行少渣饮食和服用缓泻剂，软化粪便，避免因排便困难而增加伤口的张力，影响伤口愈合。

2. 病情监测 监测患者的生命征。心电监护，通常每15～30分钟监测一次血压、脉搏和呼吸，至少监测6次；平稳后，改为每4～6小时测1次；24小时以后，每天测4次，3天后无异常每天测1次。此外，应注意患者意识、面色等变化，若有异常或提示内出血，应增加监测的次数。如有异常应及时报告医生。

3. 体位 腹部手术患者根据手术麻醉的方式决定体位。全麻未清醒的患者去枕平卧，头偏向一侧，保持呼吸道通畅，防止呕吐物、分泌物呛入气管引起窒息或吸入性肺炎，清醒后根据患者需要选择卧位。硬膜外麻醉的患者可垫枕平卧6～8小时，以防血压波动，血压稳定后可取半坐卧位。腰麻的患者去枕平卧至少6小时，使封闭麻醉针孔的血凝块不易脱落，减少脑脊液从压力过高的蛛网膜下腔通过未封闭的麻醉穿刺孔流至硬膜外间隙，减缓颅内压降低而导致的头痛。患者情况稳定后，术后第一天可采取半坐卧位，以利于腹腔、盆腔引流，避免对膈肌的激惹，减少对脏器刺激；降低腹部切口张力，减轻疼痛；有利于呼吸、咳嗽、排痰，减少术后肺部并发症。无论采取何种卧位，都应注意在保证患者舒适的情况下，定时给患者翻身、协助肢体活动，以促进术后恢复。

外阴、阴道手术患者根据手术种类选择不同体位。如：子宫脱垂、阴道前后壁修补或会阴修补术后的患者，宜采取仰卧位以降低外阴、阴道的张力，禁止半卧位；处女膜闭锁及子宫先天性无阴道的患者，术后采取半卧位或头高足低位，以利于经血的排出；尿瘘修补术后患者，应根据瘘孔的位置决定体位，避免尿液浸泡伤口影响愈合；外阴癌患者，术后应取平卧外展屈膝位，在腘窝垫一软垫，以减低腹股沟及外阴部的张力，以利于伤口的愈合。

> **考点提示**
> 采取相应体位的原因。

4. 管道护理 保持引流管固定、通畅，保持引流管周围皮肤清洁、干燥，观察引流物的色、量、质，做好记录，做好管道标记。遵医嘱保留腹腔或盆腔留置管时间。一般在24小时内负压引流液不超过200ml。若量多且色鲜红，要警惕内出血。留置尿管一般保留24～48小时，若是广泛性子宫切除和盆腔淋巴结清扫的患者，术后尿管留置延长至10～14天。留置期间要保持外阴清洁，鼓励患者多饮水，以防泌尿道逆行感染，此外，还应注意尿液的量、质、色，以判断有无输尿管及膀胱的损伤。拔除导尿管前应适时进行夹闭，进行膀胱功能锻炼，拔除尿管后要协助患者排尿，以观察膀胱功能恢复情况。

> **考点提示**
> 留置尿管保留时间。

5. 切口的护理 保持手术区域的清洁干燥，是保证切口良好愈合的关键。应观察切口有无渗血、是否干燥。此外，阴道手术还应观察有无阴道流血及阴道分泌物的色、质、量，来判断阴道切口的愈合情况。

6. 保持外阴清洁 每日擦洗外阴2次。对外阴包扎和阴道内填塞有纱布的患者，护士要详细交班，纱布应按时（一般在术后12~24小时）取出，取出时应注意清点数目，观察有无出血，并做好记录。

7. 疼痛缓解 对患者的疼痛进行评分，指导患者正确使用镇痛泵，指导患者放松练习、注意力分散等技术，以减轻疼痛。术后护理操作尽量集中进行，减少移动患者。根据病情调整体位，以降低伤口张力。告知患者和家属，说出所经受的疼痛。必要时使用药物止痛。

8. 并发症的预防 妇科手术患者术后有发生术后并发症的危险，应做好防护措施。①腹胀：鼓励患者及早下床活动，热敷腹部、肛管排气、针灸等措施刺激肠蠕动，必要时注射新斯的明。②尿潴留：鼓励患者坐位排尿、下腹部热敷、诱导排尿等，上述措施无效者予以导尿，但一次导尿量不要超过1000ml，以免患者因腹压骤降引起虚脱。③下肢静脉血栓：术后应指导患者在床上活动下肢，如骑自行车式锻炼或踝关节背伸屈曲运动，必要时遵医嘱使用抗凝的药物。

9. 心理护理 妇科手术常常使妇女感到抑郁。如作为女性特征的子宫，其丧失比腹腔内其他器官的丧失对妇女的影响更大。一般患者虽然十分在意这方面的问题，但很少会主动提问，护士应创造开放的环境鼓励患者说出自己的想法和感受，澄清错误观念，解答患者问题。此外，应鼓励患者的丈夫和家庭理解患者，在患者逐步适应的过程中保持耐心。

10. 健康教育 ①饮食规律，补充营养；②2周内避免用力地活动，以后逐步增加活动的强度，尽量避免骑脚踏车、久坐、盘腿以免盆腔充血，造成术后的不适。避免提举超过5公斤的重物，以减少筋膜的张力，有利于完全恢复；③1个月内避免性生活，若为全子宫切除术，禁性生活、避免重体力劳动3个月，以利阴道穹隆伤口愈合；④若有阴道出血、体温升高等其他不适，及时就医；⑤按医嘱准时随访，一般出院1个月后第一次随访；⑥鼓励患者尽快恢复正常生活。如有必要，建议患者咨询性功能治疗师。

目标检测

选择题

A1/A2 型题

1. 以下妇科腹部手术备皮范围正确的是

   A. 上自脐下，两侧至腋中线，下至阴阜

   B. 上自脐下，两侧至腋中线，下至阴阜及大腿上1/3

   C. 上自剑突下，两侧至腋中线，下至阴阜及大腿上1/3

   D. 上自剑突下，两侧至腋中线，下至大腿上1/3

   E. 上自剑突下，两侧至腋中线，下至大腿上1/2

2. 妇产科腹部手术术后24小时内，负压引流液一般不超过

   A. 100ml　　B. 200ml　　C. 300ml

   D. 400ml　　E. 500ml

3. 患者，女，56岁，行阴道前后壁修补术后，应采取以下哪项体位

A. 仰卧位　　B. 半坐卧位　　C. 侧卧
D. 膝胸卧位　　E. 头低足高位

4. 患者，女，45 岁，行广泛性子宫切除和盆腔淋巴结清扫术，术后尿管留置应为几天
A. 10～14 天　　B. 2～4 天　　C. 6～8 天
D. 10～15 天　　E. 7～10 天

X 型题

5. 以下哪些选项是妇科术前清洁肠道的目的
A. 便于术后恢复
B. 利于扩大手术视野
C. 防止术后肠胀气
D. 防止术中肛门括约肌松弛污染手术台
E. 为可能涉及肠道手术做好准备

（李　珍）

扫码“练一练”

第十四章

妇科常用护理技术

学习目标

知识要点

1. 掌握妇科常用护理技术的目的、适应证及护理要点。
2. 熟悉操作方法的要领。

技能要点

1. 学会进行各项妇科护理技术操作。
2. 能养成正确的护理行为意识。

第一节　会阴擦洗

扫码“学一学”

【目的】

会阴擦洗是妇产科临床工作中最常用的护理技术，通过会阴擦洗可以保持患者会阴部清洁，促使患者舒适，有利于会阴伤口的愈合，预防和减少生殖系统、泌尿系统的逆行感染。

【适应证】

适用于长期卧床患者、妇产科手术后留置导尿管的患者、会阴及阴道手术后患者、产后1周内的产妇、急性外阴炎患者、长期阴道流血的患者。

【物品准备】

（1）无菌会阴垫或橡皮布1块，消毒治疗巾1块。

（2）会阴擦洗盘1只。盘内放置无菌弯盘2只，无菌镊子或消毒止血钳2把，无菌棉球若干，无菌干纱布2块。冲洗壶1个，便盆1只。

（3）擦洗/冲洗液500ml（如0.05%聚维酮碘溶液或0.1%活力碘溶液或0.1%苯扎溴铵或1:5000高锰酸钾溶液）。

【操作方法】

（1）向患者说明以取得患者配合，嘱患者排空膀胱。用屏风遮挡患者，脱下一条裤腿，注意保暖，取膀胱截石位暴露外阴。

（2）将会阴擦洗盘放置床边，给患者臀下垫无菌会阴垫。用左手持镊子夹取干净的药液棉球，用右手持镊子从下方夹取棉球进行擦洗。擦洗顺序：第 1 遍自上而下，由外向内，先阴阜后大腿内上 1/3，然后大小阴唇，最后会阴及肛门周围。初步擦净会阴部的分泌物及血迹。

（3）第 2 遍以伤口为中心，由内向外，自上而下。1 个棉球限用 1 次，可根据患者伤口情况决定擦洗次数，直至擦洗干净。

（4）最后用干棉球或干纱布擦干，并换上清洁的会阴垫。

【护理要点】

（1）擦洗时动作轻稳，擦洗顺序清楚。

（2）在擦洗时应注意观察会阴伤口有无红肿、分泌物的性状、伤口愈合情况，如发现异常应向医生汇报，并配合处理。

（3）对留置导尿管的患者，应注意导尿管是否通畅，避免脱落或打结。

（4）每擦洗 1 个患者后护理人员应清洗双手，并注意最后擦洗伤口有感染的患者，以免交叉感染。

（5）擦洗溶液温度适中，冬天注意保暖。

（6）会阴擦洗每日 2 次，大便后应及时擦洗。

第二节　阴道灌洗

案例

患者，女，39 岁，已婚。以“月经量增多，经期延长 2 年，症状加重 6 个月”为主诉收入院。既往身体健康，月经史 $12\frac{4\sim5}{28\sim30}$。妇科检查：子宫前位，子宫增大如孕 5 个月，表面不规则。B 超提示多发性子宫肌瘤。手术方案行子宫全切除术。护士进行对其实施阴道灌洗等术前准备。

请思考：

1. 阴道灌洗的目的和适应证是什么？
2. 阴道灌洗的护理要点有哪些？

扫码“学一学”

【目的】

阴道灌洗有收敛、热疗、消炎的作用。可促进阴道血液循环，缓解局部充血，减少阴道分泌物，达到治疗炎症的目的。

【适应证】

阴道灌洗常用于各种阴道炎、宫颈炎的控制和治疗；子宫全切术前或阴道手术前的常规阴道准备，以防术后感染。

【物品准备】

（1）消毒灌洗筒、橡皮管、灌洗头、输液架、弯盘、阴道窥器、治疗巾或一次性中单、灌洗液、便盆、污物桶。

（2）灌洗溶液　0.025%碘附溶液、1:5000高锰酸钾溶液、生理盐水、2%～4%碳酸氢钠溶液、0.5%醋酸溶液、4%硼酸溶液等。

【操作方法】

（1）向患者说明以取得患者配合，嘱患者排空膀胱。用屏风遮挡患者，脱下一条裤腿，注意保暖，取膀胱截石位暴露外阴，臀下铺橡皮（或一次性）中单。

（2）根据患者病情配制灌洗液500～1000ml，将灌洗筒挂于距离床沿60～70cm的输液架上，排去管内空气，调节适宜温度（41～43℃）备用。

（3）操作者戴无菌手套，先用灌洗液冲洗外阴部，然后分开小阴唇，放置阴道窥器，将灌洗头沿阴道纵侧壁方向插入阴道达阴道后穹隆处开始灌洗。灌洗时轻轻旋转阴道窥器，灌洗头边冲洗边在阴道内上下左右移动使灌洗液能充分清洗到阴道整个部位。

（4）当灌洗液剩下约100ml左右时，夹紧橡皮管，拔出灌洗头和阴道窥器，再冲洗一遍外阴部，然后扶患者坐起，使阴道内残留的液体流出。

（5）用干纱布擦干外阴部，协助患者整理衣裤，下妇科检查床。

（6）撤离床单及整理用物。

【护理要点】

（1）灌洗液以41～43℃为宜，温度过低会使患者不舒服，温度过高则可使患者烫伤。

（2）灌洗袋与床沿距离不超过70cm，以免压力过大，水流过速，使液体和污物进入子宫腔或灌洗液与局部作用时间不足。

（3）灌洗头不易插入过深，灌洗时动作要轻柔，勿损伤阴道和宫颈组织。

（4）宫颈癌有活动性出血者，为防止大出血，禁灌洗，可行会阴擦洗。

（5）产后10天或妇产科手术2周后的患者，若合并阴道分泌物浑浊、阴道伤口愈合不良等，可行低位灌洗，灌洗筒与床沿距离不超过30cm，以免污物进入宫腔或损伤阴道伤口。

（6）无性生活史女性可用导尿管灌洗阴道，不能使用阴道窥器；月经期、产后10天内或人流术后宫颈内口未关闭、阴道出血者，不宜行阴道灌洗，以防逆行感染。

> **考点提示**
>
> 行低位灌洗，灌洗筒与床沿的距离。

第三节　会阴湿热敷

扫码“学一学”

【目的】

会阴湿热敷是利用热源和药物直接接触患区，改善局部血液循环，促进局部组织生长和修复，达到消炎、止痛、促进伤口愈合的目的。

【适应证】

适用于会阴部水肿、会阴血肿的吸收期、会阴伤口硬结及早期感染等患者。

【物品准备】

（1）消毒弯盘、镊子、消毒纱布、棉垫、橡皮布、治疗巾、常用溶液等。

（2）热敷药品　50%的硫酸镁、95%乙醇。

【操作方法】

（1）向患者说明以取得患者配合，嘱患者排空膀胱。用屏风遮挡患者，脱下一条裤腿，注意保暖，暴露热敷部位，臀下铺橡皮（或一次性）中单。

（2）进行会阴擦洗，局部清洁。

（3）把所需的热溶液倒入消毒盘内，将纱布浸透并拧至不滴水，然后用镊子将纱布放于水肿部位，外面再盖以棉垫。一般每 3～5 分钟更换热敷纱布 1 次，也可将热水袋放在棉垫外或红外线照射，一次热敷可持续 15～30 分钟。

（4）热敷完毕，移去敷布，观察热敷部位的皮肤，协助患者整理衣裤，并整理用物及床单。

【护理要点】

（1）会阴湿热敷前应进行会阴擦洗，使外阴局部伤口清洁。

（2）热敷面积是病损范围的 2 倍。

（3）湿热敷温度一般为 41～48℃，注意防止烫伤，对休克、虚脱、昏迷及术后感觉不灵敏的患者尤应警惕。

（4）在湿热敷的过程中，护士应随时评价热敷的效果，并为患者提供生活护理。

第四节　阴道或宫颈上药

【目的】

阴道及宫颈上药可使药物直接作用于局部炎性病变，在妇产科临床应用十分广泛。

扫码“学一学”

【适应证】

常用于各种阴道炎、宫颈炎或全子宫切除术后阴道残端炎症的治疗。

【物品准备】

（1）橡皮布、一次性垫巾、一次性手套、阴道灌洗用品、阴道窥器、长镊子、消毒干棉球、消毒长棉棍、带尾线的大棉球或纱布。

（2）药品

1）阴道后穹隆塞药　常用甲硝唑、制霉菌素等药片、丸剂或栓剂。

2）局部腐蚀性药物上药　常用 1% 甲紫、大蒜液、新霉素或氯霉素等。

3）腐蚀性药物上药　有 20%～50% 硝酸银溶液、20% 或 100% 铬酸溶液。

4）宫颈棉球上药　有止血药、消炎止血粉和抗生素等。

5）喷雾器上药　常用药物有磺胺嘧啶、呋喃西林等。

【操作方法】

（1）向患者说明以取得患者配合，嘱患者排空膀胱。用屏风遮挡患者，脱下一条裤腿，注意保暖，取膀胱截石位暴露外阴，臀下铺橡皮（或一次性）中单。

（2）患者仰卧于妇科治疗台上，先行阴道灌洗，用窥阴器暴露宫颈后，用长镊子夹取消毒干棉球擦拭宫颈及阴道穹隆的炎性分泌物，使药物直接接触炎性组织以提高疗效。

（3）根据病情及药物性状的不同，遵医嘱局部置药；溶液制剂（如20% ~50%硝酸银溶液）用长棉棍蘸少许药液涂于宫颈糜烂面，并插入宫颈管内约0.5cm，然后用生理盐水棉棍洗去表面残余的药液，再用干棉球吸干。粉剂药物（如磺胺嘧啶、呋喃西林等）可用喷雾器喷射，使药物粉末均匀分布在炎性组织表面上。栓剂或片剂药物（如甲硝唑、制霉菌素等）可正确指导患者自行放置。

【护理要点】

（1）应用腐蚀性药物，要注意保护阴道壁及正常组织。

（2）上非腐蚀性药物时，应转动窥阴器，使阴道壁均能涂布药物。

（3）月经期或子宫出血者不宜阴道给药。

（4）用药后禁止性生活。

（5）给无性生活史女性上药时，可用长棉棍涂抹。

（6）棉棍上的棉花必须捻紧，涂药须顺同一方向转动，以防止棉花留在阴道内难以取出。

第五节　坐　浴

扫码“学一学”

【目的】

坐浴是通过水温和药液的作用，促进会阴局部血液循环，增强局部抵抗力，减轻炎症和疼痛，并使创面清洁，有利于组织修复。

【适应证】

适用于外阴炎、阴道炎的辅助治疗，以及产后7~10天后的产妇。

【物品准备】

（1）坐浴盆1个，41~43℃的温开水2000ml，30cm高的坐浴架1个，无菌纱布或小毛巾1块。

（2）坐浴液的配置

1）滴虫阴道炎　用酸性溶液坐浴，如1∶5000高锰酸钾溶液、1%乳酸溶液、0.5%醋酸溶液。

2）外阴阴道假丝酵母菌病　用碱性溶液坐浴，如2% ~4%碳酸氢钠溶液。

3）萎缩性阴道炎　用酸性溶液或一般消毒溶液坐浴，如1%乳酸溶液或0.5%醋酸溶液或0.1%苯扎溴铵。

4）外阴炎、非特异性炎症及外阴阴道手术的术前准备　用1∶5000高锰酸钾溶液、0.05%聚维酮碘溶液、0.1%活力碘、0.1%苯扎溴铵或洁尔阴等中成药。

【操作方法】

（1）向患者说明以取得患者配合，嘱患者排空膀胱。注意保暖。

（2）将坐浴盆放置于坐浴架上，内装坐浴液（根据病情按比例配置好的）2000ml，患者排空膀胱后全臀浸泡于溶液中，一般20分钟。结束后用干纱布擦干外阴，清理用物，消毒浴盆。

（3）根据水温不同，分为三种。

1）热浴　水温在41～43℃，适用于急性炎症有渗出性病变者。

2）温浴　水温在35～37℃，适用于慢性盆腔炎、术前准备。

3）冷浴　水温在14～15℃，适用于膀胱、阴道松弛等。持续2～5分钟即可。

【护理要点】

（1）月经期、阴道流血者，孕妇及产后7天内的产妇禁止坐浴。

（2）坐浴液应严格按比例配置，浓度过高易造成黏膜灼伤，浓度太低影响疗效；温度不能过高，以免烫伤皮肤。

（3）坐浴前先将外阴及肛门周围擦洗干净。

（4）坐浴时全臀应全部浸于药液之中，注意保暖，以免受凉。

目标检测

选择题

A1/A2 型题

1. 阴道灌洗的最佳温度是

A. 31～33℃　　B. 34～36℃　　C. 37～40℃
D. 41～43℃　　E. 44～46℃

2. 阴道灌洗的禁忌证有

A. 未婚妇女　　B. 月经期妇女　　C. 阴道炎症期妇女
D. 更年期妇女　　E. 妊娠期妇女

3. 阴道灌洗一次冲洗液量为

A. 300～400ml　　B. 500～1000ml　　C. 900～1000ml
D. 1100～1200ml　　E. 1300～1500ml

4. 女，47岁，因妇科手术2周后，阴道伤口愈合不良等，行低位灌洗，灌洗筒与床沿距离不超过

A. 30cm　　B. 40cm　　C. 50cm
D. 60cm　　E. 70cm

5. 女，37岁，进行宫颈上药，随药塞进阴道的有尾棉球，告知患者应何时取出

A. 术后12～24小时　　B. 术后2～4小时　　C. 术后6～8小时
D. 术后30小时　　E. 术后48小时

A3/A4 型题

（6～8题共用题干）

患者，李女士，43岁，近日由于宫颈癌，需做广泛性子宫切除和盆腔淋巴结清扫术。

6. 手术前1天的准备内容不包括

A. 阴道冲洗　　B. 皮肤准备　　C. 灌肠
D. 导尿　　E. 镇静

7. 指导患者进行会阴坐浴，下列操作不正确的是

A. 液体量约为1000ml　　B. 水温约为40℃

C. 浸泡 20 ~ 30 分钟　　D. 选用药物为 4% 碳酸氢钠

E. 坐浴前需排空膀胱

8. 该患者术后保留尿管时间是

A. 1 ~ 2 天　　B. 3 ~ 5 天　　C. 6 ~ 9 天

D. 10 ~ 14 天　　E. 2 ~ 3 周

X 型题

9. 会阴冲（擦）洗一般用于

A. 妇科腹部手术保留尿管者

B. 产后 1 周内

C. 会阴有伤口

D. 会阴、阴道手术后

E. 人工流产术后

扫码“练一练”

（陈亚岚）

第十五章

妇科常用的特殊检查及护理配合

学习目标

知识要点

1. 掌握妇科生殖道分泌物检查、生殖道细胞学检查、基础体温测定、生殖器官活组织检查的目的、操作方法、护理配合；妇科内镜检查的禁忌证、护理配合。
2. 熟悉妇科内分泌激素测定、输卵管通畅检查、妇科常用穿刺术的护理配合；肿瘤标志物检查的目的。
3. 了解输卵管通畅检查、妇科常用穿刺术的方法；妇科内镜检查和影像学检查的操作方法。

技能要点

1. 学会妇科常用检查的护理配合。
2. 能指导患者对妇科检查进行相应的配合。
3. 能指导患者进行妇科内镜检查和妇科影像学检查的配合。

第一节　生殖道分泌物检查

扫码“学一学”

案例

患者，女，25 岁，已婚。以“外阴瘙痒、疼痛、白带增多 10 天”为主诉前来就诊。既往身体健康，月经史 $13\frac{4\sim5}{28\sim30}$。体格检查：T 36.5℃，P 80 次/分，R 20 次/分，Bp 120/80mmHg，心肺未见异常，肝、脾未触及，医生拟行阴道分泌物检查。

请思考：

1. 阴道分泌物检查的主要目的是什么？
2. 采集阴道分泌物时有哪些注意事项？
3. 护理人员在检查过程中应如何指导患者配合？

一、阴道分泌物检查

阴道分泌物由阴道黏膜渗出物、宫颈管和子宫内膜腺体分泌物混合组成，俗称“白带”。是妇科临床常规检查项目。

【检查方法】

检查方法有涂片法、湿片法和培养法。已婚的妇女用阴道窥器暴露后用刮板、吸管或拭子取材，未婚的妇女禁用阴道窥器，一般用无菌长棉签伸入阴道或在处女膜表面取分泌物。取材用的消毒刮板、吸管或棉拭子必须清洁、干燥，不能蘸有任何化学药品或润滑剂。阴道窥器插入前必要时可用少许 0.9% 氯化钠湿润，根据检查目的不同进行相应部位取材。一般采用盐水浸湿的棉拭子在阴道深部、穹隆后部、宫颈管口等处取材，制成生理盐水涂片或加入 10% 氢氧化钾，在显微镜下观察阴道分泌物中是否有活动的滴虫、孢子和假菌丝。

> **考点提示**
>
> 分泌物采集前24小时禁止性交、盆浴、阴道检查、灌洗和用药。

月经期、阴道异常出血时禁忌检查。此外，在阴道分泌物标本采集前 24 小时禁止性交、盆浴、阴道检查、阴道灌洗和局部用药等，以免影响检查的结果。

【检查结果及意义】

1. 一般性状检查

（1）脓性白带　黄色或黄绿色，有臭味，多为滴虫或化脓性细菌感染引起；泡沫状脓性白带，多为滴虫性阴道炎；其他的脓性白带常见于慢性子宫颈炎、阴道炎、子宫内膜炎、阴道异物、阴道积脓等。

（2）豆腐渣样白带　豆腐渣样或乳凝块状小碎块，为外阴阴道假丝酵母菌感染。

（3）血性白带　出现血性白带要注意是否有恶性肿瘤的可能，如宫颈癌、子宫内膜癌等，有时阴道炎、重度慢性子宫颈炎和宫内节育器引起的副反应也可以出现血性白带。

（4）黄色水样白带　主要见于黏膜下子宫肌瘤、子宫颈癌、子宫内膜癌、输卵管癌等。

2. 清洁度检查　阴道分泌物的清洁度可分为 4 度。Ⅰ度：大量阴道杆菌和上皮细胞，白细胞 0～5/HPF（显微镜下每高倍视野内可以看到 0～5 个白细胞），杂菌无或者极少；Ⅱ度：中等量阴道杆菌和上皮细胞，白细胞 5～15/HPF，杂菌少量。Ⅲ度：少量阴道杆菌和上皮细胞，白细胞 15～30/HPF，杂菌较多，Ⅳ度：无阴道杆菌，有少量上皮细胞，白细胞 >30/HPF，大量杂菌。清洁度Ⅰ度、Ⅱ度表示正常，Ⅲ度表示有炎症，Ⅳ度阴道炎症较严重。

3. 微生物检测

（1）原虫　引起阴道感染的原虫主要为阴道毛滴虫，将此分泌物用生理盐水悬滴法置于低倍镜下观察，可以看到波动状或螺旋状运动的虫体推动周围的白细胞和上皮细胞。

（2）真菌　正常情况下，大多数妇女阴道存在真菌，在阴道抵抗力降低时可作为条件致病菌引起发病，真菌性阴道炎以找到孢子和假菌丝为诊断依据。

（3）淋病奈瑟菌　在性关系紊乱情况下造成人群中的广泛传染及流行，是目前世界上发病率最高的性传播疾病之一。其检查一般采用涂片法，以宫颈管内分泌物的涂片阳性率最高，因淋病奈瑟菌对各种理化因子抵抗力弱，涂片法可能会出现漏诊，必要时可进行淋病奈瑟菌培养，同时也有利于菌株分型和药物敏感试验。

（4）阴道加德纳菌　阴道内正常菌群失调时，阴道加德纳菌大量繁殖引起细菌性阴道病。加德纳菌产生高浓度丙酮酸氨基酸，可被阴道厌氧菌群脱羟基生成相应的胺，有鱼腥臭味。患者的阴道分泌物革兰染色后可见革兰阴性或阳性的小杆菌，分泌物 pH >4.5，胺试验阳性。此外，很多细菌凝聚在阴道上皮周围，使其边缘模糊不清，形成线索细胞，是细菌性阴道病最敏感最特别的征象。

考点提示

细菌性阴道病最敏感最特别的征象。

（5）衣原体　泌尿生殖道的沙眼衣原体感染是目前常见的性传播疾病，易引起急性阴道炎和子宫颈炎。目前应用比较多的是荧光标记的单克隆抗体直接荧光法，可以快速确定是何种血清型衣原体感染。

（6）病毒

1）单纯疱疹病毒（herpes simplex virus，HSV）　有 HSV－Ⅰ和 HSV－Ⅱ两个血清型。引起生殖道感染主要是Ⅱ型，表现为生殖器官疱疹或溃疡，可通过胎盘引起胎儿感染发生死胎、流产和畸形。

2）巨细胞病毒（cytomegalovirus，CMV）　是先天感染的主要病原体，可致胎儿小头畸形、智力低下、视听障碍等后遗症，因此，孕妇阴道分泌物巨细胞病毒检查对孕期监测很重要，常用宫颈拭子采取分泌物送检。

3）人乳头瘤病毒（HPV）　主要表现为增殖感染，病毒在宿主细胞内复制，导致细胞死亡；此外，可出现细胞转化，引起肿瘤发生，尤其是引起生殖道鳞状上皮内瘤变。

【护理配合】

（1）准备相应妇科检查用物，如阴道窥器、消毒液、棉拭子、小玻璃试管、0.9%氯化钠、10%氢氧化钾和清洁玻片。

（2）保护患者隐私，拉上窗帘或屏风遮挡。

（3）告知患者操作的目的和意义，以取得患者的配合。

（4）协助检查、取材和收集结果。

（5）标本及时送检以免影响检查结果。

二、宫颈黏液检查

子宫内膜腺体的分泌功能受到卵巢激素的影响，因而，宫颈黏液在量、性状，尤其是黏稠度及结晶类型上，随月经周期的变化而发生变化。通过宫颈黏液的检查，可以了解卵巢的功能。

【检查方法】

将窥阴器放入阴道，用灭菌、干燥的长吸管或注射器，从子宫颈内吸取黏液，放在玻片上，用另一玻片蘸取黏液，拉成丝状，观察它最大的长度。而后，涂抹在玻片上，干燥后镜检观察有无羊齿叶状结晶及结晶程度。

【检查结果及意义】

在雌激素的影响下，排卵期的宫颈黏液是清澈透明的，延展性增高，黏液拉丝可达到10cm；而在孕激素的影响下，宫颈黏液呈现黏稠浑浊，延展性降低，它的拉丝长度只有1～2cm。临床上通过宫颈黏液检查来鉴别闭经原因、判断有无排卵和了解卵巢功能。

【护理配合】

1. 用物准备 阴道窥器、手套、注射器、长吸管、玻片、镊子、棉球。

2. 患者准备 指导患者依据月经周期确定检查的日期，并在检查当天早上做好检查前的准备，如排尿、外阴擦洗。

3. 护理指导

（1）向患者说明检查的目的，消除其紧张的情绪，取得患者的配合。

（2）注意保护患者的隐私，检查时拉门帘或屏风遮挡。

（3）指导患者在检查后应注意会阴部的卫生。

（4）检查结束后，对物品进行消毒。

第二节 生殖道脱落细胞学检查

扫码"学一学"

生殖道细胞通常指阴道、子宫颈管、子宫及输卵管的上皮细胞。生殖道脱落上皮细胞包括阴道上段、子宫颈阴道部、子宫、输卵管及腹腔的上皮细胞，以阴道上段、子宫颈阴道部的上皮细胞为主。生殖道上皮细胞受卵巢激素的影响会出现周期性的变化，通过检查生殖道脱落细胞可以反映体内性激素水平，又可以协助诊断生殖道不同部位的恶性肿瘤及观察治疗效果，可以说是一种简单、方便、经济、实用的辅助诊断方法。

【适应证】

闭经、功能失调性子宫出血、流产（先兆流产和稽留流产）以及生殖道感染性炎症（细菌性阴道病、衣原体性子宫颈炎、人类乳头瘤病毒和单纯疱疹病毒感染）。

【检查方法】

1. 阴道侧壁刮片 可了解卵巢或胎盘功能。从阴道侧壁上1/3处刮取细胞涂片。未婚女性，可用卷紧的无菌长棉签伸入阴道取材涂片。

2. 宫颈刮片 是筛查早期子宫颈癌的重要方法。在宫颈外口鳞－柱上皮交界处，以子宫颈外口为中心，用刮片搔刮一周，涂于玻片上（图15－1）。

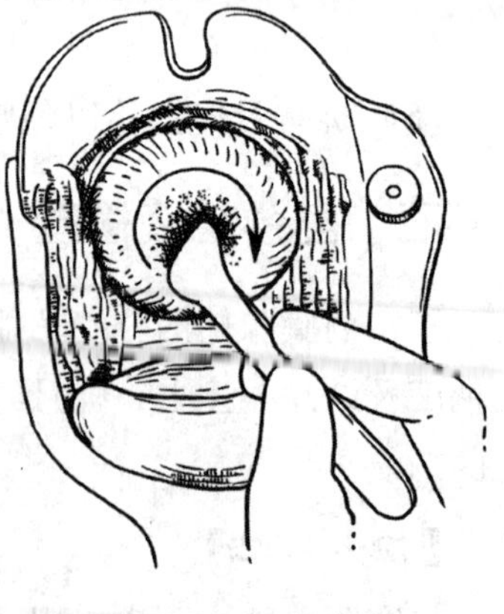

图15－1 宫颈刮片检查

3. 颈管涂片 将"细胞刷"置于颈管内，达宫颈外口上方10mm左右，旋转一周后，把刷子上的标本均匀涂布于玻片上或洗脱于保存液中。涂片可用薄层液基细胞学制片法，以改善样本的收集率并使细胞均匀分布在玻片上，提高发现病变的敏感度。

4. 宫腔吸引 涂片疑宫腔内有恶性病变时采用。将吸管轻轻放至宫底部，然后上下左右移动吸取分泌物涂片。

【检查结果及意义】

1. 成熟指数　测定雌激素对阴道上皮的影响程度，是通过阴道上皮底层细胞、中层细胞、表层细胞计数的百分比来计算。若底层细胞百分率增高称左移，提示不成熟细胞增多，即雌激素下降；反之称右移，表示雌激素升高。正常情况下，受到雌激素的影响，涂片上见不到底层细胞，全部是表层细胞；轻度影响者表层细胞占20%以下，中度者表层细胞占20%～60%，高度影响者表层细胞占60%以上。

2. 宫颈细胞学诊断标准及临床意义　细胞学诊断的报告形式主要为分级诊断及描述性诊断两种。目前分级诊断临床常用巴氏5级分类法。但巴氏分级法未能与组织病理学诊断名词相对应，也未包括非癌的诊断。为了使细胞学的诊断报告与组织病理学术语一致，使细胞学报告与临床处理密切结合，近年我国逐步推广TBS分类法及其描述性诊断。

（1）巴氏5级分类法

巴氏Ⅰ级：正常，为正常阴道细胞涂片。

巴氏Ⅱ级：炎症。

巴氏Ⅲ级：可疑癌。

巴氏Ⅳ级：高度可疑癌。

巴氏Ⅴ级：癌。

（2）TBS分类法及其描述性诊断的主要内容

1）未见上皮内病变细胞和恶性细胞

①病原体　a. 滴虫，涂片可见呈梨形、卵圆形或圆形的滴虫，直径15～30μm，一般见不到鞭毛；b. 假丝酵母菌，涂片中可见假菌丝和孢子及上皮细胞被菌丝穿捆；c. 细菌，涂片中可见球杆菌，有些使用宫内节育器的妇女，其涂片可见放线菌；d. 单纯疱疹病毒，被感染的细胞核增大，可以是单核或多核，核膜增厚，呈“毛玻璃”样改变。

②非瘤样发现　a. 反应性细胞改变，与炎症、放疗、宫内节育器有关的反应性细胞改变；b. 子宫切除术后的腺细胞；c. 萎缩，见于儿童、绝经期和产后；d. 其他，子宫内膜细胞出现在40岁以上妇女的涂片中，未见上皮细胞不正常。

2）上皮细胞异常

① 鳞状上皮细胞异常　不典型鳞状上皮细胞、低度鳞状上皮细胞内病变、高度鳞状上皮细胞内病变、鳞状细胞癌。

②腺上皮细胞改变　不典型腺上皮细胞、腺原位癌、腺癌。

③其他恶性肿瘤。

【护理配合】

1. 检查前准备

（1）让患者了解阴道脱落细胞检查的目的、意义及步骤。告诉患者采集标本前24小时内禁止性生活、阴道检查、阴道灌洗及用药。

（2）用物准备齐全，取标本用具必须无菌、干燥，未吸附任何化学药品或润滑剂，必要时可用生理盐水润湿阴道窥器。另外，所用的载玻片应行脱脂处理。

（3）协助患者摆好体位。

2. 取材配合　取标本时，动作应轻、稳、准，以免损伤组织，引起出血。如白带较多，可先用无菌干棉球轻轻拭去，再行标本刮取。涂片应均匀，不可来回涂抹，以免破坏细胞。

3. 取材后护理

（1）标本应做好标记，以免混淆患者姓名和取材部位。取材后立即用95%乙醇或10%甲醇固定送检。

（2）嘱患者及时将病理报告反馈给医生，以免延误治疗。

知识拓展

薄层液基细胞学检查（TCT检查）

薄层液基细胞学检查简称TCT，是采用液基薄层细胞检测系统检测宫颈细胞并进行细胞学分类诊断，与传统宫颈刮片巴氏涂片检查相比明显提高了标本的满意度和宫颈异常细胞的检出率。TCT宫颈防癌细胞学检查对宫颈癌细胞的检出率为100%，此外，还能发现部分癌前病变，微生物感染如真菌、滴虫、病毒、衣原体等。TCT是目前应用于妇女子宫颈癌筛查的先进技术。

第三节　基础体温测定

扫码“学一学”

扫码“看一看”

基础体温（basal body temperature，BBT）是指机体睡眠6～8小时，醒来后尚未进行任何活动之前测得的口腔温度。

【检查结果及意义】

基础体温能反映静息状态下的能量代谢水平。一般来说，排卵前及排卵时体温更低，排卵后体温升高。主要因为排卵前及排卵时，雌激素使血中乙酰胆碱量增加，副交感神经兴奋，血管扩张、散热；排卵后由于孕激素的致热作用，通过中枢神经系统可使基础体温轻度上升。因而，如果患者体温单上中呈双相，提示有排卵，若为单相，则提示无排卵。临床中，常用于测定有无排卵，确定排卵日期，黄体功能及诊断早孕。

【护理配合】

（1）向患者说明检查的目的、方法和要求，取得患者的合作。一般要求连续测量3个月经周期以上，不能中途停顿，否则不能准确判断卵巢功能。

（2）指导患者每天临睡前把体温计的水银柱甩到36℃以下，放在随手可取的地方，如床旁桌。

（3）叮嘱患者清晨睡醒后（未开始说话、起床和进行任何活动时），用体温计放在口腔舌下测量5分钟。每天清晨应固定时间测量，一般在早晨5点到7点，夜班工作者应选择在休息6～8小时后测量。

（4）叮嘱患者起床以后，将测得的体温记录在体温表上，每日如此，将所测得的体温连线。

（5）指导患者把性生活、月经期、感冒、失眠等可能影响体温的因素和所用的治疗随时记录在体温单上，以便分析时参考。

扫码“学一学”

第四节　女性内分泌激素的测定

女性内分泌激素包括下丘脑、垂体和卵巢分泌的激素，各类的激素在中枢神经的影响及各器官间相互协调作用下，发挥着正常的生理功能。下丘脑分泌促性腺激素释放激素通过调节垂体，分泌促性腺激素，调控卵巢功能，而卵巢分泌的激素又可以反馈调节下丘脑和垂体功能。因而，测定下丘脑－垂体－卵巢轴各激素的水平，对于一些疾病的诊断、疗效观察、预后等具有重要意义。

【检查方法】

抽取外周血测定其激素含量，常用方法有：气相色谱层析法、分光光度法、荧光显示法、酶标记免疫法、放射免疫测定法和无放射性核素标记的免疫化学发光法。

【常用项目及临床意义】

1. 下丘脑促性腺激素释放激素测定

（1）促性腺激素释放激素（gonadotropin－releasing hormone，GnRH）刺激试验

1）原理　黄体生成素释放激素（luteinizing hormone releasing hormone，LHRH）对垂体促性腺激素的释放有兴奋作用，给受试者注射外源性的 LHRH 后，在不同时间取外周血测定促性腺激素含量，可以了解垂体功能。若垂体功能良好，促性腺激素水平反应性升高；若功能不良，反应性差或延迟反应，促性腺激素水平不高或延迟升高。

2）方法　早上 8 时静脉注射黄体生成素释放激素 100μg（溶于 0.9% 氯化钠溶液 5ml），于注射前和注射后 15 分钟、30 分钟、60 分钟和 90 分钟分别取静脉血 2ml，测定黄体生成素。

（2）氯米芬试验

1）原理　氯米芬是一种具有弱雌激素作用的非甾体类的雌激素拮抗剂，在下丘脑可与雌、雄激素受体结合，阻断性激素对下丘脑和（或）腺垂体促性腺激素细胞的负反馈作用，引起促性腺激素释放激素的释放。氯米芬试验可以评估闭经患者下丘脑－垂体－卵巢轴的功能，鉴别下丘脑和垂体病变。

2）方法　月经来潮第 5 日开始每日口服氯米芬 50～100mg，连续服用 5 天，服药后黄体生成素可增加 85%，促卵泡激素可增加 50%，停药后二者即下降。如果再出现黄体生成素上升达到排卵期水平，诱发排卵为排卵型反应，排卵一般出现在停药后的第 5～9 天，如果停药后 20 天不再出现黄体生成素上升为无反应。分别于服药的第 1、3、5 天测黄体生成素、促卵泡激素，在第 3 周或者经前抽血测孕酮。

2. 垂体促性腺激素测定　原理：垂体促性腺激素随月经周期性变化。通过垂体促性腺激素可以测定：①判断闭经原因；②测定黄体生成素峰值估计排卵时间和了解排卵情况，有助于不孕症治疗；③多囊卵巢综合征的诊断；④性早熟的诊断。

3. 垂体催乳素的测定　催乳素主要功能促进乳房发育及泌乳，一般而言，催乳素升高可见于性早熟、卵巢早衰、黄体功能欠佳、长期哺乳、服用抗精神病药物（如氯丙嗪、氯氮平）、原发性甲状腺功能低下等；催乳素降低见于垂体功能减弱、单纯性催乳素分泌缺乏。

4. 雌激素的测定　测量雌激素主要用于：①监测卵巢功能，鉴别闭经原因、诊断有无

排卵、监测卵泡发育、诊断女性性早熟、诊断多囊卵巢综合征；②监测胎儿－胎盘单位功能。

5. 孕激素的测定 测量孕激素主要用于①监测排卵：血孕酮水平 >15.9nmol/L，提示有排卵；②评价黄体功能：黄体期血孕酮水平低于生理值，说明黄体功能不足，月经来潮4~5天，血孕酮仍高于生理水平，提示黄体萎缩不全；③辅助诊断异位妊娠，异位妊娠时，孕酮水平较低；④辅助诊断先兆流产：孕12周内，孕酮水平低，早期流产风险高；⑤观察胎盘功能：胎盘功能减退时，血中孕酮水平降低；⑥孕酮替代疗法的监测。

6. 人绒毛膜促性腺激素测定 排卵后的第6天受精卵滋养层形成开始产生人绒毛膜促性腺激素，再1天后即可在外周血中测出。可用于①妊娠诊断；②异位妊娠：血尿hCG维持在低水平，间隔2~3天后测定无成倍上升；③妊娠滋养细胞疾病的诊断与监测；④性早熟与肿瘤。

7. 人胎盘生乳素的测定 人胎盘生乳素一般于妊娠5周时即可在孕妇血中测出。用于①胎盘功能的监测；②糖尿病合并妊娠：人胎盘生乳素值与胎盘大小成正比，糖尿病合并妊娠时胎盘较大，人胎盘生乳素值可能偏高。

【护理配合】

向患者说明检查目的、时间，让其能按要求配合服药或注射以及用药后的观察，必要时能及时来医院复查。

第五节 生殖器官活组织检查

生殖器官活组织检查是指自生殖器官病变处或可疑部位取部分组织做病理检查。活检通常被认为是诊断的最可靠证据。常用的有宫颈活组织检查、诊断性刮宫等。一般活组织检查时应注意避免在急性炎症、月经期、妊娠期时检查。

扫码"学一学"

扫码"看一看"

一、宫颈活组织检查术

宫颈活组织检查是自宫颈病灶或可疑部位取小部分组织做病理学检查，以确定病变性质，临床上较为常用。

> 考点提示
>
> 活组织检查通常被认为是最可靠的诊断证据。

【适应证】

（1）阴道镜诊断为子宫颈HSIL或可疑癌者。

（2）阴道镜诊断为子宫颈LSIL，但细胞学为ASC－H及以上、AGC及以上或阴道镜检查不充分等。

（3）肉眼检查可疑癌。

【检查方法】

暴露宫颈消毒后用活检钳在宫颈外口鳞－柱上皮交界处3点、6点、9点、12点4处或可疑病变区域钳取小块组织（图15－2）。分别放置在盛有10%甲醛溶液的已标识好的小瓶中，及时送检。

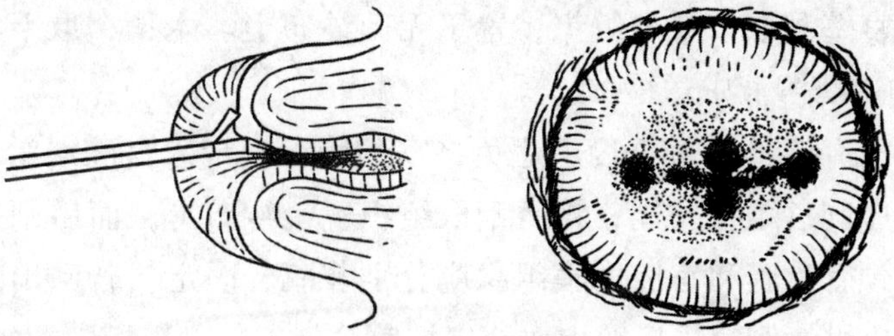

图 15－2　子宫颈活检

【护理配合】

1. 术前护理　为患者介绍子宫颈活检的临床意义。告知患者检查的时机，取得患者的配合。一般患有阴道炎症时（阴道毛滴虫及真菌感染等）需待治愈后再检；月经前期不做活检，否则使创口不易愈合且易与活检处出血混淆，同时也增加内膜在切口种植的机会；妊娠期原则上不做活检；需进行活检者应指导患者在月经干净后 3～7 天内来检查。

2. 术中配合　为患者提供心理支持，为医生提供所需物品。

3. 术后护理　嘱患者术后 24 小时自行取出阴道内用于压迫止血的带尾棉球；注意外阴清洁；术后禁止性生活 4 周；出血多时要随诊。

二、诊断性刮宫

诊断性刮宫简称“诊刮”，是诊断宫腔疾病采用的重要方法之一。其目的是刮取子宫内膜和内膜病灶作病理学检查，既可以明确诊断、指导治疗，又可以治疗疾病。怀疑同时有颈管病变者，需对宫颈管及宫腔分步进行诊刮，称分段诊刮。

【适应证】

1. 子宫异常出血或阴道排液　用于证实或排除子宫内膜癌、宫颈管癌及其他病变如流产、子宫内膜炎等。

2. 月经失调　了解子宫内膜情况及其对性激素的反应。对于功能失调性子宫出血长期大量出血时，刮宫不仅有助于诊断，还有止血效果。

3. 不孕症　了解有无排卵，同时能发现子宫内膜病变。

【禁忌证】

（1）急性或亚急性盆腔炎。

（2）滴虫、真菌感染或细菌感染的急性阴道炎、急性宫颈炎。

（3）急性严重全身疾病。

【检查方法】

1. 一般诊断性刮宫

（1）排尿后，患者取膀胱截石位，查明子宫的大小和位置。

（2）常规消毒外阴、铺巾，用阴道窥器暴露宫颈，碘酊或酒精消毒宫颈及宫颈外口。

（3）用宫颈钳夹持宫颈前唇或后唇，用探针测量宫颈管及宫腔的深度。

> **考点提示**
>
> 分段诊刮先刮宫颈再刮取子宫内膜。

（4）用专用活检钳，以取到适量子宫内膜组织为标准，如果没有专用活检钳，用小刮匙替代，将刮匙送达宫底，自上而下沿宫壁刮取，夹出组织，置于无菌纱布上。术毕，取下宫颈钳，收集全部组织固定于10%的甲醛溶液中送检。

2. 分段诊刮 先不探查宫腔深度，避免将宫颈管组织带入宫腔混淆诊断。用小刮匙自宫颈内口至外口顺序刮宫颈管一周，将所刮取组织置于纱布上，而后刮匙进入宫腔刮取子宫内膜。刮出的宫颈管黏膜和宫腔内膜组织应分别装瓶、固定。若刮出物肉眼观察高度怀疑为癌组织时，不应继续刮宫，以防出血及癌扩散。

【护理配合】

1. 术前护理 向患者介绍诊刮的目的、意义、诊刮的简要过程和注意事项，消除患者的顾虑，争取患者的积极配合。帮助患者选择检查时间并做好准备，如不孕症或功血患者应在经前或月经来潮6小时内刮宫，以判断有无排卵及黄体功能。出血、子宫穿孔和感染是刮宫的主要并发症，做好术前输液、配血及开腹的准备，备好手术用物及各种急救用品，遵医嘱用药。

2. 术中配合 提供医生所需物品，填好病理申请单，及时送检标本。分段诊刮时，宫颈管黏膜及宫腔内膜组织分别装瓶、固定。

3. 术后护理 遵医嘱给予抗生素预防感染。观察患者1小时，无腹痛、内出血征象时让患者离院。指导患者保持外阴清洁，禁止性生活及盆浴2周。

扫码“学一学”

第六节 输卵管通畅度检查

案例

患者，女性，28岁，结婚已2年，婚后无避孕，至今未孕，平素身体健康，月经史 $13\frac{4\sim5}{28\sim30}$，体格检查：T 36.3℃，P 82次/分，R 20次/分，Bp 120/70mmHg。心肺未见异常，肝、脾未触及。妇科检查：已婚未产式，阴毛分布正常。现欲进行输卵管通畅度检查，了解不孕原因。

请思考：

1. 输卵管通畅度检查的目的是什么？
2. 输卵管通畅度检查应如何进行护理配合？

输卵管通畅度检查的主要目的是检查输卵管是否畅通，了解宫腔和输卵管腔的形态及输卵管的阻塞部位，并对输卵管黏膜轻度粘连有疏通作用。临床上主要用于不孕症原因的诊断。常用方法有输卵管通液术及子宫输卵管造影术。凡生殖器急性或亚急性炎症，严重的心、肺疾病患者，不做此项检查。近年随着妇科内镜的大量采用，为输卵管通畅度检查提供了新的方法，包括腹腔镜直视下输卵管通液检查、宫腔镜下经输卵管口插管通液检查等方法。

一、输卵管通液术

输卵管通液术是检查输卵管是否通畅的一种方法，同时有一定的治疗作用。

【适应证】

（1）不孕症，一般男方精液正常，怀疑由于输卵管堵塞者。

（2）检验及评价输卵管绝育术、输卵管再通术或输卵管成形术的效果。

（3）对输卵管黏膜轻度粘连有疏通作用。

【禁忌证】

（1）月经期或者有不规则阴道流血。

（2）内外生殖器急性炎症或慢性炎症急性或亚急性发作。

（3）体温高于37.5℃。

（4）严重的全身性疾病，如心、肺功能异常等，不能耐受手术。

（5）可疑妊娠。

【检查方法】

（1）患者取膀胱截石位，外阴、阴道常规消炎后铺无菌巾，双合诊了解子宫位置及大小。

（2）放置阴道窥器充分暴露宫颈，再次消毒阴道穹隆及宫颈，用宫颈钳钳夹宫颈前唇。

（3）沿宫腔方向置入宫颈导管，并使其与宫颈外口紧密相贴。

（4）用Y形管将宫颈导管与压力表、注射器相连，压力表应高于Y形管水平，以免液体进入压力表。

（5）将注射器与宫颈导管相连，并使宫颈导管内充满生理盐水或抗生素溶液。排出空气后沿宫腔方向将其置入宫颈管内，缓慢推注液体，压力不得超过160mmHg。观察推注时阻力大小、经宫颈注入的液体是否回流、患者下腹部是否疼痛等。

（6）术毕取出宫颈导管，再次消毒宫颈、阴道，取出阴道窥器。

【检查结果及意义】

1. 输卵管通畅　顺利推注20ml生理盐水无阻力，压力维持在60～80mmHg以下，或者开始稍有阻力，随后阻力消失，没有液体回流，患者也无不适感，提示输卵管通畅。

2. 输卵管阻塞　勉强注入5ml生理盐水即感有阻力，压力表可见压力持续上升而无下降，患者感到下腹胀痛，停止推注后液体又回流至注射器内，表明输卵管阻塞。

3. 输卵管通而不畅　注射液体有阻力，再经加压注入又能推进，说明有轻度粘连已被分离，患者感轻微腹痛。

【护理配合】

1. 术前护理

（1）给患者介绍输卵管通畅度检查的目的、简要过程，取得患者的配合。

（2）指导患者选择在月经干净后3～7天检查，术前3天禁性生活。

（3）根据医嘱准备好相关器械及物品，常用器械：阴道窥器、宫颈钳、妇科钳、宫颈导管、Y形管、压力表、注射器等。常用液体：生理盐水或抗生素溶液（庆大霉素8万U、地塞米松5mg、透明质酸酶1500U、注射用水20ml），可加用0.5%的利多卡因2ml以减少输卵管痉挛。术前半小时肌内注射阿托品0.5mg解痉，如为输卵管碘油造影者，须在术前做过敏试验。测体温，如有异常者报告医生暂缓操作，协助查明原因并处理。

（4）指导患者排空膀胱，行造影术者若便秘应在术前清洁灌肠。协助患者取膀胱截石位。

2. 术中配合

（1）鼓励安慰患者，配合医生顺利完成操作。

（2）为医生提供手术所需物品。所用无菌生理盐水温度以接近体温为宜，以免液体过冷过热造成输卵管痉挛。

（3）观察患者感受，如有无腹痛，了解腹痛程度、性质。

3. 术后护理

（1）安置患者休息，观察1小时无异常方可让患者离院。

（2）嘱患者术后2周禁止性生活及盆浴，并遵医嘱使用抗生素预防感染。

二、子宫输卵管造影术

子宫输卵管造影术是通过导管向子宫腔及输卵管内注入造影剂，再行X线透视及摄片，根据注入造影剂的显影情况来了解输卵管是否通畅、阻塞的部位及子宫腔的形态寻找病变的部位。

【适应证】

（1）了解输卵管是否通畅及其形态、阻塞部分。

（2）了解宫腔形态，确定有无子宫畸形及其类型，有无宫腔粘连、子宫黏膜下肌瘤、子宫内膜息肉及异物等。

（3）内生殖器结核非活动期。

（4）不明原因的习惯性流产，了解宫颈内口是否松弛，宫颈及子宫有无畸形。

【禁忌证】

（1）内、外生殖器急性或亚急性炎症。

（2）严重的全身疾病，不能耐受手术。

（3）妊娠期、月经期。

（4）产后、流产、刮宫术后6周内。

（5）碘过敏者。

【检查方法】

（1）患者取膀胱截石位，常规消毒外阴及阴道，铺无菌巾，双合诊检查子宫位置及大小。

（2）以阴道窥器扩张阴道，充分暴露宫颈，再次消毒阴道穹隆及宫颈，用宫颈钳钳夹宫颈前唇，检查宫腔。

（3）将造影剂充满宫颈导管，排出空气，沿宫腔方向将其置入宫颈管内，缓缓注入碘化油，在X线透视下观察碘化油流经输卵管及宫腔情况并摄片。24小时后再摄盆腔平片，以观察腹腔内有游离碘化油。若用泛影葡胺液造影，应在注射后立即摄片，10～20分钟后再第二次摄片，观察泛影葡胺液注入盆腔情况。

（4）注入造影剂后子宫角圆钝而输卵管不显影，考虑输卵管痉挛，可保持原位，肌内注射阿托品0.5ml，20分钟后再透视、摄片；或停止操作，下次摄片前先使用解痉药物。

【检查结果及意义】

1. 正常子宫、输卵管　宫腔呈倒三角形，双侧输卵管显影形态柔软，24 小时后摄片盆腔内见散在造影剂。

2. 宫腔异常　患子宫内膜结核时子宫失去原有的倒三角形态，内膜呈锯齿状不平滑；患子宫黏膜下肌瘤时可见宫腔充盈缺损；子宫畸形时有相应显示。

3. 输卵管异常　输卵管积水见输卵管远端呈气囊状扩张；输卵管结核显示输卵管形态不规则、僵直或呈串珠状，有时可见钙化点。24 小时后盆腔 X 线摄片未见盆腔内散在造影剂，说明输卵管不通；输卵管发育异常，可见过长或过短的输卵管、异常扩张的输卵管、输卵管憩室等。

【护理配合】

（1）给患者介绍检查的目的、简要过程，取得患者的配合。

（2）指导患者选择在月经干净后 3～7 天检查，术前 3 天禁性生活。

（3）根据医嘱准备好相关器械及物品设备：X 线放射诊断仪、宫颈导管、阴道窥器、宫颈钳、妇科钳、20ml 注射器等。

（4）透视下见造影剂进入异常通道，患者同时出现咳嗽时，应警惕发生油栓，此时应停止操作，受检者取头低足高位，并严密观察。

（5）术后安置患者休息，留观 4 小时，若无异常，即可回家休息。此外，应注意外阴阴道清洁，遵医嘱使用抗生素，2 周内禁盆浴和性生活。

第七节　常用穿刺术

扫码“学一学”

一、经腹壁腹腔穿刺术

妇科的病变主要位于盆腔和下腹部，因此可以通过经腹壁腹腔穿刺术抽出腹腔液体或组织，来达到诊断和治疗的目的。抽出的液体应观察它的颜色、浓度和黏稠度，同时根据病史决定送检项目，一般包括常规化验检查、细胞学检查、药敏试验等来明确盆、腹腔积液性质或查找肿瘤细胞。细针穿刺活检用于盆腔和下腹部肿块的组织学确诊，一般在超声引导下进行。

【适应证】

（1）协助诊断腹腔积液的性质。

（2）鉴别靠近腹壁盆腔和下腹部肿块的性质。

（3）穿刺放出部分腹腔积液，以降低腹压、减轻腹胀、暂时缓解呼吸困难等症状，使腹壁松软易于腹部操作和盆腔检查。

（4）腹腔穿刺注入药物进行腹腔化疗。

（5）腹腔穿刺注入二氧化碳气体，做气腹 X 线造影。

【禁忌证】

（1）腹腔内炎症粘连，晚期卵巢癌广泛盆、腹腔转移至肠梗阻者。

（2）怀疑巨大卵巢囊肿者。

（3）大量腹腔积液伴严重电解质紊乱者。

（4）精神异常或不能配合者。

（5）中、晚期妊娠。

（6）弥散性血管内凝血。

【检查方法】

（1）经腹部B型超声引导下穿刺，先充盈膀胱，确定肿块的部位，排空膀胱，进行穿刺。

（2）腹腔积液量较多及囊内穿刺时，让患者取仰卧位，液体量较少取半卧位或侧斜卧位。

（3）穿刺点一般选择在脐和左髂前上棘连线中外1/3交界处，囊内穿刺点选择在囊性感明显部位。

（4）常规消毒穿刺区皮肤，铺无菌孔巾，戴无菌手套。

（5）穿刺一般不需要麻醉，对于精神过于紧张的患者，用0.5%利多卡因进行局部麻醉，深度达腹膜。

（6）7号穿刺针从选定点垂直刺入腹腔，穿透腹膜时感觉针头阻力小时，助手用消毒止血钳来协助固定针头，术者拔去针芯，见有液体流出时，用注射器抽取适量液体送检。腹腔积液细胞学检验需要100～200ml，其他液体仅需10～20ml。如果需要放腹腔积液则接导管，导管的另一端连接器皿。放液体的量和导管的放置时间根据患者病情和诊治的需要来定。如果要查明盆腔内有无肿瘤存在，可放至腹壁变松软易于检查即可。

（7）细针穿刺活检经常使用特制的穿刺针，在超声的引导下穿入肿块组织，抽取少量组织，送组织学检查。

（8）操作结束后，拔出穿刺针。局部再次消毒，覆盖无菌纱布，并固定。如果针眼有腹腔积液溢出，可以稍加压迫。

【检查结果及意义】

1. 血液

（1）新鲜血液　放置后迅速凝固。

（2）陈旧性暗红色血液　放置10分钟以上不凝固表明有腹腔内出血，一般见于异位妊娠、卵巢黄体破裂或者其他脏器破裂（如脾破裂）等。

（3）小血块或不凝固陈旧性血液　多见于陈旧性宫外孕。

（4）巧克力样黏稠液体　多为卵巢子宫内膜异位囊肿破裂。

2. 脓液　黄色、黄绿色、淡巧克力色，质稀薄或者浓稠，有臭味，提示盆腔及腹腔内有化脓性病变或者脓肿破裂。脓液应送细胞学检查、细菌培养、药物敏感试验。

3. 炎性渗出物　一般为淡黄色浑浊液体，提示盆腔或腹腔内有炎症，应行细胞学涂片、细菌培养、药物敏感试验。

4. 腹水　呈血性、浆液性、黏液性等。常规送检，包括比重、总细胞数、红（白）细胞数、蛋白定量、浆膜黏蛋白试验和细胞学检查。肉眼血性腹水，多疑为恶性肿瘤，应行细胞学检查。

【护理配合】

（1）向患者解释操作的目的和意义，消除患者的顾虑，取得患者配合。协助患者取操作过程中相应的体位。

（2）及时提供手术所需物品，严格遵守无菌操作原则，协助医生完成穿刺。大量放液体时，针头一定要固定好，以免针头移动损伤肠管。

（3）手术过程中应密切观察放液体的速度，不宜过快，腹部敷以多头腹带逐步束紧或压沙袋，以防止腹压骤降。此外，还应严密观察患者的生命征，随时控制放液的速度和量，一般每小时放液体的量不应超过1000ml，一次放液不超过4000ml，如果出现休克征象，应立即停止放液。

> **考点提示**
> 腹腔穿刺放液体量。

（4）手术结束后整理用物，安置患者卧床休息8～12个小时，必要时给予抗生素预防感染。

（5）观察抽出液的性状并及时送检，若抽出血液暗红、静置6分钟以上仍不凝固，则为腹腔内出血，应立即抢救并做好剖腹探查的术前准备。

二、后穹隆穿刺术

后穹隆穿刺术是妇产科常用的辅助诊断方法。阴道后穹隆顶端与直肠子宫陷凹贴接，因此经后穹隆穿刺主要用于了解直肠子宫陷凹有无积液及其性质，以明确诊断。

【适应证】

1. 协助诊断的途径　后穹隆穿刺抽取液体送检，明确直肠子宫陷凹积液的性质；明确盆腔肿块的性质，但高度怀疑为恶性肿瘤时，应尽量避免穿刺。

2. 作为治疗的途径　个别盆腔脓肿或其他炎性积液者，可经后穹隆穿刺放液冲洗或注入抗生素治疗。

3. 用于各种助孕技术　超声介导下可经后穹隆穿刺取卵。

【检查方法】

患者排空膀胱后取膀胱截石位，常规消毒铺巾。充分显露宫颈和后穹隆并消毒。后穹隆正中或稍偏病侧距宫颈阴道交界处稍下方平行宫颈管进针。当针穿过阴道壁失去阻力感时抽吸空针（穿刺深约2cm），抽出液体后拔出针头，观察穿刺点有无活动性出血，血止后撤出阴道窥器（图15－3）。

【护理配合】

1. 术前护理

（1）向患者介绍后穹隆穿刺的目的、简要的过程，以减轻患者的心理压力，取得患者配合。

（2）用物准备　弯盘、阴道窥器、卵圆钳、宫颈钳各1把，10ml无菌注射器1副，2号穿刺针1枚，无菌试管1支，弯盘1个，无菌治疗巾1块，无菌纱布、棉球、棉签若干，消毒液。

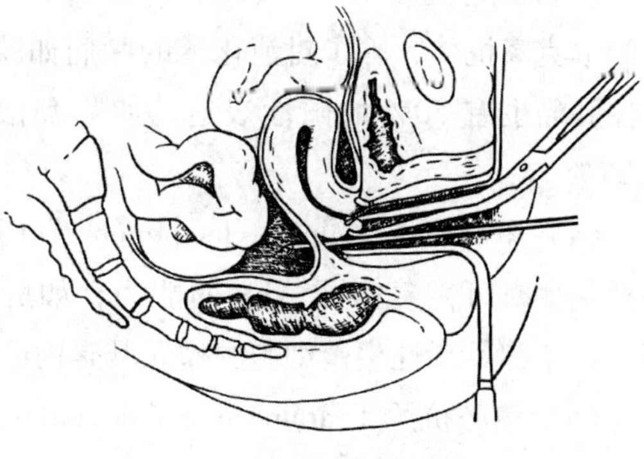

图15－3　经阴道后穹隆穿刺

2. 术中配合

（1）陪在患者身边提供安慰、支持，注意观察患者生命征变化和询问患者感受。

（2）为医生提供所需器械、标本瓶或培养基。

（3）观察抽出液体性状。如凝集且鲜红为血管内；如血液抽出暗红色不凝固，考虑有腹腔内出血（如宫外孕），应遵医嘱配合抢救患者，联系急诊手术，做好术前准备。

3. 术后护理

（1）做好记录及时送检或培养抽出物。

（2）安置患者休息，观察患者有无脏器损伤、内出血等异常征象。嘱患者术后注意外阴、阴道清洁。

第八节　妇科肿瘤标志物检查

扫码“学一学”

肿瘤标志物是指肿瘤细胞异常表达所产生的蛋白抗原或生物活性物质，可以在肿瘤患者的组织、血液、体液或排泄物中检测出来，有助于肿瘤的诊断、鉴别诊断及监测。

【检查方法】

采集外周血进行检测，常用放射免疫测定法和酶联免疫法。

【检查结果及意义】

1. 肿瘤相关抗原及胚胎抗原

（1）癌抗原125（cancer antigen 125，CA125）　是目前世界上应用最广泛的卵巢上皮性肿瘤标志物，在临床上广泛应用于鉴别诊断盆腔肿块，检测治疗后病情进展以及判断预后等。一般而言，有效的手术切除或者成功化疗后，血浆CA125水平明显下降，如果持续的血浆CA125高水平提示术后肿瘤残留、肿瘤复发或恶化。

CA125对于子宫颈腺癌和子宫内膜癌的诊断也有一定的敏感性，对于原发性的腺癌，它的敏感度为40%～60%，对于腺癌的复发诊断敏感性达到60%～80%。此外，子宫内膜异位症的患者CA125也会有所升高，但很少超过200U/ml。

（2）NB/70K　是用人卵巢癌相关抗原制备出来的单克隆抗体，其对卵巢上皮性肿瘤的敏感性高达70%，早期卵巢癌患者约50%血中可检测出阳性。

（3）糖链抗原19-9（carbohydrate antigen，CA19-9）　是由直肠癌细胞相关抗原制备的单克隆抗体，除了对消化道的肿瘤如胰腺癌、胃癌、肝癌等有标记作用外，对卵巢上皮性肿瘤也有50%的阳性表达，卵巢黏液性腺癌阳性表达率可达到76%，浆液性肿瘤为27%。

（4）甲胎蛋白（alpha-fetoprotein AFP）　是属于胚胎期的蛋白产物，出生后部分器官恶性病变时可恢复合成AFP的能力，如肝癌细胞和卵巢的生殖细胞肿瘤都可分泌AFP。AFP对于卵巢恶性生殖细胞肿瘤尤其是内胚窦瘤的诊断和监测有较高的价值。

（5）癌胚抗原（carcinoembryonic antigen，CEA）　属于一种肿瘤胚胎抗原，多种妇科恶性肿瘤如子宫颈癌、子宫内膜癌、卵巢上皮性癌、阴道癌和外阴癌都可以表达阳性，因此，CEA对于肿瘤类别没有特异性标记功能。

（6）鳞状细胞癌抗原（squamous cell carcinoma antigen，SCCA）　是从子宫颈鳞状上皮细胞癌分离制备得到的一种肿瘤糖蛋白相关抗原，70%以上的子宫颈鳞癌患者的血浆SCCA升高，子宫颈腺癌有15%左右升高，对外阴和阴道鳞状上皮细胞癌的敏感性为40%～50%。

（7）人睾丸分泌蛋白4（human epididymis protein 4，HE4）　是除CA125外被高度认

可的又一上皮性卵巢肿瘤标志物。HE4 在正常卵巢表面上皮中是不表达的，在浆液性卵巢癌和子宫内膜样卵巢癌中明显高表达。约 93% 的浆液性卵巢癌和 100% 的子宫内膜样卵巢癌组织中均有 HE4 的表达。HE4 联合 CA125 在上皮卵巢癌的早期诊断、病情和术后复发监测中和良性肿瘤的鉴别诊断中显示出很大的临床价值。

2. 雌激素受体和孕激素受体　雌激素受体和孕激素受体主要分布于子宫、子宫颈、阴道和乳腺等靶器官，研究表明，雌、孕激素受体在大量雌激素的作用下可影响妇科肿瘤的发生和发展。雌激素受体阳性率在卵巢恶性肿瘤中明显高于正常卵巢组织和良性肿瘤，孕激素受体则相反，说明卵巢癌的发生与雌激素的过度刺激有关，导致其相应的受体过度表达。不同分化的恶性肿瘤其雌激素受体和孕激素受体的阳性率也不同。

3. 妇科肿瘤相关的癌基因和肿瘤抑制基因

（1）*Myc* 基因　属于原癌基因，在卵巢恶性肿瘤、子宫颈癌和子宫内膜癌等妇科恶性肿瘤可发现有 *Myc* 基因的异常表达。其过度表达在卵巢肿瘤患者中约占 20%，多发生在浆液性肿瘤，而 30% 的子宫颈癌有 *Myc* 基因过度表达，表达量可高于正常的2～40 倍。

（2）*ras* 基因　该家族包括 *N－ras*、*K－ras* 和 *H－ras*。其中 *K－ras* 可以作为判断卵巢恶性肿瘤患者预后的指标之一。此外，子宫颈癌 *ras* 基因异常发生率为 40%～100% 不等，在 *ras* 基因异常的子宫颈癌患者中，70% 患者同时伴有 Myc 基因的扩增或过度表达。

（3）*C－erb B*2 基因　卵巢癌和子宫内膜癌的发生与 *C－erb B*2 基因密切相关。20%～30% 卵巢肿瘤患者有 *C－erb B*2 基因的异常表达，同时提示预后不好，10%～20% 子宫内膜癌患者过度表达 *C－erb B*2 基因。

（4）*p*53 基因　50% 的卵巢恶性肿瘤有 *p*53 基因的缺陷，在各期卵巢恶性肿瘤中均发现有 *p*53 基因异常突变，这种突变在晚期患者中远高于早期患者，提示预后不良。

（5）其他肿瘤抑制基因　肿瘤抑制基因 *nm*23 主要是针对肿瘤转移，其表达水平与卵巢恶性肿瘤的转移侵蚀性密切相关，为负相关关系。

【护理配合】

（1）抽血前做好解释工作，取得患者的配合。

（2）详细讲解疾病的相关知识，消除患者对疾病的恐惧和对预后的担忧，鼓励其表达自身的不适，指导患者采取积极的应对方式，并帮助其寻求家属的理解和支持。

（3）鼓励患者接受现实并积极应对。

第九节　妇科内镜检查

内镜检查（endoscopy）是运用连接于摄像系统和冷光源的腔镜，经人体自然孔道或人造孔道探视人体体腔及组织内部的窥视系统。利用内镜可以检查与诊断体内的生理及病理情况进行，并可直视下定位取活检或手术。妇科常用的内镜有阴道镜、宫腔镜和腹腔镜等技术。

扫码“学一学”

一、阴道镜

阴道镜（colposcope）是一种能够将阴道和宫颈的黏膜病变放大 10～40 倍的光学放大镜，能够对外阴皮肤、阴道、宫颈等处可疑部位进行定位活检，用于癌前病变或早期癌变的诊断与认定。对早期外阴癌、阴道癌、宫颈癌的诊断有重要意义，需注意的是阴道镜观察不到宫颈管，对位于宫颈管内的鳞柱移行带的观察受到限制。

【适应证】

（1）宫颈细胞学检查 LISL 及以上，无明确诊断意义的鳞状上皮细胞病变伴高危型 HPV DNA 阳性或 AGS 者。

（2）HPV DNA 16 或 18 型检测阳性者。

（3）宫颈锥切术前确定锥切范围。

（4）怀疑宫颈病变者。

（5）宫颈、阴道及外阴病变治疗后复查和评估。

（6）可疑外阴、阴道上皮内瘤变、阴道腺病、阴道恶性肿瘤等。

【检查方法】

（1）患者取膀胱截石位，阴道窥器充分暴露宫颈阴道部，用棉球轻轻擦净阴道、宫颈分泌物。为避免出血，不可用力涂擦。

（2）打开照明开关，将物镜调至与被检部位同一水平，将镜头放置于距被检部位约为 15 ~20cm，调整好焦距至物像清晰为止。先在白光下用 10 倍低倍镜粗略观察被检部位，以宫颈为例，可粗略观察宫颈外形、颜色及血管等。再逐渐增大倍数观察。

（3）检查中可运用如下方法达到精密观察的目的　①醋酸白试验：用 3% 醋酸棉球涂擦宫颈阴道部，使上皮净化并肿胀，对病变的境界及其表面形态观察更清楚，需长时间观察时，每 3 ~5 分钟应重复涂擦 3% 醋酸一次。②碘试验：复方碘溶液涂擦宫颈阴道部，成熟的鳞状上皮细胞因富含糖原被染成棕褐色，成为碘试验阳性。非典型增生、癌变上皮不被染色，称为碘试验阴性。③精密观察血管时应加绿色滤光镜片，并放大 20 倍。如需更精密观察可加用红色滤光镜片。

（4）在碘试验阴性区或可疑病变部位，取活检送病理检查。

【检查结果及意义】

1. 正常宫颈阴道部鳞状上皮　光滑呈粉红色。醋酸白试验不变色。碘试验阳性。

2. 正常宫颈阴道部柱状上皮　镜下呈微小乳头状，涂醋酸后迅速肿胀呈葡萄状。碘试验阴性。合并炎症时，由于血管水肿、增多，呈现假性糜烂。

3. 正常转化区　鳞状上皮与柱状上皮交错的区域，含新生的鳞状上皮及尚未被鳞状上皮取代的柱状上皮。阴道镜下见形态规则的树枝状毛细血管；由化生上皮环绕柱状上皮形成的葡萄岛；开口于化生上皮之中的腺体开口及被化生上皮遮盖的潴留囊肿（宫颈腺囊肿）。涂醋酸后化生上皮与圈内的柱状上皮形成明显界限。涂碘后，碘着色深浅不一。病理学检查为鳞状上皮化生。

4. 异常宫颈上皮与血管　图像碘试验均为阴性，几乎都出现在转化区。

（1）白色上皮　涂醋酸后色白，边界清楚，无血管。病理学检查可能为化生上皮、不典型增生。

（2）白斑　白色斑片，表面粗糙稍隆起且无血管。不涂醋酸也可见。病理学检查可见角化不全或角化过度。深部或周围可能有恶变，常规取活检。

（3）点状血管　涂醋酸后发白，边界清楚，表面光滑且有极细的点状血管，涂碘不着色。病理学检查可见血管异常增生。

（4）镶嵌　涂醋酸后，表面平行血管将病变上皮分割成边界清楚的不规则的小块，犹如红色细线镶嵌的花纹。若表面呈不规则突出．血管扩张变形，应注意癌变。病理学检查常为不典型增生。

（5）异型血管　指血管口径、形态、分支、走向及排列极不规则，分布紊乱、形态各异。病理学检查多为程度不等的癌变。

5. 早期宫颈浸润癌　镜下强光照射呈现结构不清，呈云雾、脑回、猪油状，病变部位略高于或低于正常皮肤。局部血管异常增生，可见异形血管。碘试验不着色或着色极浅。涂醋酸后表面呈玻璃样水肿或熟肉状，常合并有异形上皮。

【护理配合】

（1）向患者讲解有关阴道镜检查的目的、意义及检查过程，消除患者的紧张情绪，达到患者积极配合检查的目的。

（2）准备好检查所需物品，核对患者信息。

（3）再次询问患者 24 小时内有无阴道检查、阴道上药、性交史。

（4）做好检查后的健康指导，对送病理的患者告知领取检验结果的时间，嘱其及时将检验结果反馈给医生。

二、宫腔镜

宫腔镜（hysteroscopy）检查采用膨宫介质扩张宫腔，通过纤维导光束和透镜将冷光源经子宫镜导入宫腔内，对宫腔内的生理及病理情况进行检查和诊断。借助宫腔镜能在直视下观察子宫颈管、宫颈内口、子宫内膜及输卵管开口，更加直观、准确、可靠。应用宫腔镜能更准确地取材送病理检查，并可在直视下行宫腔内的手术治疗。

扫码“看一看”

【适应证】

（1）不明原因子宫出血的诊断。

（2）不明原因的习惯性流产或不孕症病因诊断。

（3）怀疑宫腔粘连或子宫畸形。

（4）子宫造影异常、超声检查异常宫腔回声及占位病变。

（5）宫内节育器定位与取出、宫腔内异物的取出。

（6）输卵管插管、通液、注药，输卵管粘连的治疗。

【禁忌证】

（1）急性、亚急性生殖道炎症。

（2）严重心、肝、肺、肾功能不全。

（3）3 个月内有子宫穿孔或子宫手术者。

【检查方法】

（1）患者取膀胱截石位，外阴、阴道常规消毒铺巾后，阴道窥器充分暴露宫颈阴道部，两次消毒阴道和宫颈。

（2）用宫颈钳夹宫颈前唇，用探针探查宫腔的屈度和深度后适当扩张宫颈至大于镜体外鞘直径半号。

（3）使用单极电切或电凝时，膨宫液体选用非导电的5%葡萄糖液，双极电切或电凝则选用生理盐水。接通液体膨宫泵，调整压力，直视下将宫腔镜镜管缓慢送入宫腔。

（4）观察宫腔，一次观察宫腔全貌，宫底、宫腔前后壁、输卵管开口，观察完毕退出过程中观察宫颈内口和宫颈管，然后缓慢退出。

【护理配合】

（1）向患者解释检查目的、方法，介绍检查过程，缓解患者心理压力，全程给予患者心理支持。

（2）注意事项：①检查时间一般在月经干净后1周内检查；②术前需进行相关检查，排除禁忌证；③检查前禁食6～8小时；④宫腔镜检查无须麻醉或宫颈局部麻醉。宫腔镜手术多采用硬膜外麻醉或静脉麻醉。

> **考点提示**
>
> 宫腔镜检查时间一般在月经干净后1周。术后2周内禁止盆浴和性交。

（3）术中术后注意观察患者生命体征、有无腹痛，根据手术及麻醉情况指导患者卧床休息。遵医嘱使用抗生素。

（4）告知患者检查后2～7天可能有少量血性分泌物，需保持会阴清洁。2周内禁性交和盆浴。

三、腹腔镜

腹腔镜（laparoscope）是将腹腔镜经腹壁插入腹腔，通过视频在密闭的盆、腹腔内进行检查或治疗的手术。近年来，腹腔镜已普遍应用于腹腔疾病的诊断和检查。

【适应证】

（1）子宫内膜异位症的诊断与治疗。

（2）治疗不明原因的急慢性腹痛和盆腔痛。

（3）排除或明确引起不孕的盆腔疾病，并可实施治疗。

（4）了解盆、腹腔肿块的性质、部位及活检诊断。

（5）盆腔脏器穿孔的确诊和修补。

（6）其他　输卵管妊娠的治疗、恶性肿瘤的盆腔内置管化疗、计划生育手术、子宫肌瘤或卵巢肿瘤切除、吸取成熟卵子培育试管婴儿。

【禁忌证】

（1）患有严重心、肺疾患，凝血功能障碍及呼吸系统疾病不能耐受麻醉者。

（2）腹腔内大出血、弥漫性腹膜炎或腹腔内广泛粘连者。

（3）过于肥胖者。

（4）膈疝者。

【检查方法】

（1）行局麻或硬膜外麻醉及静脉辅助用药。

（2）常规消毒腹部及外阴、阴道后留置导尿管和举宫器（无性生活史者不用）。

（3）人工气腹　距脐孔旁2cm处用布巾钳向上提起腹壁，用气腹针于脐孔正中处与腹部皮肤成90°穿刺进入腹腔，连接自动CO_2气腹机，以CO_2充气流量1～2L/min的速度充入CO_2，充气1L调整患者体位至头低臀高位，继续充气，使腹腔压力达15mmHg，机器停止充气，拔去气腹针。

（4）放置腹腔镜　布巾钳提起腹壁，与腹部皮肤呈90°用套管针从切开处穿刺进入腹腔，去除套管针针芯，连接好CO_2气腹机，将腹腔镜自套管针鞘进入腹腔，打开冷光源，即可见盆腔内脏器。

（5）腹腔镜观察　按顺序常规检查盆腔。检查后根据盆腔情况进行输卵管通液、病灶活检等进一步检查。

（6）腹腔镜手术　在腹腔镜的指导下，避开腹壁血管，特别是腹壁下动脉，选择左、右下腹部相当于麦氏切口的上下位置进行第二、三穿刺。根据需要还可以在耻骨联合上方正中2～4cm进行第四穿刺。再插入必要的器械操作。

1）手术操作基础　必须具备以下操作技术条件方可进行腹腔镜手术治疗：①用腹腔镜跟踪、暴露手术野；②熟悉镜下解剖；③熟悉镜下组织分离、切开、止血技巧；④镜下套圈结扎；⑤熟悉腔内打结、腔外打结及腔内缝合技巧；⑥熟悉各种电能源手术器械的使用方法；⑦熟悉取物袋取出组织物的技巧。

2）手术操作原则　遵循微创原则，按经腹手术的操作步骤进行镜下手术。

（7）手术结束　用生理盐水冲洗盆腔，检查无出血，无内脏损伤，停止充入CO_2气体，并放尽腹腔内CO_2，再取出腹腔镜及各穿刺点的套管针鞘，缝合穿刺口。

【护理配合】

1. 术前准备

（1）完善各项检查，并向患者讲解相关注意事项。

（2）术前一日晚灌肠，或口服缓泻剂清洁肠道。有阴道手术者，术前阴道冲洗3天。

（3）手术当日禁食。术前留置尿管。腹部常规消毒，范围与一般腹部手术相同，尤其注意脐孔的清洁消毒。

2. 术中配合

（1）实施检查时改为臀高头低位，并按医生要求及时更换所需体位。

（2）严密观察患者的生命体征，如有异常及时处理。

（3）陪伴患者，并指导患者与医生配合的技巧。

3. 术后护理

（1）根据手术及麻醉情况，指导患者尽早下床活动。以尽快排除腹腔气体，缓解因腹腔残留气体而感肩痛及上肢不适等症状。

（2）遵医嘱指导患者饮食，一般术后6小时进食半流质。次日可摄入正常饮食。

（3）注意观察患者生命体征及穿刺口有无红肿、渗出。

（4）遵医嘱给予抗生素。

（5）嘱患者按时复查，如有发热、出血、腹痛等应及时到医院就诊。2周内禁性交。

扫码“学一学”

第十节　妇科影像学检查

影像学检查渐渐成为妇产科领域的重要检测方法，其中超声检查以对人体损伤小、可重复、诊断迅速及准确，在妇产科领域已被广泛使用。其他影像学检查如X线、计算机体层成像（CT）、磁共振成像（MRI）等，在妇产科领域的应用也越来越重要。

一、超声检查

超声检查是通过向人体内部发射超声波，并接收其回声信号，根据其所显示的波形、图像及信号音来进行疾病诊断的一种方法。妇产科常用的超声检查主要有B型超声检查、彩色多普勒超声及三维超声检查。常用的检查途径有经腹及经阴道两种。

【应用范围】

1. B型超声检查

（1）子宫肌瘤　是妇科最常见的良性肿瘤，其声像图显示子宫体积增大，形态不规则，肌瘤为低回声、等回声或中强回声。目前腹部超声能分辨直径0.5cm子宫前壁肌瘤，并能对肌瘤进行较精确定位。

（2）子宫腺肌病和腺肌瘤　子宫腺肌病的声像特点为子宫均匀增大，子宫断面回声不均；子宫腺肌瘤时子宫呈不均匀增大，其内散在小蜂窝状无回声区。

（3）盆腔炎　盆腔炎性包块与周围组织粘连，边界不清；积液或积脓时显示无回声与回声不均。

（4）卵巢肿瘤　声像图为卵巢增大，内为单房或多房的液性无回声区或混合性回声团。若肿块边缘不整齐或欠清楚，囊壁上有乳头，内部回声强弱不均或无回声区中有不规则强回声团，常累及双侧卵巢伴有腹水者，应考虑为卵巢癌。经阴道超声可发现盆腔深部小肿块，已成为早期筛选卵巢癌的重要辅助检查。

（5）卵泡发育监测　一般自月经周期第10天开始监测卵泡大小，正常卵泡每日增长1.6mm，排卵前卵泡约达20mm。

（6）宫内节育器探测　扫查子宫体能准确地显示宫内节育器在宫腔内的位置与节育器的形状。节育器位置下移、嵌顿、穿孔或外游走时，可在子宫肌壁间或子宫外发现节育器的强回声。嵌顿的节育器最好在超声引导下取出。

（7）介入超声的应用　在阴式超声引导下可对成熟卵泡进行采卵；对盆腔囊性肿块穿刺，判断其性质并可注入药物进行治疗。介入超声还可用于减胎术。

2. 彩色多普勒超声检查　利用彩色多普勒超声能很好地判断盆、腹腔肿瘤的边界以及肿瘤内部血流的分布，尤其有助于对滋养细胞肿瘤及卵巢恶性肿瘤诊断。

3. 三维超声检查　三维超声检查（3 – dimension ultrasound imaging，3 – DUI）可显示超声的立体图像。用三维超声分析手段对盆腔脏器结构及病变组织进行三维重建，可以较清晰地显示其立体结构，呈现立体逼真的图像，利于盆腔脏器疾患的诊断，特别是良、恶性肿瘤的鉴别诊断。

【护理配合】

（1）向患者讲解检查的意义，取得患者知情同意。

（2）经腹超声检查注意事项：需在膀胱充盈情况下检查，嘱患者在检查前半小时到1小时饮水1000ml左右，憋尿。如检查人多，憋尿患者难以忍受时一定告知医生，争取提前检查。

（3）经阴道超声检查注意事项：无性生活史女性及阴道畸形者禁止做阴道B超。阴道超声检查无须憋尿。

（4）检查完毕后协助受检者擦拭耦合剂，膀胱充盈者嘱其尽快排尿。

二、计算机体层扫描检查

计算机体层扫描（computerized tomography，CT）是根据人体不同组织对 X 线的吸收与透过率的不同，应用灵敏度极高的仪器对人体进行测量，然后将测量所获取的数据输入电子计算机，电子计算机对数据进行处理形成人体图像，发现体内任何部位细小病变的影像技术。CT 除能显示组织器官的形态外，还可以高分辨显示人体软组织密度，能对比成像。在妇产科领域主要用于卵巢肿瘤的鉴别诊断。CT 诊断良性卵巢肿瘤的敏感性可达 90%，确诊率高 93.2%；对恶性卵巢肿瘤病变范围的判断与手术所见基本一致，并能显示肿瘤与肠道粘连、输尿管受侵、腹膜后淋巴结转移、横膈下区病变，敏感性达 100%，确诊率达 87.5%。

CT 检查的不足是卵巢实性病变直径 <2cm 难以检出，腹膜转移癌灶直径 1～2cm 也易漏诊，对交界性肿瘤难以判断，卵巢癌易与盆腔内结核混淆。

三、磁共振成像检查

磁共振成像（magnetic resonance imaging，MRI）是利用原子核在磁场内共振所产生的信号，经电子计算机重建成像的一种影像技术。MRI 图像和 CT 图像不同之处，MRI 图像反映的是不同弛豫时间 T_1 和 T_2 的长短，反映 MRI 信号的强弱。MRI 能清晰地显示肿瘤信号与正常组织的差异。因此，能准确判断肿瘤大小及转移情况，且能直接区分流空的血管和肿大的淋巴结，在恶性肿瘤术前分期方面属最佳影像学诊断法。对浸润性宫颈癌的分期精确率高达 95%。

四、正电子发射体层显像

正电子发射体层显像（positron emission tomography，PET）是通过示踪原理，以显示体内脏器或病变组织生化和代谢信息的影像技术，为功能成像。PET 最常用的示踪剂在细胞内的浓聚成熟与细胞内糖代谢水平成正相关。由于恶性肿瘤细胞内糖代谢率明显高于正常组织和良性肿瘤，因此，PET 被用于妇科恶性肿瘤的诊断、鉴别诊断、预后评价及复发诊断等。PET 可发现 10mm 以下的肿瘤，诊断实体肿瘤的准确率达 90% 以上，高于传统的结构成像技术。PET－CT 是将 PET 和 CT 两种不同成像原理的设备同机组合，利用同一扫描床对病变同时进行 PET 和 CT 扫描图像采集，再用同一图像工作站对 PET 和 CT 图像进行融合。融合后的图像既显示病灶的精细解剖结构，又显示病灶的病理生理变化，明显提高诊断的准确率，实现功能成像与结构成像的有机融合。

目标检测

选择题

A1/A2 型题

1. 以下哪项检查对卵巢功能检测无意义

A. 阴道涂片　　B. 宫颈刮片　　C. 基础体温测定

D. 宫颈黏液检查　　E. 诊断性刮宫

2. 以下哪项是确诊宫颈癌最可靠的方法

A. 阴道镜检查　　B. 宫颈刮片细胞学检查

C. 分段诊刮　　D. 宫颈及宫颈管活组织检查

E. CA125 检测

3. 无排卵性异常子宫出血的患者可以考虑以下哪项检查

A. 腹腔镜　　B. 阴道镜检查　　C. hCG 检查

D. 宫颈黏液结晶检查　　E. 阴道细胞学涂片检查

4. 以下哪项是目前世界上应用最广泛的卵巢上皮性肿瘤标志物

A. CA125　　B. AFP　　C. CEA

D. CA19 - 9　　E. SCCA

5. 患者，女，27 岁，继发性不孕症，0 - 0 - 3 - 0，月经周期 2 ~ 3 个月不符，经期 7 ~ 14 天，经量正常，无痛经，妇科检查无异常，应首先选择以下哪项检查以协助诊断

A. 宫颈黏液检查　　B. 宫腔镜检查　　C. B 超检查

D. 基础体温测定　　E. 腹腔镜检查

扫码“练一练”

X 型题

6. 以下哪项肿瘤相关抗原对卵巢上皮性肿瘤较敏感

A. CA125　　B. NB/70K　　C. 糖链抗原 19 - 9

D. 甲胎蛋白　　E. 癌胚抗原

（王博巧　陈亚岚）

参考答案

第一章　妇科护理病历

1. C　2. B　3. B　4. B　5. C　6. BCDE　7. ABD

第二章　女性生殖系统炎症患者的护理

1. B　2. D　3. D　4. E　5. B　6. B　7. A　8. B　9. D　10. D　11. ABDE　12. BCD

第三章　性传播疾病患者的护理

1. B　2. D　3. E　4. A　5. C　6. ABCDE

第四章　女性生殖系统肿瘤患者的护理

1. D　2. D　3. B　4. E　5. C　6. B　7. D　8. B　9. ABE　10. ABCD

第五章　妊娠滋养细胞疾病患者的护理

1. A　2. B　3. D　4. B　5. D　6. A　7. B　8. D　9. D　10. C　11. A BCE　12. ABCD
13. ACDE

第六章　子宫内膜异位症与子宫腺肌病患者的护理

1. B　2. C　3. D　4. C　5. D　6. A　7. A　8. C　9. D　10. E　11. ABE　12. BCD

第七章　盆底功能障碍性及生殖器损伤疾病患者的护理

1. E　2. A　3. A　4. B　5. ABCE　6. ABCD

第八章　女性生殖器发育异常患者的护理

1. A　2. D　3. D　4. D　5. C　6. E　7. A　8. A　9. B　10. B

第九章　生殖内分泌疾病患者的护理

1. D　2. B　3. C　4. D　5. A　6. D　7. A　8. B　9. D　10. A　11. B　12. E　13. A
14. E　15. B　16. ABD　17. CDE　18. BCD　19. ACDE

第十章　不孕症妇女的护理

1. B　2. A　3. B　4. E　5. C　6. D　7. E　8. ABCDE　9. BCDE　10. ABCDE

第十一章　计划生育妇女的护理

1. E　2. D　3. A　4. B　5. D　6. D　7. C　8. D　9. B　10. A　11. ABCD

12. BCDE

第十二章　妇女保健

1. E　2. A　3. C　4. A　5. B　6. A　7. D　8. ABCDE　9. ABCDE

第十三章　妇科手术患者的护理

1. C　2. B　3. A　4. A　5. BCDE

第十四章　妇科常用护理技术

1. D　2. B　3. B 4. A 5. A　6. D　7 A　8. D　9. ABCD

第十五章　妇科常用的特殊检查及护理配合

1. B　2. D　3. D　4. A　5. D　6. ABC

参考文献

1. 谢幸，孔北华，段涛．妇产科学［M］.9 版. 北京：人民卫生出版社，2018.
2. 蒋莉，蔡晓红．妇产科护理学［M］. 北京：中国医药科技出版社，2018.
3. 夏海鸥．妇产科护理学［M］.4 版：人民卫生出版社，2019.
4. 程瑞峰．妇科护理学［M］.2 版：人民卫生出版社，2019.
5. 陈顺萍，谭严．妇科护理学［M］. 北京：中国医药科技出版社，2015.
6. 徐丛剑，华克勤. 实用妇产科学［M］.4 版. 人民卫生出版社，2018.
7. 杨宝峰，陈建国．药理学［M］.9 版. 北京：人民卫生出版社，2018.
8. 马丁，沈铿，崔恒．常见妇科恶性肿瘤诊治指南［M］.5 版．人民卫生出版社，2016.
9. 曹泽毅．中华妇产科学［M］.3 版. 北京：人民卫生出版社，2014.
10. 安力彬，陆虹. 妇产科护理学［M］.6 版. 北京：人民卫生出版社，2017.
11. 华嘉增，朱丽萍．现代妇女保健学［M］. 上海：复旦大学出版社，2011.
12. 中华医学会妇产科学分会感染性疾病协作组［J］. 盆腔炎症性疾病诊治规范（草案）. 中华妇产科杂志，2014，49（6）：401－403.
13. CSCCP. 中国子宫颈癌筛查及异常管理相关向题专家共识（一）［J］. 中国妇产科临床杂志，2017，18（2）：190－192.
14. CSCCP. 中国子宫颈癌筛查及异常管理相关向题专家共识（二）［J］. 中国妇产科临床杂志，2017，18（3）：286－288.